Emagrecer

Saúde e Beleza

Uma Abordagem Multidisciplinar

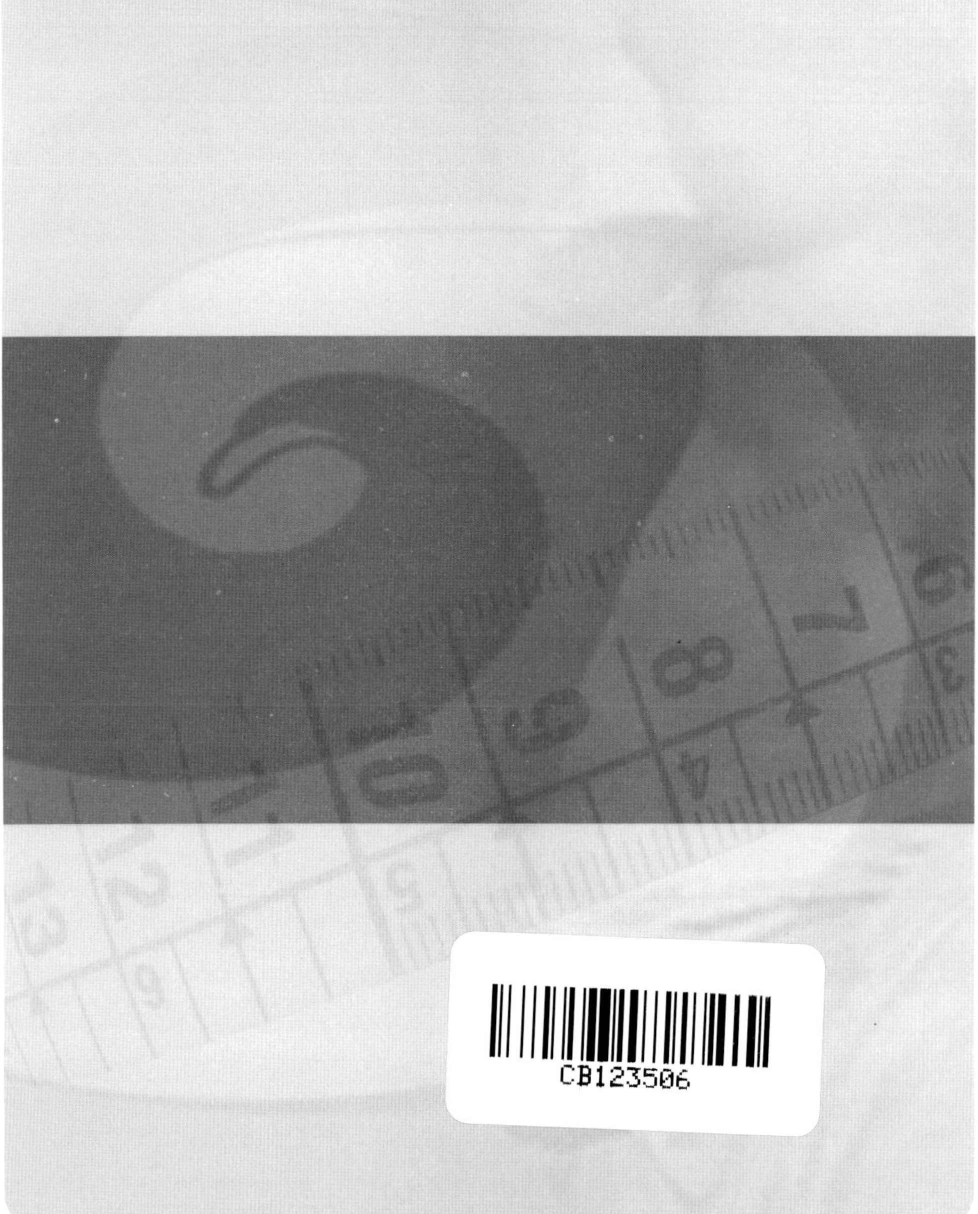

Emagrecer

Saúde e Beleza

Uma Abordagem Multidisciplinar

José Mansur
Médico Formado pela Universidade do Rio de Janeiro
Médico Responsável pelo Departamento de
Endocrinologia e Clínica Médica do CPTO-SM

REVINTER

EMAGRECER – Saúde e Beleza – Uma Abordagem Multidisciplinar

ISBN 978-85-372-0194-7

Contato com o autor:
(21) 2561-5846

A precisão das indicações, as reações adversas e as relações de dosagem para as drogas citadas nesta obra podem sofrer alterações.
Solicitamos que o leitor reveja a farmacologia dos medicamentos aqui mencionados.
A responsabilidade civil e criminal, perante terceiros e perante a Editora Revinter, sobre o conteúdo total desta obra, incluindo as ilustrações e autorizações/créditos correspondentes, é do(s) autor(es) da mesma.

Livraria e Editora REVINTER Ltda.
Rua do Matoso, 170 – Tijuca
20270-135 – Rio de Janeiro – RJ
Tel.: (21) 2563-9700 – Fax: (21) 2563-9701
livraria@revinter.com.br – www.revinter.com.br

Dedicatória

À minha esposa, amiga e muito companheira, Maria Cristina da Silva.
Ao meu filho, inspirador, Thiago Siqueira Mansur.
Aos meus pais João Calil Mansur *(in memoriam)* e Dolores Mansur.
Aos meus irmãos e colaboradores Nágila Mansur Moreira e Renato Mansur.
A todos os meus pacientes, que são a minha segunda e grande família e são, na realidade, a verdadeira motivação e razão desta obra.

Apresentação

Após mais de 27 anos de experiência na área, estou certo de que não existe como qualquer pessoa possa tratar-se contra a obesidade sem ter um mínimo de conhecimentos na área, motivo fundamental desta obra. Em nossos consultórios, boa parte do tempo da consulta é dedicada a esclarecer o paciente sobre o assunto.

EMAGRECER – Saúde e Beleza – Uma Abordagem Multidisciplinar insere-se no tema de uma forma única, procurando fornecer conhecimentos básicos que possam ser entendidos por médicos, pacientes e leitores de diversos ramos profissionais. Leitura obrigatória para todo profissional médico ou paramédico, para a pessoa que passou do peso, pouco ou muito, para as pessoas que não querem passar do peso e para todos os que desejam saber mais sobre o assunto, a fim de orientar parentes e amigos.

É uma obra muito útil a todos os profissionais que trabalham na área, como médicos em geral, esteticistas, professores de educação física, psicólogos, massoterapeutas etc. Preenche as lacunas de interseção entre estas diversas especialidades no que se propõem a entender, conviver e tratar a obesidade.

Embora não abandonando a ética e as bases culturais específicas, deixaremos de discutir parâmetros muito técnicos para priorizar outros pontos de vista, talvez de maior interesse prático e/ou de interesses mais imediatos para o leitor ou, por outro prisma, mais diretos ao assunto.

Sobre este tema, muitos opinam: os que entendem e os que gostariam de entender – os curiosos "opineiros". Opinam também e bastante a mídia leiga e aqueles que se aproveitam dos que não entendem.

Nesta área, existe muito mito e algumas verdades. O paciente, na maioria das vezes, fica confuso entre as verdades e as mentiras e, como não entende o "medicinês", coitado, fica envolvendo-se com "gato por lebre". A obra é a mais completa possível no âmbito a que se propõe, mas objetiva e prática, tendo como principal finalidade facilitar o entendimento de profissionais e das pessoas que não são da área médica a compreenderem melhor a patologia e a ter noções de como ela é tratada. Prima-se pela exaustão do tema, sem abdicar da praticidade, como já é possível deduzir a partir do próprio sumário.

Aqui, o leitor, além de absorver um conhecimento geral e atualizado sobre o tema, ainda vai ter contato com novas teorias avançadas e pioneiras sobre obesidade/emagrecimento.

Publicamos, recentemente, um trabalho com o título de *Síndrome Metabólica (Barriga Assassina) – Manual Prático*, muito objetivo, como um manual propriamente dito. *EMAGRECER – Saúde e Beleza – Uma Abordagem Multidisciplinar* visa, agora, discutir a obesidade de forma mais completa, transmitindo as bases fundamentais dos conhecimentos de um profissional que entende do assunto.

Prefácio

Eu, que tive o prazer de trabalhar durante muito tempo com o Dr. J. Mansur em alguns serviços de saúde e, inclusive, no próprio CPTO-SM, sei do seu empenho, encantamento e determinação, quase obstinação na sua incansável luta neste tema da endocrinologia, obesidade/emagrecimento. O quanto ele estuda, buscando atualizar-se sempre, pesquisa incansavelmente e envolve-se profundamente, em especial nos casos mais desafiadores. Para quem o conhece, esta obra é apenas a própria imagem profissional e pessoal do Dr. J. Mansur.

Todos sabemos que o *acúmulo de peso* (pelo Dr. J. Mansur) é uma patologia multifatorial, pois envolve aspectos da endocrinologia, cardiologia, clínica médica, psicologia, nutrição, educação física, fisioterapia, aspectos estéticos e, inclusive, sociológicos, entre outros. Por isto, o tratamento deve ser, obrigatoriamente, também, multiprofissional. Antes deste trabalho, o paciente obeso era estudado e tratado "por partes", mas o Dr. J. Mansur, em *EMAGRECER – Saúde e Beleza – Uma Abordagem Multidisciplinar*, não só demonstra grande domínio em todas as áreas envolvidas; mais ainda, foi muito feliz na perfeita concatenação didática de raciocínio entre elas com relação ao engordar/emagrecer. Esta é uma obra de alcance único no tema a que se propõe, com excelente entrosamento, perfeita sintonia multifatorial/multiprofissional que faltava na especialidade, sendo muito útil, primeiramente, ao paciente que deseja adquirir conhecimentos para melhor tratar-se, vital a todo profissional médico, visto que a obesidade vem portando-se como o mal do século, e verdadeiramente indispensável a todo profissional médico e paramédico que se dedica ao tema obesidade/emagrecimento, não só no Brasil, mas em todo o mundo.

Para ressaltar ainda mais a visão multiprofissional do Dr. J. Mansur, eis que ele, mais uma vez, nos surpreende com um sumário diferente, muito didático, prático e de fácil busca e consulta para o leitor. Ler o sumário já nos proporciona uma idéia global da extensão desta patologia e do seu comportamento multifatorial/multiprofissional.

Para completar a honra de prefaciar esta magnífica literatura médica, não se poderia deixar de ressaltar a ousadia e o brilhantismo da contribuição do Dr. J. Mansur ao mundo científico, especialmente com o capítulo *Teorias Propostas pelo Autor*, no qual a ciência, médica está dando, certamente, grandes passos avante por meio das novas idéias e definições propostas pelo autor, com inteligência, raciocínio e tirocínio ímpares, próprios de grandes mentes que, historicamente, deixaram sua contribuição eterna à humanidade.

José Luiz de Mello Cunha
Médico

Agradecimentos

Ao Sérgio Correia Matri, ex-diretor do Posto Médico-Sanitário de Imbariê – Duque de Caxias.

A Helena Cardoso de Mattos, Vânia Silveira dos Santos, Janaína da Conceição Souza e Monique Costa de Oliveira, secretárias dos consultórios do CPTO-SM; e ao Jean Carlo Santana, assessor de informática.

CPTO-SM Centro de Prevenção e Tratamento da OBESIDADE e da Síndrome Metabólica

O **CPTO-SM – Centro de Prevenção e Tratamento da OBESIDADE e da Síndrome Metabólica®** – é uma organização técnica e ética especializada em assuntos de obesidade e respectiva prevenção e tratamento, que tem por finalidade os seguintes princípios:

Princípios do CPTO-SM
▪ Prevenir e tratar a obesidade feminina, masculina, infantil e a obesidade familiar. ▪ Conscientizar sobre a imprescindível necessidade e utilidade da atividade física no contexto deste tratamento e da vida em geral, por meio de orientações individuais. ▪ Promover a conscientização da boa saúde alimentar – "alimentação saudável sem obesidade". ▪ Difundir informações éticas de Educação em Saúde antiobesidade. ▪ Estimular e promover a conscientização e participação comunitária no tema. ▪ Desenvolver e apoiar iniciativas públicas e privadas antiobesidade.

▪ COMO É O NOSSO TRABALHO?

O CPTO-SM foi criado há alguns anos e tem hoje milhares de pacientes ativos, com a quase totalidade destes muito bem-sucedida no tratamento de emagrecimento e boa parte na fase de manutenção do peso ideal alcançado. Inúmeros pacientes já receberam alta definitiva, não necessitando mais de tratamento.

O CPTO-SM busca realizar um tratamento realístico, sustentado, com base em quatro elementos fundamentais de emagrecimento que proporcionam ao paciente um resultado mais sólido e com grandes chances de ser definitivo – "sustentado e definitivo".

Período gratuito de revisões. Nos consultórios do CPTO-SM, após cada consulta, o paciente ganha 30 dias de livre acompanhamento médico gratuito – o que significa que, nos 30 dias subseqüentes, o paciente pode retornar quantas vezes necessitar para consultas de revisão, sem ter que pagar nova consulta. É neste período de revisões que o médico vai poder ajustar e individualizar melhor o tratamento, obtendo resultados bem melhores – "sustentado e definitivo". O período de revisões vem auxiliando-nos muito, também, na instalação e administração da terapêutica medicamentosa escalonada.

Nossa consulta médica. Toda consulta no CPTO-SM é absolutamente completa e rica de detalhes técnicos que vão fazer a diferença. O médico busca conhecer toda a história que levou o paciente a engordar, há quanto tempo está acima do peso, hábitos alimentares, história familiar, eventuais doenças e, em particular, os fatores emocionais envolvidos.

O paciente do CPTO-SM dispõe, inclusive, de excelentes psicólogas e nutricionistas especialmente dedicadas ao tema.

A terapêutica medicamentosa escalonada é única e especificamente ajustada aos horários de cada paciente, sendo monitorada nas consultas de revisão, a fim de explorar os melhores resultados possíveis individualmente.

O CPTO-SM cresce em função dos seus resultados.

■ JORNAL EMAGRECER

O CPTO publica periodicamente um jornal que trata com exclusividade de temas na área obesidade/emagrecimento. O jornal é distribuído gratuitamente em nossos consultórios, independente da consulta.

■ *SITE*

O CPTO-SM mantém um *site* de domínio próprio (www.emagrecercptosm.med.br), completo, atualizado e muito prático, com vocabulário de fácil entendimento para todos os tipos de leitores.

■ PALESTRAS

O CPTO-SM realiza palestras em empresas, comunidades, igrejas, eventos etc., com a finalidade de divulgar informações sobre Educação em Saúde.

■ CONSULTA DE ORIENTAÇÃO GRATUITA

Sempre que possível, o próprio médico, Dr. Mansur, realiza consultas de orientação absolutamente gratuitas, nas quais tira dúvidas e explica tudo o que é possível sobre o tema e como o tratamento é feito.

■ CONSULTÓRIO GRANDES OBESOS

Um dos nossos consultórios (Barra da Tijuca – Av. das Américas, 2.300/313) é especializado e adaptado para tratamento exclusivo de Grandes Obesos e suas co-morbidades, inclusive orientação cirúrgica e acompanhamento pós.

Sumário

CAPÍTULO 1

Introdução

O corpo das pessoas, em geral, obtém e mantém um ponto de equilíbrio médio e saudável entre sua estatura e seu peso. O próprio organismo tem a obrigação de regular esse ponto de equilíbrio, homeostaticamente, o que é avaliado antropometricamente pelo peso médio ideal ou IMC dentro da faixa de normalidade.

Com a ressalva de determinados casos patológicos específicos, como hipotireoidismo, síndrome dos ovários policísticos, síndrome de Cushing e outros, algumas pessoas perdem o ponto de equilíbrio proporcional entre a estatura e o peso e passam a acumular uma quantidade de peso acima do normal, à custa de excesso de gordura; é o sobrepeso ou mesmo a obesidade.

Apesar da "tendência" genética, existem várias teorias que tentam explicar por que essas pessoas perdem o ponto de equilíbrio e passam a engordar, umas mais do que as outras, mas nenhuma dessas teorias é admitida ainda hoje como verdade absoluta, isto é, não se sabe ainda ao certo as razões pelas quais algumas pessoas engordam e outras não, independentemente de ambas apresentarem o mesmo tipo de alimentação e grau de atividades físicas ou sedentarismo, mesmo parentes muito próximos como irmãos, por exemplo.

Sabe-se que a termogênese basal (calorias gastas para simples funcionamento dos nossos órgãos, para simplesmente nos mantermos vivos), a termogênese alimentar (calorias gastas para deglutirmos, digerirmos e estocarmos os alimentos) e o gasto calórico para a realização de atividades físicas e exercícios físicos são fatores muito pessoais e importantes na determinação do peso final das pessoas.

O grau de absorção dos nutrientes ingeridos também é fator muito pessoal. Muito pessoal, inclusive, é a capacidade de lipogênese (formação de gordura) e de adipogênese (formação ou maturação de adipócitos) de cada pessoa.

Há, ainda, outros fatores que também interferem no peso final das pessoas, entre eles o grau de ansiedade, por dois caminhos: primeiro, porque a ansiedade em muitas pessoas as faz comerem mais – compulsão alimentar e síndrome compulsiva alimentar noturna (SCAN); segundo, pelo fato de que a ansiedade faz liberar em maior quantidade um determinado hormônio, o cortisol, por glândulas existentes sobre cada rim – as supra-renais. O cortisol é um hormônio altamente obesigênico.

São, portanto, tantos fatores que determinam o IMC de uma pessoa, que este passa a ser uma característica muito pessoal, muito individual, isto é, a obesidade de cada pessoa é fruto de uma gama de circunstâncias muito individuais, não havendo, assim, duas obesidades iguais e, mais ainda, o que não se falar de seu tratamento com suas inúmeras vertentes, que exige ser mais individualizado ainda.

Quando se deve começar a se preocupar com o peso? Sempre que passarmos a perceber ganho de peso contínuo, pouco ou muito, mas contínuo, ou ganho de peso acima do normal, e paralelamente percebermos que não estamos conseguindo controlar esse ganho excedente, deve-se buscar ajuda profissional o mais breve possível, especialmente se na família já houver outras pessoas acima do peso. Não se deve esperar tornar-se obeso para buscar orientação e/ou tratamento. Qualquer descontrole de ganho de peso, logo no início, deve ser motivo para buscar orientação e sempre com profissionais sérios, médicos, nutricionistas, professores de educação física, mas nunca por meio da mídia leiga.

Saúde × estética. Existem divergências entre médicos se seria ético tratar pacientes só em caso de obesidade que traga risco para a sua saúde ou se devemos tratá-la também, por motivos estéticos. Não entendo muito bem essa discussão uma vez que se submete pacientes às grandes cirurgias altamente invasivas, inclusive com anestesia geral por motivos estéticos, como as várias cirurgias plásticas e, por que então não se fazer um simples tratamento clínico ambulatorial totalmente seguro pelos mesmos motivos. Deveríamos esperar, então, que um simples sobrepeso virasse obesidade com todas as suas nefastas co-morbidades para justificar um tratamento clínico, quando sabemos que quanto mais avançada a obesidade mais difícil o seu tratamento e pior o seu prognóstico?

Dois grandes estudos a longo prazo, realizados pela Escola de Medicina de Harvard, mostraram que homens e mulheres que engordaram de 5 a 10 quilogramas depois dos 20 anos têm três vezes mais chance de desenvolver doenças cardíacas, hipertensão e diabetes dos que os de faixa etária mais jovem.

Claro que o tipo de tratamento deve ser flexível, desde mera orientação e conscientização, até o tratamento mais radical, variando de acordo com as diversas circunstâncias individuais de cada caso como IMC, idade, doenças intercorrentes etc., mas eu, particularmente, após 27 anos de experiência, sou defensor de que seja tratada a obesidade com qualquer IMC, em qualquer momento da vida, mesmo quando ela ainda é um "simples" sobrepeso e até antes mesmo de ela instalar-se – prevenção –, quanto mais quando ela já está instalando-se. Independentemente do motivo que trouxe o paciente ao consultório ser estético ou não, o meu objetivo terapêutico como médico é que antes de ser estético é clínico também.

Obesidade é resultado de uma conta muito simples: tudo que se consome de calorias, menos tudo que se gasta de energia: **alimentação (calórica) – gasto energético**. Se o resultado dessa conta for ZERO, você não engorda e não emagrece, o peso mantém-se; se for NEGATIVO, você emagrece; se o resultado for POSITIVO, você engorda por intermédio do acúmulo das sobras de calorias estocadas no nosso organismo em forma de gordura.

> *Quando se desenvolve a obesidade, desenvolve-se, também, a tendência a manter essa obesidade, o que significa que eliminar a obesidade não quer dizer que se tenha eliminado essa tendência, o que pode permitir sua recidiva.*

Hoje em dia, já se entende melhor o porquê de, muitas das vezes, uma pessoa que se submeteu a uma dieta, mesmo bem orientada, eventualmente não perde o volume de peso esperado e, pelo contrário, quando volta a comer, fora da dieta, volta a engordar com certa facilidade. Isso é explicado pelo fato de que, em caso de dieta, o corpo entende que se encontra em circunstância de escassez de alimentos e consegue ajustar-se, absorvendo mais as calorias que lhe passam pelo tubo digestivo e gastando menos energia, em um sistema homeostático de poupança de energia. Se você passa um longo período comendo pouco, seu corpo entende que está em uma circunstância de escassez de alimentos e reduz o ritmo do metabolismo para gastar menos energia. Seu corpo economiza exatamente no chamado metabolismo basal.

Essa dificuldade para emagrecer também ocorre pelo fato de que, em circunstância normal, fora de dieta, o organismo humano não absorve tudo e toda caloria que ingerimos, parte perdendo-se nas fezes. Em caso de dieta, o organismo, sentindo-se em situação de privação, passa a absorver a quase totalidade das calorias ingeridas que, antes, não absorvia. E mais, como o organismo encontra-se em estado de privação, ele absorve a caloria e, ainda por cima, evita usá-la, economiza.

Por esses dois mecanismos acima expostos e mais a capacidade genética, variável, de adipogênese, em oposição à lipólise, é que se escuta comumente no consultório a queixa de alguns pacientes de que pouco comem e muito engordam, ao passo que outros apresentam o comportamento oposto: muito comem e pouco engordam.

No sistema homeostático de economia de calorias acima exposto, se você, fazendo dieta, comer algo mais calórico como um chocolate ou tomar um copo de refrigerante, absorverá mais calorias que antes absorveria fora da dieta e tende a engordar mais facilmente. Ou seja, dietas radicais ou repentinas e não orientadas por profissionais experientes na área, paradoxalmente, podem não redundar em emagrecimento ou até permitir, às vezes, engordar. Essas dietas são pouco ou nada resolutivas, além de prejudiciais à saúde.

■ TRATAMENTO DE EMAGRECIMENTO

Os 10 princípios básicos de um bom tratamento de emagrecimento

1. Só fazer tratamento se orientado por **médico** e demais profissionais.
2. Conscientizar-se de **informações técnicas básicas** sobre a obesidade e o seu tratamento.
3. Só iniciar um tratamento se estiver **efetivamente certo de que se submeterá aos critérios** do mesmo e pelo tempo necessário. INTENÇÃO sem AÇÃO = **NADA**
4. Adotar, efetivamente, **novos hábitos alimentares**.
5. Adotar, efetivamente, **hábitos de prática de exercícios físicos**. Não usar moderadores sem exercícios.
6. Tratar paralelamente as **instabilidades emocionais**.
7. Não administrar moderadores de apetite como princípio básico de tratamento, apenas como **auxiliar**.
8. Não encerrar o tratamento sem a manutenção, seguida de alta médica.
9. Manter-se vigilante do peso pelo **resto da vida**.
10. Conscientizar outras pessoas – "**O mundo precisa parar de engordar**".

CAPÍTULO 2

Alimentos e Nutrientes

ESQUEMA DOS NUTRIENTES

MACRONUTRIENTES: liberam calorias.

A) **Gorduras ou lipídios:** colesterol, triglicerídeos e fosfolipídios.
Ácidos graxos: é parte integrante de quase todos os lipídios.
- Insaturados.
- Saturados.
- Trans.

A.1) **Colesterol:** colesterol total.
Frações ou lipoproteínas (apoproteína + lipídio):
- LDL: lipoproteína de baixa densidade.
- HDL: lipoproteína de alta densidade.
- IDL: lipoproteína de densidade intermediária.
- VLDL: lipoproteína de densidade muito baixa.
- Quilomícron.

A.2) **Triglicerídeos:** acumulado na forma de gordura.

A.3) **Fosfolipídios.**

B) **Carboidratos:**
- Simples.
- Complexos: glicogênio, amidos e fibras.
- Fibras:
  - Solúveis.
  - Insolúveis.

C) **Proteínas:** compostas por aminoácidos.
- Origem animal.
- Origem vegetal.
- Aminoácidos essenciais.
- Aminoácidos não-essenciais.

MICRONUTRIENTES: não liberam calorias.

- Vitaminas: A, B_1, B_2, B_3, B_6, B_{12}, C, D, E.
- Sais minerais: sódio, potássio, cálcio, magnésio, outros.
- Água.

Os nutrientes dividem-se em macro e micronutrientes e fibras:

■ MACRONUTRIENTES

São os nutrientes que podem ter ou não outras funções no organismo, mas são os que liberam calorias na forma de combustível para o funcionamento da máquina orgânica, colaborando, portanto, no ganho de peso.

Três tipos: ***lipídios***, ***carboidratos*** e ***proteínas***.

A) **Gorduras ou lipídios**: colesterol, triglicerídeos, fosfolipídios.

As gorduras liberam 9 calorias por grama.

A questão é que nem toda gordura é igual, há vários tipos de gordura, cada uma com uma estrutura molecular diferente e, conseqüentemente, com um efeito diferente sobre o organismo animal, em favor ou em desfavor da saúde orgânica.

Os ***ácidos graxos*** são a unidade morfofuncional básica de estoque e circulação de energia (caloria) das gorduras e dividem-se em ***saturados***, ***insaturados*** e ***trans***.

- *A.G. saturados:* também chamados de *gordura saturada*. Não possuem dupla ligação. Seu excesso faz mal à saúde.
- *A.G. insaturados:* monoinsaturados e poliinsaturados. Também chamados de *gordura insaturada*. Possuem ao menos uma dupla ligação.
- *A.G. trans:* também chamados de *gordura trans*. Tendem a aumentar os índices sanguíneos de LDL-colesterol, especialmente as partículas pequenas e densas.

Encontrados em margarinas, salgadinhos, biscoitos recheados, sorvete de massa e gordura hidrogenada.

A gordura saturada tende a promover o aumento da concentração plasmática de colesterol, especialmente o LDL-c e triglicerídeos.

Gorduras ***sólidas*** são piores que as líquidas. As sólidas são de dois tipos: *saturadas,* como a manteiga, e *trans*, estas também chamadas gorduras vegetais hidrogenadas, como a maior parte das margarinas.

Já as gorduras líquidas são insaturadas, como azeite e óleos presentes em castanhas. Elas são melhores porque aumentam o HDL.

As gorduras líquidas também dividem-se em dois grupos: monoinsaturadas, como o abacate, as nozes e o azeite, e poliinsaturadas, como o peixe e o óleo de soja.

As gorduras poliinsaturadas são as únicas que o corpo não produz sozinho; elas também existem em dois tipos: ômega 3 e ômega 6. A ômega 6, que está no óleo de soja, nas carnes e nos laticínios é muito abundante nestes e em outros alimentos e, portanto, você não precisa preocupar-se em consumi-las. Mas o ômega 3 é raro, daí a importância de se comer peixes, frutos do mar e óleos de canola e linhaça.

Classificação dos lipídios: ***colesterol, triglicerídeos*** e ***fosfolipídios***.

A.1) **Colesterol:** o colesterol pode vir de origem endógena, sintetizado basicamente no fígado, ou vir de procedência exógena, proveniente sempre de alimentos de origem animal.

O colesterol é importante precursor de hormônios, sais biliares e vitamina D.

Lipoproteína. É constituída por uma parte protéica especial chamada ***apoproteína*** (hidrofílica), que forma um composto com os lipídios (hidrofóbico), originando, assim, as ***lipoproteínas***, que fazem o transporte dos lipídios na corrente sanguínea e direcionam metabolicamente estas partículas para suas respectivas funções.

Colesterol TOTAL. É o total do colesterol no sangue; é o somatório de todas as suas subfrações, as *lipoproteínas*.

Lipoproteínas ou frações do colesterol:

- *LDL*-colesterol (lipoproteína de baixa densidade): é o colesterol *ruim*, desde que de má qualidade (partículas pequenas e densas) ou acima de determinada quantidade no sangue.
- *HDL*-colesterol (lipoproteína de alta densidade): é o colesterol *bom* por realizar o *transporte reverso* do mau colesterol, como uma faxina.
- *IDL*-colesterol (lipoproteína de densidade intermediária).
- *VLDL*-colesterol (lipoproteína de densidade muito baixa).
- *Quilomícron*-faz o transporte da gordura exógena (alimentação).

A.2) **Triglicerídeos** ou triacilglicerol: é a ***principal fonte de energia do organismo*** e são compostos de três diferentes moléculas de ácidos graxos que se ligam ao glicerol.

Circulam e são distribuídos no organismo pela corrente sanguínea e são utilizados na célula na forma de ácidos graxos livres, como fonte de energia. São estocados na forma de triglicerídeos, conhecidos macroscopicamente como gordura, mas, após processo de hidrólise, podem voltar a circular e ser utilizados como combustível orgânico, é o *turn over*.

A.3) **Fosfolipídios:** são componentes fundamentais da membrana celular, da bile, do surfactante pulmonar, da transmissão de sinais, entre outros.

B) **Carboidratos:** liberam 4 calorias/grama. São representados pelas massas e açúcares diversos.

- *Monossacarídeos:* glicose, frutose, galactose.
- *Dissacarídeos:* sacarose, lactose, maltose.
- *Polissacarídeos:* glicogênio, amido, fibras.

Fibras:

- *Fibras solúveis:* retardam a absorção de carboidratos. Encontradas nas frutas, na aveia e nos legumes integrais.
- *Fibras insolúveis:* aceleram o trânsito gastrointestinal. Encontradas nos cereais e nos grãos.

C) **Proteínas**: liberam 4 calorias/grama.

São responsáveis, basicamente, por processos de construção e reconstrução de elementos orgânicos, como tecidos (p. ex., os ossos), e composição de outros elementos biológicos básicos, como as enzimas.

As proteínas podem ser de origem *animal* e *vegetal*.

São compostas por *aminoácidos essenciais*, que não são produzidos pelo organismo, necessitando, portanto, ser administrados e pelos *aminoácidos não-essenciais*, que podem ser produzidos pelo organismo animal. A proteína é representada, basicamente, pela carne.

■ MICRONUTRIENTES

Nunca liberam calorias, portanto, não engordam.

São as vitaminas, os sais minerais e a água.

Vitaminas: A, complexo B (B_1 tiamina, B_2 riboflavina, B_3 niacina, B_6 piridoxina, B_{12} cianocobalamina), C, D, E.

Sais minerais: cálcio, sódio, potássio, cromo, zinco, magnésio, entre outros.

São elementos fundamentais em processos metabólicos.

A alimentação é muito importante para a saúde plena do nosso organismo. A boa alimentação nos traz saúde, a má alimentação é fonte de doenças. Cerca de 80% das doenças do coração, 90% dos casos de diabetes e

70% dos casos de alguns cânceres podem ter ligações estreitas com maus hábitos de vida e de alimentação.

Alimentação adequada é necessária e útil ao organismo humano; a inadequada é uma das maiores causas de morte no mundo.

Para efeito de definição chamamos de *alimento* a comida propriamente dita, o feijão, o arroz, a carne e, de *nutriente,* o conteúdo bioquímico contido no alimento, como os macro e micronutrientes e as fibras.

Nosso corpo necessita de nutrientes para suas diversas funções. Precisa de nutrientes para sua renovação física, para funções estratégicas como as enzimáticas, formação de antígenos, função hormonal, representados basicamente pelos micronutrientes, e necessita, também, de nutrientes na forma de combustível para manter a energia da máquina orgânica em funcionamento – os macronutrientes. Alguns alimentos possuem nutrientes basicamente de um desses grupos e outros alimentos podem conter, e em geral contêm, nutrientes de mais de um desses grupos, isto é, um alimento possui, muitas das vezes, nutrientes para reconstrução, para funções estratégicas e nutriente-combustível.

A maioria desses nutrientes também varia não só na quantidade, mas também na qualidade, de forma que determinados nutrientes até certa quantidade fazem bem ao organismo humano, após o que, passam a ser prejudiciais, e outros nutrientes existem sob determinadas qualidades que são sempre benéficas ao nosso organismo ou, ao contrário, outros metabólitos só ocorrem sob determinadas especificidades que são sempre prejudiciais ao organismo humano, como é o caso da gordura trans e das partículas pequenas e densas de LDL-c.

Uma das grandes divisões dos diversos grupos de alimentos refere-se às calorias que estes liberam no seu metabolismo – macronutrientes. Caloria é o nome dado a uma unidade de medida de energia térmica. As calorias consumidas com alimentos seguem dois caminhos: ou são utilizadas ou acumulam-se na forma de gordura (triglicerídeos).

As necessidades calóricas das pessoas variam de acordo com diversos fatores, como sexo, faixa etária, ocupação diária etc. A *pirâmide de alimentação* criada em 1992 pelo Departamento de Agricultura Americano e que se tornou referência mundial sugere: 2.800 calorias por dia para homens adultos e adolescentes ativos, e 2.200 calorias para mulheres ativas e homens adultos inativos. Mulheres inativas não precisam de mais que 1.600 calorias/dia.

Balanço dietético médio sugerido pela *American Heart Association*: carboidratos 55%, proteínas 15%, gorduras 30%, esta com o máximo de 10% de ácidos graxos saturados. Independe dos micronutrientes.

Dicas: Revista Super Interessante.

Edição 204. Setembro 2004.

- Animais são as principais fontes de proteínas. Mas não são as únicas.
- Feijão, castanhas ou soja são opções com menos gorduras saturadas.
- Proteínas devem representar até 1/4 das calorias diárias. Estudos sugerem que em excesso elas aumentam a perda de cálcio.
- Ovos têm muito colesterol, mas também estão cheios de vitamina "A" e ácido fólico. Comer 3 ou 4 por semana não faz mal.
- Consumir peixe ou frutos do mar pelo menos 3 vezes por semana garante ômega 3. Uma gordura que nosso corpo necessita, mas não produz.
- FUJA DA BATATA! Dá para trocar por alimentos mais saudáveis, como brócolis ou ervilha.
- Cor é igual a nutrientes. Folhas escuras são melhores que as claras. Um prato colorido garante variedade de vitaminas.
- Nozes, amêndoas, avelãs e macadâmias têm bastante proteínas, mantêm a fome saciada e são deliciosas.
- Leite, queijos e iogurtes têm muita gordura saturada. Prefira os desnatados.
- Trinta gramas de fibras por dia ajudam a diminuir o risco de ataque cardíaco.
- Estudos sugerem que a soja diminui os sintomas da menopausa e o risco de câncer de mama.
- Quanto mais integral melhor. Grãos refinados não fazem falta e aumentam a produção de insulina, o que é um problemão.

CAPÍTULO 3

Light × *Diet*

Os termos *diet* e *light* confundem muito o usuário comum, o consumidor e, às vezes, essas dúvidas fazem nascer falsas idéias sobre o entendimento e a aplicabilidade desses produtos ditos especiais.

Diet, em inglês, significa dietético, e ***light*** significa brando, leve, suave, menos intenso.

Diet = Dietético. Algumas doenças exigem uma dieta especial que não pode conter determinado nutriente como, por exemplo, a dieta do paciente hipertenso que não pode conter sal (sódio); então, um produto *diet* para o hipertenso é um produto isento de sal; para um paciente diabético, *diet* é um produto que não contenha carboidratos, e assim por diante.

Portanto, *diet* é um produto isento de um determinado ou de determinados nutrientes e, assim, próprio para o consumo de pacientes com determinadas doenças que exigem essas necessidades fisiológicas, metabólicas ou físicas especiais.

Light é uma gama de produtos criados pelo mercado com finalidades de dar uma conotação mais suave ou saudável aos seus produtos nessa época de conscientização mais exigente de anticalorias – geração saúde.

Light é um produto com redução de, no mínimo, 25% de determinado nutriente com a finalidade de ser mais saudável, podendo chegar à exclusão total desse nutriente. Essa comparação é com relação ao produto normal e deve ser observada nos rótulos para que não se compre "gato por lebre".

Light para fins de emagrecimento ou manutenção de peso seria um produto com redução de, no mínimo, 25% dos macronutrientes, gordura, carboidratos e proteínas.

Zero por cento de gordura não significa 0% de calorias.

Na prática do mercado, os termos *diet* ou *light* com fins de emagrecimento têm sido usados quase que como sinônimos, mas por medida de segurança devemos acostumar-nos a sempre examinar o rótulo e não as mensagens gritantes que podem servir para dissimular o rótulo. Os órgãos públicos de vigilância sanitária e controle alimentar normatizam os rótulos e não as mensagens gritantes de propaganda.

Agora, surgiu no mercado o conceito zero caloria, que é apenas uma jogada de *marketing*, visto que não tem praticamente diferença dos *light* e *diet*.

CAPÍTULO 4

Adoçantes

Edulcorante é o nome técnico dos adoçantes de mesa que são várias vezes mais doces que o açúcar caseiro, a sacarose.

Contrário ao que muita gente pensa, não existe prova de efeitos adversos à saúde quando se usam esses adoçantes regularmente, desde que não se ultrapasse, a princípio, o que se chama ingestão diária aceitável (IDA), estabelecida pela Organização Mundial da Saúde.

Os adoçantes dividem-se em calóricos e não-calóricos. Os que mais nos interessam são os não-calóricos. Destes os mais utilizados são:

- **Sacarina:**
  - É cerca de 300 a 700 vezes mais doce que o açúcar.
  - Deixa sabor residual amargoso, principalmente em altas doses.
- **Ciclamato:**
  - É cerca de 35 a 40 vezes mais doce que o açúcar.
  - Usado em adoçantes de mesa, bebidas e outros alimentos dietéticos hipocalóricos, com leve gosto residual.
- **Aspartame:**
  - É cerca de 150 a 200 vezes mais doce que o açúcar.
  - Possui 4 calorias/grama.
  - Possui sabor agradável. Muito usado em bebidas e alimentos dietéticos hipocalóricos.
- Existem, também, acessulfame-K, esteviosídeo e sucralose.

CAPÍTULO 5

Balanço Energético

"Balanço" é resultado entre entradas e saídas, como na contabilidade da nossa empresa ou na contabilidade da nossa conta bancária; é cálculo matemático, entre créditos e débitos.

No nosso presente caso do peso corporal, não se lida com dinheiro, mas sim com *calorias*. Os créditos são as calorias que entram, e os débitos são as calorias gastas. Por isso que o autor chama obesidade de *acúmulo de peso*, uma relação positiva entre entradas e saídas de peso, um balanço energético positivo. Uma sucessão de acúmulos de créditos calóricos resulta em obesidade.

Balanço energético positivo = **Acúmulo de Peso**

A única forma de entrar calorias no nosso organismo é através da alimentação. A boca é a única porta de entrada de calorias no nosso organismo. Já a saída é um pouco mais variada. Três são as formas de se gastar calorias cujo conjunto é o que se chama ***taxa metabólica diária*** (TMD). A taxa metabólica diária compõe-se de três partes:

1. ***Termogênese basal* ou *taxa metabólica basal*** (TMB): consome cerca de 60 a 70% da taxa metabólica diária. É a energia necessária para simplesmente nos mantermos vivos na face da terra, pois gastamos calorias. Só o corpo morto não gasta calorias. Chamamos de termogênese basal as calorias gastas, por exemplo, para respirarmos, para que nosso coração continue batendo, para que nossas células não morram, enfim, para mero funcionamento do nosso organismo vivo gastamos caloria, mesmo dormindo ou em coma. Por uma característica constitucional individual, genética e física, uns gastam mais e outros gastam menos calorias na forma de termogênese basal, mas a quantidade de calorias gastas por esse meio não é muito alterada por atuação intencional da pessoa.
2. ***Termogênese alimentar*** (TA): consome cerca de 10% da taxa metabólica diária. É a quantidade de calorias gasta para digerir, absorver e es-

tocar alimentos. Para o alimento ser mastigado na boca, engolido pelo esôfago, digerido pelo estômago, absorvido pelos intestinos, metabolizado no sangue e nos diversos órgãos e, finalmente, estocado o excedente, tudo isso gasta calorias, a chamada termogênese alimentar, mas que, à semelhança da termogênese basal, não é muito mudada por atuação intencional da pessoa. Uns alimentos exigem mais termogênese alimentar e outros menos, o que chamamos de índice glicêmico, abordado em capítulo próprio.

3. ***Gasto energético para a realização de atividades físicas*** (GEAF): consome cerca de 15 a 30% da taxa metabólica diária. São as calorias gastas pelas simples atividades físicas e pelos programas de exercícios físicos – ver capítulo específico. É a parte do gasto calórico que mais pode ser alterado por atuação intencional da pessoa.

Resumidamente:

> **Balanço energético** é o resultado entre as calorias que são ingeridas (alimentação) × as calorias que são eliminadas (TMD).
>
> **Peso corporal** final de qualquer pessoa é o resultado de sucessivos balanços energéticos a médio/longo prazo.

Balanço energético:

> Todas as calorias dos alimentos consumidos – TMD (TMB + TA + GEAF)

Da totalidade de energia dos alimentos calóricos que se come em um dia, subtrai-se tudo que se gasta nesse dia, a TMD. Se o paciente gasta mais do que come, ele faz o que se chama balanço energético NEGATIVO, emagrece. O contrário, balanço energético POSITIVO, acumula peso, engorda.

O resultado clínico prático ao final de determinado lapso temporal é o resultado da média de sucessivos balanços energéticos diários positivos ou negativos.

Acúmulo de peso (obesidade) é a resultante de uma sucessão de balanço energético positivo, que pode ser interpretado de três formas: entra mais do que sai ou sai menos do que entra ou os dois juntos, entra muito e sai pouco. Veja só, todos as três hipóteses resultam em acúmulo de calorias na forma de gordura, que é a obesidade.

Qualquer tratamento de emagrecimento nada mais é que inverter a tendência de balanços energéticos positivos para negativos, diminuindo-se a ingesta ou aumentando-se o gasto ou, o que é mais comum, aumenta-se o gasto e restringe-se a ingestão calórica, mas sempre por orientação profissional.

CAPÍTULO 6

Componentes do Gasto Calórico

Os organismos vivos precisam de energia para realizar os seus trabalhos, sejam trabalhos orgânicos (metabólicos) ou físicos, para crescer, para se renovar e para se reproduzir. A capacidade de aproveitar energia química é propriedade de todos os seres vivos, é evolução. Assim, o organismo transforma a energia química contida nos alimentos em energia mecânica, trabalho metabólico e muscular. A energia liberada em um dado período de tempo – minuto, hora ou dia – é denominada *taxa metabólica*. Vários fatores podem interferir no processo de aumento ou diminuição da taxa metabólica, resultando em determinadas situações, no desenvolvimento de doenças metabólicas, entre estas a obesidade.

A origem da obesidade essencial apresenta-se, freqüentemente, relacionada com três fatores: alimentação, grau de exercício físico ou sedentarismo e estado emocional, sob uma determinada predisposição genética. Dessa forma, não é possível identificar uma única causa visando ao controle do peso, pois esses fatores interagem em graus diversos e associam-se a outros fatores que influenciam mudanças no balanço energético.

Entre os outros fatores que interferem no balanço energético e no controle de peso estão incluídos: sexo, idade, uso de cigarro e álcool, uso de determinados medicamentos, tipo e volume de alimento ingerido, fatores hormonais, determinadas doenças, raça, ciclo reprodutivo, temperatura corporal, composição corporal, fatores emocionais, entre outros.

Taxa metabólica diária (TMD):

- Taxa metabólica de repouso: TMR.
- Efeito térmico dos alimentos: ETA.
- Gasto energético para realização de atividades físicas: GEAF.

Taxa metabólica basal (TMB) ou taxa metabólica de repouso (TMR). É a energia necessária para o organismo realizar as funções orgânicas básicas e manter a homeostase corporal, como respiração, circulação sanguínea, sistemas digestivo e urinário, sistema nervoso, entre outros, e manter a temperatura corporal.

Efeito térmico dos alimentos (ETA) ou termogênese alimentar (TA). O efeito térmico dos alimentos é o gasto de energia por conta do consumo de alimentos, incluindo a digestão, a absorção, a síntese e a estocagem de nutrientes.

Gasto energético para realização de atividade física (GERAF). É o componente mais variável da taxa metabólica diária, podendo representar de 10 a 15% do gasto diário total. Inclui a energia gasta em movimentos voluntários e involuntários, como o controle da postura, os movimentos cotidianos, a transmissão de impulsos nervosos, a ativação da termogênese por exposição ao frio, a contração muscular involuntária, entre outros.

Para as pessoas adultas, a maior variação da TMD ocorre por conta do GEAF (gasto energético da atividade física). Assim, para tratamento visando ao emagrecimento e ao controle do peso, é necessário avaliar a parcela com que a atividade física contribui para o aumento no gasto calórico total, favorecendo o balanço energético negativo (queima calórica).

> Energia consumida (alimentação) – Energia gasta (exercícios físicos) = Estabiliza ou engorda ou emagrece.

Técnicas de avaliação do gasto energético:

- Calorimetria indireta.
- Água duplamente marcada.
- Questionários de atividades físicas.
- Medidas de freqüência cardíaca (acelerômetro).

Para cada 7 mil calorias consumidas, o paciente ganha 1 kg de peso corporal.

Set-point. O hipotálamo possui complexos mecanismos internos, muito individuais, de controle da composição corporal, que regulam espontaneamente a quantidade de gordura estocada – o *set-point* –, mas esses mecanismos podem ser alterados de acordo com os recursos da medicina moderna.

CAPÍTULO 7

Índice Glicêmico

Toda função mecânica e grande parte das funções bioquímicas do nosso organismo gastam calorias, da mesma forma também que, para a função final de alimentação, todo alimento necessita gastar calorias para ser digerido e absorvido pelo nosso organismo. Uns alimentos exigem maior gasto calórico para serem absorvidos, e outros necessitam de gasto calórico menor.

Por outro lado, os macronutrientes (gorduras, carboidratos e proteínas), quando absorvidos, liberam calorias, elevando a glicemia, diferentemente do que ocorre com os micronutrientes.

Então, o processo de alimentação, em boa parte das vezes, fornece e, ao mesmo tempo, em boa parte das vezes, gasta calorias em graus variados de acordo com cada alimento e o índice glicêmico é esse resultado final entre fornecimento e gasto calórico de cada alimento.

DENSIDADE ENERGÉTICA

É a quantidade de energia (calorias) contida em uma determinada quantidade de cada alimento, diretamente proporcional à quantidade dos macronutrientes aí contidos, independente da termogênese alimentar desse alimento. Isto é, densidade energética não se confunde com índice glicêmico.

ÍNDICE GLICÊMICO

É a maior ou menor capacidade que cada macronutriente tem em elevar a glicemia sob maior ou menor exigência de termogênese alimentar. "Índice Glicêmico" é a medida do nível de glicose que o alimento gera no sangue, descontada a termogênese alimentar, sempre comparada à glicemia proporcionada por um alimento-referência, a glicose. Quanto maior o índice glicêmico de determinado alimento, maior será a glicemia pós-prandial provocada por esse alimento e vice-versa.

Os alimentos que exigem maior gasto calórico para serem absorvidos são alimentos com BAIXO índice glicêmico. Por outro lado, os alimentos que exigem baixo gasto calórico para serem absorvidos chamam-se ALTO índice glicêmico.

Isto é, determinados alimentos, quando ingeridos, são facilmente absorvidos e paralelamente aumentam muito a glicemia sem que, para isso, gaste calorias com a termogênese alimentar. Estes são denominados alimentos com alto índice glicêmico.

Os alimentos com maiores índices glicêmicos, obviamente, são os que engordam mais. Por isso é que pratos de refeição completa não engordam tanto quanto determinados lanchinhos muito calóricos.

Os carboidratos, que liberam 4 calorias/grama de nutriente, dividem-se em simples e complexos; os simples sempre apresentam maior índice glicêmico.

Quando o paciente apresenta quadro de compulsão alimentar geralmente o é por alimentos com alto índice glicêmico.

Exemplos de alimentos com alto índice glicêmico seriam o açúcar caseiro refinado, os refrigerantes, os doces, os achocolatados etc.

Os alimentos integrais e os com alto teor de fibras proporcionam alimentos com baixo índice glicêmico.

CAPÍTULO 8

Compulsão Alimentar

Compulsão alimentar, fome por ansiedade, fome de origem emocional ou *segunda fome* são nomes diferentes atribuídos a uma forte sensação "como se fome fosse", que assola determinadas pessoas quando estão sob determinados quadros de instabilidades emocionais, ou até mesmo quando entediadas.

Normalmente, os animais têm a chamada fome biológica, uma expressão normal do organismo que está necessitando de nutrientes, em especial de calorias. Então, a fome vem para que possamos repor as energias necessárias à continuidade da vida.

O ser humano, principalmente em razão da sua racionalidade, encontra-se acometido de circunstâncias de instabilidades emocionais que freqüentemente eclodem na forma de uma sensação de fome, ou melhor, "como se fosse fome". Sente irresistível vontade de comer, sem ser fome propriamente dita. É a chamada fome de origem emocional ou compulsão alimentar, circunstância que engorda muito pelo fato de que, ao contrário da fome biológica, o organismo não está, na realidade, em estado de necessidade de calorias; é um falso sinal de fome de origem não-orgânica, mas apenas emocional, psicológica.

Como o organismo, na realidade, não está necessitando dessas calorias, todo o excedente ingerido seguirá diretamente para acúmulo como reserva na forma de gordura. Engorda muito e rápido.

Como a pessoa assolada por esse inconveniente, embora não deva, mas acaba comendo com suas próprias mãos, muitos menos avisados a chamam de "sem vergonha", "se você não quer engordar mais, então não coma desse jeito", como se a pessoa pudesse controlar a compulsão. Essa impulsão, essa compulsão, está totalmente fora do controle do paciente. Mais do que todo mundo ele quer controlar esse comer compulsivo e é o que menos consegue. É uma sucessão ininterrupta de comer e se arrepender, se arrepender e comer.

Essa fome de origem emocional é cerca de 70% mais freqüente em mulheres, nas quais a instabilidade emocional é mais comum, principalmente no período pré-menstrual e, muitas das vezes, relacionada com determinado horário do dia, como à tardinha, ou à noite, e até nos momentos de insônia na madrugada, e tendo por gatilho, na maior parte das vezes, determinadas circunstâncias ocorridas na vida social do paciente, entre elas aumento de carga emocional e/ou social, como parto, dificuldades financeiras, desemprego, desilusão amorosa etc.

A compulsão alimentar não tem muita relação com a SCAN (síndrome compulsiva alimentar noturna). Uma pode existir independentemente da outra, o que é mais comum. A SCAN é o acordar na madrugada para comer.

Essa compulsão alimentar pode ser específica ou inespecífica. Específica quando é uma sensação de atração por determinado alimento em especial, como chocolate, pão, doces, coca-cola, biscoito, bolo etc.; ou inespecífica, bem representada pela paciente que fala que, quando se encontra nesse estado, diz que "*come o que está pela frente, goste ou não goste*".

Dos inúmeros casos extremos no meu consultório, destacou-se um que, durante a anamnese, quando perguntei se a paciente comia doces, ela me respondeu "*não, doutor, se eu lhe disser que eu como doce estarei mentindo, eu devoro; quando eu estou ansiosa, se não tiver doce, meto a colher na lata de açúcar e como até passar mal*".

A compulsão alimentar pode ser graduada subjetivamente em número de cruzes (+), uma (+) até quatro (++++), conforme sua intensidade, o que servirá para graduar sua correção no subseqüente acompanhamento terapêutico.

Teoricamente, a pessoa faz ou deve fazer 5 a 6 refeições regulares diariamente. Embora irregular sob o ponto de vista da obesidade, existe, no entanto, um outro padrão alimentar muito comum, que é o paciente que administra com certa freqüência pequenos volumes de nutriente reiteradamente – é o vulgarmente chamado "*belisca*". Na anamnese, chega-se a identificar casos em que os pacientes chegam a expressar que beliscam mais do que comem, e até casos nos quais eles dizem que dificilmente comem, mas passam o dia inteiro "beliscando".

Como ninguém belisca verduras ou legumes e raramente frutas, esses "beliscos" são só nutrientes calóricos, como doces, chocolates (chocólatras), biscoitos, refrigerantes, salgadinhos etc.

Como esse tipo de alimentação não tem valor realmente nutritivo por carecer dos nutrientes básicos, os micronutrientes, a pessoa constantemente tornará a sentir fome e, por outro lado, como são sempre alimentos calóricos, engordam muito.

TRATAMENTO

Psicoterapia + controle medicamentoso.

A psicoterapia é básica no enfrentamento desse problema – ver capítulo *Psicoterapia*.

O programa de tratamento pode e deve resolver esse problema do paciente, que, nesse caso, não é solucionado apenas com moderador de apetite.

O tratamento desse estado de compulsão alimentar nada tem a ver com o combate à fome biológica. Muito pelo contrário, se o profissional, menos sensível a esse estado especial psicoemocional, aumentar as doses dos moderadores de apetite, como um dos efeitos colaterais possíveis destes é, eventualmente, estimular um estado de ansiedade e/ou nervoso, o moderador de apetite pode aumentar ainda mais essa falsa fome.

A melhor conduta no controle desse estado de compulsão alimentar não é obtida com sedativos, e muito menos com os benzodiazepínicos, mas sim com serotoninérgicos, inibidores seletivos da recaptação da serotonina (ISRS), brandos da linha dos tricíclicos, em especial a fluoxetina na dose máxima de até 60 mg/dia e, em caso de inconveniente com este, lança-se mão da sertralina, na dose de 50 a 150 mg/dia.

Na fase de manutenção, quando já se vai desacostumando o paciente dos medicamentos, às vezes temos que manter o controle medicamentoso para instabilidades emocionais por mais algum tempo.

Nos casos mais profundos em que o médico perceba que o desequilíbrio emocional é mais sério, mais profundo, endógeno, é útil o acompanhamento do caso pela psicóloga e, também, por um psiquiatra.

DIAGRAMA

Problema social (mal digerido) → Problema emocional → Compulsão alimentar
↑ ↑
Psicoterapia Medicamento

Em nossos consultórios, desenvolvemos cuidadosos estudos e grande habilidade em detectar, diagnosticar e valorizar essa circunstância emocional dentro do contexto patogênico da obesidade e sua devida inserção no programa terapêutico de emagrecimento.

Por esse motivo, entre outros, é que temos psicólogos especializados em todos os nossos consultórios apoiando e auxiliando nosso trabalho médico em geral e especialmente nesse âmbito.

Pacientes com estados de ansiedades constantes também tendem a engordar mesmo comendo pouco ao manterem as glândulas supra-renais constantemente produzindo cortisol, hormônio do estresse, naturalmente anabolizante, que proporciona ganho de peso.

Por causa da nossa preocupação em nos manter sensíveis à ocorrência do estado de compulsão alimentar, em razão, também, da utilização de terapia medicamentosa específica e do acompanhamento de psicólogos especializados nesse aspecto, é que temos alcançado resultados maravilhosos nos consultórios do CPTO-SM.

CAPÍTULO 9

Acúmulo de Peso × Obesidade

A psicologia explica melhor do que eu que, quando se fala de determinado assunto, a efetiva transmissão da plena idéia desse assunto ou tema vai depender muito, também, do contexto das diversas vertentes de raciocínio e/ou do universo de expectativas do ouvinte que interpreta a informação que se deseja passar, depende da sua quantidade de conhecimento, assim como do seu envolvimento pessoal no tema, dos seus conceitos e preconceitos, do seu conluio pessoal de convívio com esse problema etc. De forma que nós, médicos, que lidamos com saúde, necessitamos de que as informações sejam passadas com muito cuidado e precisão informativa para que venham a ser realmente esclarecedoras e resolutivas. Não nos adianta apenas achar que estamos informando quando, na realidade, não estamos.

O termo obesidade, como é inserido por nós médicos e demais técnicos na área da saúde, nos é de uma gama de interpretações e deduções diferentes do entendimento das pessoas leigas e mais discrepante ainda fica quando esse termo é usado e se relaciona entre pessoas diretamente envolvidas no problema, o **paciente obeso**. Este, mais ainda, diretamente envolvido com interesses pessoais os mais diversos possíveis nesse tema e sob a influência de pré-conceitos leigos, mas cuja participação ativa e consciente no processo de tratamento decidirá os rumos do sucesso ou insucesso final da terapêutica, precisa de definições mais exatas, mais atualizadas e mais resolutivas.

O termo obesidade ainda é do tempo que se passava muita fome. Quando o problema não era excesso de alimentação, e sim sua falta; não era obesidade, mas desnutrição. Nessa época, o tecido gorduroso ainda era definido como um inocente tecido de mero acolchoamento. Nessa época, quando o maior problema que assolava a humanidade era a fome e não o "excesso de calorias", adotou-se o nome de obesidade para a circunstância de excesso de peso à custa de gordura. Com isso, com o passar dos tempos, foi-se enraizando a idéia de que o excesso de peso relacionava-se direta e exclusivamente com o excesso de alimentação, naturalmente distorcendo-se o correto entendimento e até, e muito também, por influência da mídia leiga, que sempre se imiscuiu e explorou muito esse tema. O termo obesidade para a população leiga relaciona-se ainda, portanto, com o excesso de alimentação, de forma que, quando se fala no consultório o termo obesidade, o paciente logo o relaciona, quase que exclusivamente, com a alimentação, sem se preocupar com a parte da fórmula do balanço energético referente ao gasto calórico. No consultório, quando se fala em atividade física, o paciente entende dieta, de forma que o termo obesidade encontra-se definitivamente comprometido com a idéia quase que exclusiva de alimentação, o que dificulta o entendimento médico ↔ paciente.

Atualmente, um dos maiores problemas de boa parte da humanidade já não é tanto a fome, mas o excesso de alimentos ou só de calorias, e também se sabe que tecido gorduroso é, na realidade, a maior glândula do organismo humano com a produção de hormônios específicos que nos fazem muito mal à saúde, as chamadas *citocinas* – ver capítulo *Citocinas*. Outro fator, nessa época, também é que a atividade física não era vista, ainda, como um estilo de vida saudável que contribuía muito e de forma tão decisiva para a fórmula do peso corporal e, também, não era filosofia muito difundida entre nós.

Por esses motivos, o termo obesidade, embora extensamente difundido, não nos fornece uma boa idéia do assunto, muito pelo contrário, chega a confundir mais do que ajudar. Esse termo nos dá muito a idéia equivocada só de boca, de comer muito ou comer mal, quando, na verdade, obesidade é, obrigatoriamente, o resultado entre o que se come e o que se gasta, ou melhor, o que não se gasta, sendo, portanto, melhor o termo proposto pelo autor: *"acúmulo de peso"*. Esse termo, inclusive, nos remete melhor à verdadeira causa da obesidade que é um balanço energético positivo, em que se administra mais do que se gasta, pelo principal motivo de não se gastar, acumulando peso.

Balanço energético positivo = Acúmulo de peso

Na verdade, a obesidade está muito mais relacionada com o sedentarismo (o que não se gasta) do que com a alimentação irregular (o que se come):

A obesidade não é tanto pelo que se come, mas muito pelo que não se gasta.

Pelo exposto, fica evidente que esse nome, obesidade, há muito tempo já não traduz bem a real idéia de excesso de peso que, na realidade, é um resultado entre créditos e débitos calóricos, de forma que o termo **acúmulo de peso** traduz bem melhor essa noção do balanço energético positivo, relacionando melhor a proporção ganho/gasto calórico, valorizando o gasto calórico dentro do processo de definição do peso corporal final, inclusive com forte conotação didática para fins de mudança de estilo de vida.

Em nossos consultórios, sempre que possível, usamos o termo acúmulo de peso em vez de obesidade.

Resta, portanto, à comunidade científica nacional e mundial dar mais esse pequeno grande passo para se redefinir melhor a denominação dessa patologia com o nome *acúmulo de peso*. Mudar é sempre difícil, mas, não fossem as mudanças, estaríamos ainda na Idade da Pedra.

Contrariando as idéias e propostas do autor, este terá que continuar usando o termo obesidade a fim de melhor se fazer entender no que escreve, até que se adote a melhor definição então proposta.

CAPÍTULO 10

Generalidades

A obesidade é um estado físico e metabólico, patológico, em que o paciente apresenta um acúmulo excessivo de peso acima do que lhe é ideal, à custa de massa gorda, gordura.

A proporção de tecido adiposo normalmente varia muito no ser humano, na dependência de diversos fatores, como faixa de idade, sexo, compleição física pessoal, determinadas doenças etc. Na composição corporal normal, o homem tem, em média, 15% de tecido adiposo para alguns autores e 18 a 25% para outros, e a mulher, da mesma forma, 25% para alguns e 20 a 30% para outros autores. No recém-nascido, a porcentagem de gordura corporal é da ordem de cerca de 17%, e, na criança, entre 15 a 22%.

Excesso de peso ou obesidade refere-se, especificamente, a um excesso de gordura corporal ou de tecido adiposo acima do necessário para manter a saúde, em geral acima de 5% do seu padrão de normalidade.

A obesidade, há muito associada, no passado, à falta de força de vontade e de autocontrole é já, há algum tempo, reconhecida pela comunidade dos profissionais da área de saúde como uma doença metabólica insidiosa, crônica e grave, com várias causas subjacentes (multifatorial) e freqüentemente seguida de um número significativo de complicações que vêm associar-se a morbidade e mortalidade aumentadas.

Características de obesidade:

- *Doença metabólica:* não é doença infecciosa ou degenerativa (p. ex., câncer), mas metabólica, isto é, doença decorrente de transtorno do metabolismo orgânico.
- *Insidiosa:* início imperceptível.
- *Crônica:* não ocorre de forma súbita ou aguda, mas vai evoluindo ao longo de certo lapso de tempo, meses ou anos.
- *Grave:* pode levar à morte em razão das co-morbidades.
- *Multifatorial:* concorrem vários fatores etiológicos concomitantes e as vezes sinérgicos entre si.
- *Co-morbidades:* outras doenças vêm associar-se a ela.

Quando um paciente ganha peso, fica claro que ele ganha, de brinde, a tendência a manter esse maior peso alcançado. Isto é, se um paciente que tinha 50 kg acumula seus 60 kg, além de ele ter ganhado mais 10 kg, ele também ganhou a tendência a ter e manter, daqui para diante, seus 60 kg e, assim sucessivamente. Isso tem que ser levado em consideração por ocasião do tratamento de emagrecimento. Por isso que mais vale prevenir do que ter que tratar – ver capítulo *Prevenção*.

O número de homens e mulheres e, principalmente, de crianças obesas vem aumentando principalmente nos países industrializados. No Brasil, houve um grande aumento na proporção de obesos, também entre as mulheres, sendo que os aumentos proporcionais e absolutos na obesidade foram maiores nas populações de baixa renda, por causa da maior ingestão de alimentos calóricos com relação aos mais nutritivos e menos calóricos.

A obesidade aumenta o risco de diversas doenças, como hipertensão arterial, coronariopatias, diabetes, doenças da vesícula biliar (litíase biliar), apnéia do sono, arteriosclerose, infarto do miocárdio, doenças articulares degenerativas, síndrome de hipoventilação pulmonar, aumento na incidência de câncer dos ovários, do útero, da mama e da próstata.

Com 10% a mais do peso corporal à custa de gordura, a pressão arterial sistólica já se eleva da ordem de 6 mmHg, e a diastólica eleva-se na ordem de 4 mmHg. Com 20% a mais de peso corporal, o risco de mortalidade em geral aumenta em 20% e o risco de mortalidade por DM mais que dobra. Com 40% a mais de excesso de peso, as chances de mortalidade geralmente aumentam em 40% e as de morte por DM quadruplicam.

Quadro 1
Relação de elevação PA e mortalidade em geral, e por DM/relação ganho de peso

Excesso de peso	*PA sistólica*	*PA diastólica*	*Outros*
10%	↑ 6 mmHg	↑ 4 mmHg	GJ ↑ 2 mg/dL
	Mortalidade geral	*Mortalidade por DM*	
20%	↑ 20%	Dobra	Colesterol ↑ 12 mg/dL
40%	↑ 50%	Quadruplica	↑ DAC e AVC

Após os 40 anos de idade, a queima calórica diária das gorduras orgânicas diminui cerca de 0,5 g por ano, para os indivíduos sedentários, de forma que, com o avançar da idade, torna-se aconselhável, por esse e por outros motivos, que se mantenha alguma regularidade de exercícios físicos.

Com o aumento da estocagem dos triglicerídeos na forma de gordura, a partir de determinado ponto, ultrapassada essa capacidade de estocagem natural de tecido adiposo, os ácidos graxos livres voltam a circular em uma quantidade acima do normal – *turn over* –, aumentando a lipemia, acabando por serem estocados ectopicamente no fígado (esteatose hepática), no músculo, no pâncreas, no coração *(adipositas cordis)* e em outros locais menos importantes, com suas respectivas seqüelas. A obesidade está, portanto, associada a um número de alterações deletérias no metabolismo lipídico, a chamada dislipidemia, incluindo níveis elevados de colesterol total, especialmente à custa de LDL-c e de triglicerídeos, e redução do HDL-c em torno de pelo menos 5%. Com essas alterações, é comum sobrevir a síndrome metabólica (SM) – ver capítulo *Síndrome Metabólica*.

A síndrome metabólica é causada, entre outros elementos, pela resistência insulínica (RI) iniciada em virtude da dislipidemia aterogênica, seguida de um transtorno do metabolismo lipídico e glicídico por influência hormonal do excesso de gordura, em especial a obesidade do tipo andróide (obesidade masculina), que é meio caminho andado em direção às conseqüências mais graves da obesidade, as co-morbidades.

Na base da síndrome metabólica está, então, esse fenômeno chamado *resistência à insulina* ou *resistência insulínica* – ver capítulo *Resistência Insulínica*.

■ INSULINA

A ingestão de alimentos calóricos, principalmente carboidratos, e dentre estes especialmente os simples, gera a produção e liberação do hormônio insulina pelo pâncreas.

A insulina tem sido chamada de "*hormônio que engorda*", importante na transformação do açúcar (glicose) em gordura, por meio da sintetização de ácidos graxos.

Quanto mais gorda a pessoa estiver, especialmente no que tange à obesidade abdominal, maior tende a ser a sua resistência à ação da insulina, forçando o organismo a produzir mais insulina como forma de compensação e, quanto maior o índice de insulina, maior a sintetização de gordura (visto acima) e maior será, também, a resistência do organismo à queima de gordura.

Toda essa hiperinsulinemia e resistência periférica à insulina piora com o tipo visceral ou distribuição abdominal da obesidade.

A insulina aumenta os níveis sanguíneos de triglicerídeos e diminui a deposição como gordura, aumentando, também, a produção hepática do colesterol ruim (LDL), que, por obstrução das artérias e elevação da pressão arterial, aumenta em várias vezes o risco de ataque cardíaco e derrame cerebral com paralisias.

Uma simples intolerância à glicose hoje, que pode ser diagnosticada não só por exame de glicemia de jejum, mas também por provas de tolerância à glicose, será, possivelmente, o diabetes de amanhã.

A constante hiperglicemia estimula, freqüentemente, hiperinsulinemias, contribuindo para o esgotamento das células produtoras desta – células β das ilhotas de Langerhans do pâncreas.

Por causa da ação de determinadas substâncias produzidas pelas células adiposas, determinadas *citocinas* ou *adipocitocinas*, algumas células efetoras do corpo, especialmente as musculares, passam a não responder direito ao comando da insulina, que, entre outras diversas funções, gerencia o armazenamento e o consumo de glicose no organismo, permitindo, então, um quadro de hiperglicemia. Como as células do corpo, em especial as musculares, passam a não reagir às ordens desse hormônio, como se ele não existisse, o pâncreas, por um mecanismo de *feedback*, vê-se obrigado a compensar, aumentando a produção da insulina, permitindo, então, um quadro de hiperinsulinemia, o que pode, ao final de determinado tempo, levar à exaustão das ilhotas de Langerhans e à conseqüente insuficiência pancreática na produção de insulina, sendo a produção compensatória insuficiente para compensar a resistência à sua ação, com subseqüente elevação da glicemia com hiperinsulinemia insuficiente – *diabetes melito II*.

> Obesidade → Dislipidemia aterogênica → Resistência insulínica → Hiperglicemia ou não → Síndrome metabólica → Co-morbidades → Óbito.

Hormônios que interferem diretamente na ingestão de alimentos e determinação do peso corporal:

- *Leptina*: leptina é uma molécula produzida pelo gene *ob*, expresso nos adipócitos II, e age no sistema nervoso central, especialmente no hipotálamo, diminuindo o apetite e aumentando o gasto energético, ajudando a regular a quantidade de gordura corporal. Sua secreção está diretamente relacionada com a proporção de massa adiposa e interfere em diversos sistemas endócrinos, entre estes o controle da homeostase energética e a ingestão de alimentos.

Determinados estados em que faltam leptina no organismo resultam em estados de hiperfagia, grandes obesidades e desproporcional elevação nos estoques de gordura corporal.

A produção de leptina é estimulada pelo jejum e por determinados hormônios, como a insulina, e regulada pelo sistema nervoso central por intermédio da retroalimentação negativa, diminuindo a hiperfagia.

A leptina também é produzida na medula óssea, no hipotálamo e no estômago.

Os níveis de leptina estão aumentados na maioria dos obesos, havendo certa proporcionalidade com a adiposidade corporal.

- *Grelina*: produzida por células do estômago, apresentando efeito contrário ao da leptina, ela aumenta o apetite, também ajudando a regular a quantidade de gordura corporal. A grelina e a leptina regulam-se.

■ RISCOS ASSOCIADOS À OBESIDADE

A obesidade reduz a longevidade, aumentando os riscos de doenças concomitantes, que são, freqüentemente, crônicas e podem causar prejuízos funcionais significativos, levando ao óbito.

A obesidade foi definida como um fator de risco para o diabetes do tipo II, para a hipertensão arterial própria do excesso de peso, especialmente para doenças cardiovasculares metabólicas, a dislipidemia aterogênica e diabetogênica, SOP, doenças da vesícula biliar, comprometimento da função respiratória, gota, osteoartrite, síndrome da apnéia noturna e certos tipos de câncer. Em mulheres, a obesidade também foi associada à incidência mais elevada de veias varicosas, asma, hemorróidas e depressões.

Avaliação dos riscos das complicações relacionadas com a obesidade:

Índice de massa corporal

O IMC, uma razão de peso/altura que é facilmente calculada dividindo-se o peso em quilogramas pela altura em metros, esta elevada ao quadrado, é uma medida clínica, bem aceita, do grau do peso corporal, grau de adiposidade e risco de doenças associadas ao excesso de peso. O IMC é usado para definir e classificar a obesidade e correlaciona-se bem com medidas precisas da gordura corporal subcutânea e total, com ajuste para a altura. Dados epidemiológicos mostraram que ocorrem rápidos aumentos da morbidade e mortalidade quando o IMC eleva-se acima de 27 a 30 kg/m^2. Mostrou-se que aumentos do IMC estão diretamente correlacionados com maiores riscos de hipertensão arterial própria do excesso de peso, diabetes do tipo II e doença coronariana, e com alterações prejudiciais nos lipídios séricos.

Em um estudo prospectivo, Witteman *et al.* descobriram que a incidência de hipertensão arterial aumentava com o aumento do IMC. Colditz *et al.*

relataram que o risco de diabetes do tipo II em mulheres estava diretamente correlacionado com o IMC.

Mulheres também correm um risco maior de desenvolver doença coronariana com o aumento do IMC, após se controlar o hábito de fumar cigarros.

O IMC só não é ideal em crianças, pessoas musculosas e para definir a distribuição abdominal da gordura corporal.

Circunferência da cintura (CC) e relação cintura – quadril (RCQ)

A distribuição da gordura corporal também mostrou-se importante fator de previsão do risco de doenças relacionadas com a obesidade, talvez mais preditivo que o próprio IMC. Recentemente, demonstrou-se que a *circunferência da cintura* estava diretamente relacionada com o risco de doença cardiovascular e pode ser uma alternativa mais simples que o IMC como fator de previsão de risco de patologias concomitantes. Estudos mostraram que homens ou mulheres com alta proporção de gordura abdominal e visceral, conforme indicado por elevada *circunferência da cintura* e/ou *relação cintura – quadril*, têm maior risco de doença cardíaca isquêmica, diabetes, AVC e morte.

■ IMPACTO DA OBESIDADE NA SENSAÇÃO SUBJETIVA DOS PACIENTES E COM RELAÇÃO À SOCIEDADE

A obesidade tem um efeito negativo sobre a sensação de bem-estar do indivíduo e sobre a qualidade de vida global. Diferente de muitas doenças que são invisíveis para o observador casual, a doença do indivíduo obeso é evidente para todos, inclusive para si próprio. Conseqüentemente, é difícil para o indivíduo obeso evitar o preconceito social e a discriminação que, eventualmente, acompanham a obesidade.

A doença obesidade representa uma carga econômica significativa para a sociedade, principalmente por causa de seu impacto sobre o desenvolvimento e a exacerbação de muitas doenças crônicas. Os custos são medidos em custos diretos e indiretos. Os custos diretos são o valor de recursos que poderiam ser alocados para outros usos na ausência dessa doença e incluem cuidados com a saúde pessoal, cuidados hospitalares, serviços médicos, cuidados de enfermagem, outros serviços profissionais e medicamentos. Os custos indiretos são o valor da produção perdida por causa da cessação ou diminuição da produtividade causada pela morbidade e mortalidade. Como a prevalência da obesidade continua a subir, o mesmo ocorre com seu custo socioeconômico para a sociedade.

Embora atitudes negativas com relação à obesidade infrinjam sofrimentos pessoais diretamente aos indivíduos obesos, a pesquisa mostrou que as conseqüências socioeconômicas mais amplas da obesidade podem ser igualmente danosas. Homens e mulheres obesos são excluídos de certas ocupações e discriminados em outras. Baixo desempenho educacional, atividade social reduzida, mobilidade social descendente e menores níveis socioeconômicos são encontrados com mais freqüência em indivíduos obesos. Como a obesidade está freqüentemente associada a problemas de saúde e desempenho físico reduzido, o progresso socioeconômico pode ser ainda mais restrito.

Tratamento. Com relação ao tratamento, o principal desafio para os profissionais na área de saúde e pacientes obesos, atualmente, é melhorar a capacidade de manter a perda de peso a longo prazo, em vez de apenas conseguir perder peso. Portanto, há uma grande necessidade de novas abordagens para o tratamento da obesidade a longo prazo, o que inclui a farmacoterapia em pacientes apropriados. Como a obesidade é uma doença insidiosa e crônica, o tratamento, provavelmente, será necessário durante anos e, eventualmente, durante o restante da vida do paciente obeso, como é feito com outras doenças crônicas como diabetes e hipertensão arterial.

BENEFÍCIOS DA PERDA DE PESO

- Melhora a pressão arterial.
- Melhora dos perfis de lipídios plasmáticos, lipemia, incluindo níveis de colesterol e triglicerídeos reduzidos, com níveis mais altos de colesterol HDL e mais baixos de colesterol LDL.
- Melhora o controle glicêmico e níveis diminuídos de colesterol e triglicerídeos plasmáticos em jejum nos pacientes com diabetes.
- Risco diminuído de doença cardiovascular, doença da vesícula biliar, osteoartrite e câncer.
- Melhora a função respiratória.
- Melhora o relacionamento psicossocial e tem reduzido a morbidade psiquiátrica.

FASES DA VIDA EM QUE SE GANHA PESO

No primeiro ano de vida, normalmente o peso corporal triplica e a gordura duplica.

Crianças que foram submetidas a aleitamento materno têm menos chances de desenvolver obesidade.

Boa parte das mulheres ganha peso durante e principalmente após a adolescência, por vezes relacionado com a administração de contraceptivos orais.

É comum um ganho de peso durante as gestações e após a menopausa.

No consultório, é comum relacionar-se abandono de tabagismo com surgimento ou aumento de peso.

CAPÍTULO 11

Epidemiologia

A incidência e a prevalência da obesidade vêm aumentando universalmente, em especial desde 1960, em praticamente todos os países do mundo, comportando-se como verdadeira pandemia, aumentando nos diversos grupos raciais, em ambos os sexos, em todas as faixas etárias e níveis socioeconômicos. A obesidade vem crescendo universal e acentuadamente e sem controle ou qualquer iniciativa de controle, conforme os Quadros 1 e 2.

Em uma análise estatística de 1989, constatou-se, no Brasil, que 20% das mulheres adultas e 9,5% dos homens adultos estavam obesos.

No Brasil, em 1975, cerca de 8% das crianças e adolescentes sofriam de algum grau de desnutrição e cerca de 4% de obesidade; hoje, esse quadro inverteu-se: são 3% de desnutridos, mais de 9% de obesos e, pior, essa tendência continua crescendo vertiginosamente.

A obesidade vem avançando em todas as classes sociais, mas de forma ainda mais avassaladora nas classes menos favorecidas e nas crianças e adolescentes.

A obesidade é a segunda causa de morte evitável nos EUA. Primeira causa de morte evitável no mundo, segundo a OMS.

Em alguns países da Europa, o excesso de peso ultrapassa os *75% da população*.

Uma criança obesa aumenta suas chances de chegar à idade adulta obesa em 16% e, se adolescente obeso, essa chance aumenta ainda mais na proporção de 8 em 10, em outras palavras, 70 a 80% de chance.

Em diversos países, 5 a 10% das crianças em idade escolar e 15 a 20% dos adolescentes são obesos. Em alguns países, a obesidade infanto-juvenil chegou a dobrar nos últimos 10 anos. Nos EUA, esse número mais que dobrou nos últimos 20 anos.

Cerca de *350 mil* mortes por doenças cardiovasculares ocorridas por ano nos EUA são provocadas por obesidade.

Cerca de *80%* dos casos de diabetes melito II podem ser atribuídos ao excesso de peso.

Quadro 1
Alguns dados epidemiológicos

Discriminação	*Estatística*
Brasil: Obesos	15% = 27 milhões
Brasil: Adultos acima do peso	40% = 70 milhões
Brasil: Crianças e adolescentes obesos	14% = 25 milhões
Brasil: Crianças e adolescentes acima do peso	20 a 30% = 35 a 52,5 milhões
Brasil: Obesos mórbidos	1 milhão
Brasil: Gastroplastias realizadas por ano	8 mil
Brasil: Gasto por ano com obesidade	1,5 bilhão de reais
EUA: Gastroplastias realizadas por ano	140 mil
EUA: Adultos acima do peso	65% = cerca de 185 milhões
EUA: Adultos obesos	22% = cerca de 62 milhões
EUA: Obesos	> 35% = 100 milhões
EUA: Obesos mórbidos	10 milhões
EUA: Crianças adolescentes obesas	15 a 25% = 45 a 75 milhões
EUA: Mortes precoces	300.000 por ano
EUA: Excesso de peso em 2035	90% da população
EUA: Esteatoepatite não-alcoólica	10 a 20% dos obesos
EUA: Síndrome metabólica	23,7% da população adulta
EUA: Crescimento da obesidade adulta 1980/1990	25% para 33%
EUA: Síndrome metabólica	25% da população
Mundo: Adultos obesos	24%
Mundo: Acima do peso	1 bilhão
Mundo: Crianças obesas	> 155 milhões
Mundo: Crianças acima do peso	Mais de 300 milhões
Mundo: Crianças abaixo de 5 anos acima do peso	22 milhões
Risco de ocorrer cardiopatias	80% dos obesos
Risco de ocorrer diabetes melito	90% dos obesos
Pressão alta em homens causada por obesidade	70% dos casos
Pressão alta em mulheres causada por obesidade	61% dos casos
Gastos com obesidade e suas conseqüências	Inestimável
Custo médio anual p/serviços públicos IMC 30/35	25% maior
Custo médio anual p/serviços públicos IMC > 35	44% maior
Obesos: aumento da mortalidade relação eutróficos	250%

Quadro 2
Crescimento na prevalência da obesidade

	Ano 1989	*Ano 2000*	*Ano 2005*
Homem – adultos	31,7%	47,4%	57,5%
Mulher – 20/29 anos	4,6%	10,5%	16,6%

A obesidade vem crescendo universalmente em quase todos os cantos do mundo. Existem estudos norte-americanos de projeção estatística de que, se as coisas continuarem do jeito que vão, até o ano de 2235, cerca de *90%* de toda a população dos EUA estará com excesso de peso e o Brasil não estaria muito longe desta expectativa.

O mundo vislumbra perplexo e atônito a constatação dessa pandemia sem dispor, ainda, de iniciativas à altura do real contexto que a complexidade e seriedade do problema exige, levando nós, pequenininhos, a empreender iniciativas autônomas como a criação do CPTO-SM com seus princípios.

Conseguiremos dominar a incidência e prevalência desse *mal do século* ou estamos fadados a médio ou longo prazo sermos todos obesos, o que representaria retroceder décadas de evolução nas pesquisas e no domínio de diversas patologias cronicodegenerativas, como as coronariopatias, o diabetes e a HAS, por exemplo?

CAPÍTULO 12

Adipócito Disfuncional

Adipócitos são as células de gordura.

São as células que armazenam calorias na forma de triglicerídeos (1 glicerol + 3 ácidos graxos), que, macroscopicamente, são a gordura. São as reservas de energia, porventura necessárias ao organismo em momentos de eventual escassez.

O tecido adiposo, além de ser uma reserva energética, é também uma importante glândula reguladora do metabolismo saudável e de outras diversas funções como, por exemplo, a gonadotrófica, a somatotófrica, a suprarenal, a inflamatória e a resposta imune.

Os adipócitos inicialmente são do tipo I, que são imaturos para as suas funções, não têm capacidade de armazenar gordura. Por determinadas influências hormonais que ocorrem impulsionadas por determinadas circunstâncias, esses adipócitos tipo I sofrem um processo de maturação, evoluindo para adipócito tipo II. Esse adipócito II tem como uma das principais funções a capacidade de guardar gordura como armazenamento de energia.

Existem, basicamente, dois tipos de tecido adiposo: o marrom, relacionado principalmente com o efeito termogênico (geração de calor ou manter a temperatura corporal), e o branco, este mais relacionado com a pura reserva de triglicerídeos. Os adipócitos variam de diâmetro, de 10 a 100 μ. Em pessoas eutróficas, os adipócitos medem cerca de 70 μ em média, e nos obesos esse diâmetro é, em média, de 120 μ.

Quando a pessoa engorda, ocorrem dois mecanismos físicos com os adipócitos, eles aumentam de número pelo processo de maturação acima mencionado e aumentam também de tamanho pelo armazenamento de gordura, ficando inflados, repletos de gordura. Isto é, aumentam de número, hiperplasia, e de volume, hipertrofia, ambos os processos resultando no aumento de volume corporal, sendo para este mais importante a hipertrofia.

Quando a pessoa emagrece, não ocorre o inverso nos dois processos. Não ocorre a reversão da maturação de adipócito II retornar para adipócito I.

Quando a pessoa emagrece, os adipócitos II diminuem a quantidade de gordura, murcham, reduz-se a hipertrofia, mas nunca voltam a ser do tipo I, não é reduzida a hiperplasia, de forma que como os adipócitos II murcham, mas continuam vitais, eles, durante bom lapso de tempo, mantêm a potencialidade de voltar a encher-se de gordura novamente e retornar ao estado de obesidade. Portanto, na prática, quando uma pessoa engorda, ela ganha além do peso, a tendência de manter esse máximo de peso alcançado. Por isso, sempre alerto em meus consultórios que emagrecer é uma coisa, outra é eliminar a tendência à recidiva do peso, haja vista a necessidade de se completar o tratamento com a manutenção seguida, de certa forma, de eterna vigilância do peso.

Contrário ao que se imaginava antigamente, os adipócitos não são, simplesmente, inócuos reservatórios de gordura, mas sim a maior glândula do nosso organismo, produzindo hormônios altamente bioativos, as *citocinas* – ver capítulo *Citocinas*.

Ressalta-se, ainda, que no organismo humano existem basicamente dois tipos de gordura, a gordura subcutânea, periférica, chamada gordura branca, e a gordura visceral, que compõe a gordura abdominal visceral.

A gordura periférica, subcutânea, gordura branca, rica em triglicerídeos, funciona basicamente como *reserva energética;* é uma gordura metabolicamente menos ativa e mais estável, inclusive protegendo, de certa forma, o organismo contra a agressividade metabólica da gordura visceral. Já a gordura abdominal visceral é composta por adipócitos maiores e metabolicamente muito ativos, produtores de *citocinas inflamatórias* agressivas ao metabolismo orgânico, especialmente dos lipídios e glicídios.

A gordura periférica, diferente da gordura visceral, não libera com facilidades ácidos graxos para a corrente sanguínea, isto é, mostra-se menos lábil, mais estável nesse sentido, efeito esse que, de certa forma, protege o organismo contra a ocorrência da síndrome metabólica, mais comum na obesidade visceral, na qual a dislipidemia diabetogênica é mais comum, antes mesmo da instalação da síndrome metabólica. Esses efeitos demonstram que, dentro do contexto da obesidade em geral, o tecido adiposo subcutâneo tem até um efeito protetor contra os transtornos da obesidade abdominal.

Mas, por outro lado, a gordura visceral, até por ser uma gordura muito ativa, é a primeira que reage e responde a um tratamento de emagrecimento, é a primeira que se esvai nos programas de emagrecimento. Por isso que as primeiras perdas de peso, mesmo que mínimas, já melhoram muito a saúde do paciente obeso. Melhoram a resistência à insulina, melhoram as cifras tensionais, a glicemia e a lipemia, melhorando, também, os problemas orgânicos decorrentes desses transtornos metabólicos e orgânicos.

CAPÍTULO 13

Abordagem Ambulatorial

O paciente obeso é um paciente comum como qualquer outro em uma consulta médica, mas, da mesma forma, que em outras patologias, apresenta suas peculiaridades próprias. Por causa do estigma do passado, em que a obesidade não era vista como uma doença, mas sim como um problema de desvio de personalidade, como uma espécie de desleixo pessoal, como conseqüência de maus hábitos, agora, no presente, a doença obesidade ainda paga um alto preço social por esse entendimento equivocado do passado. A doença obesidade ainda encontra-se eivada de preconceitos no âmbito social, especialmente por parte de pessoas leigas ou menos esclarecidas na área técnica da obesidade, motivo pelo qual não é incomum esses pacientes sentirem-se constrangidos em ambientes em que seu problema seja o foco das atenções, como, por exemplo, na sala de espera de um consultório médico de endocrinologia.

As consultas devem, sempre que possível, ser agendadas por hora marcada, evitando-se ao máximo a exposição desnecessária desse paciente, diminuindo, assim, os riscos de constrangimentos possíveis de serem evitados. Diminuindo a eventual demora do paciente na sala de espera, evita-se a sua exposição, inclusive, a conversas incômodas sobre obesidade e naturais comparações.

A pesagem do paciente também não deve ser realizada na sala de espera, diante da atenção de outras pessoas.

Já na relação médico–paciente, a equipe profissional deve tratar o paciente com normalidade, evitando expressões que, eventualmente, possam ser interpretadas de forma pejorativa pelo paciente como "*já tive casos BEM piores*", "*você até que tem um rostinho bem feito*". Não é bom ficar usando com freqüência o termo obeso; afinal de contas, é exatamente disso que o paciente vem buscando fugir, da mesma forma que não é bom enfatizar o defeito facial de um paciente ou a paralisia do paralítico.

■ ESTÍMULO

O paciente deve ser reiteradamente estimulado a manter fidelidade ao tratamento. O tratamento da obesidade mexe com circunstâncias muito importantes da vida pessoal do paciente, envolve reiteradas privações, diuturnas, que exigem clareza de meta e muita determinação de não largar o tratamento no meio. O paciente tem que saber que cada passo dado já é, por si só, uma grande vitória obtida que não pode ser desprezada. O paciente precisa saber que entre a obesidade desenfreada e aquele corpinho magérrimo teoricamente idealizado existe um meio termo plenamente possível de ser alcançado que lhe trará satisfação e muita saúde. Os parentes, os amigos e, principalmente, o médico devem, reiteradamente, ir discutindo as vitórias alcançadas, valorizando a luta do paciente, e não podem ser os primeiros a mostrar perda de estímulo devido a alguns problemas transitórios, que certamente ocorrerão no decorrer do tratamento.

■ CONSCIENTIZAÇÃO

O tratamento contra a obesidade depende muito da ampla e consciente participação do paciente, e ninguém pode participar ou colaborar naquilo que desconhece. Isto posto, a educação em saúde nesse tratamento é fundamental. Já na primeira consulta, o paciente deve ser muito bem orientado das peculiaridades desse tipo de problema e do respectivo tratamento.

O paciente deve ser bem conscientizado dos benefícios de um tratamento bem-sucedido, mas também das dificuldades e dos problemas que todas as pessoas envolvidas no tratamento enfrentarão – o paciente, seus parentes e o médico. Deve ser avisado de não se iludir com a possível perda de peso mais expressiva no início do tratamento e, assim, manter-se preparado, psicologicamente, para enfrentar a fase das subseqüentes perdas menores de peso que também, inevitavelmente, fazem parte do tratamento – *"**Teoria da fase rápida de perda de peso e fase lenta de perda de peso** – **CPTO**"*. Caso contrário, quando da fase lenta de perda de peso, o paciente poderá supor que esteja ocorrendo deficiência da capacidade do profissional na orientação do tratamento se desestimulando, interrompendo e suspendendo o tratamento, o que não é incomum neste tipo de conduta, na busca de novos resultados espetaculares que não voltarão a ocorrer. Muito pelo contrário, suspendendo o tratamento, o paciente desenvolverá mais resistências aos poucos moderadores de apetite disponíveis no mercado – *teoria da dupla resistência ao tratamento*: resistência à perda de apetite e/ou resistência à perda de peso. *Naturais ou adquiridas* – **(CPTO-SM)**.

É comum o paciente iludir-se por um tratamento que uma amiga está fazendo e perdendo peso. Mas esse paciente não sabe as circunstâncias desse outro tratamento da colega, a sensibilidade dessa amiga nesse momento, se é o primeiro tratamento, e se essa colega encontra-se na fase de perda rápida de peso.

Quando o paciente vai a um consultório médico para tratar, por exemplo, uma infecção urinária ou uma pneumonia, uma vez feito o diagnóstico e proposta a terapêutica medicamentosa, resta ao paciente, além de alguns cuidados coadjuvantes, a parte principal do tratamento: a simples administração do antibiótico e, dentro do tempo especificado pelo médico, o paciente volta ao consultório quase sempre apenas para confirmar a cura, que é perto dos 100%. Mas no tratamento de emagrecimento já é bem diferente, nem de longe basta o paciente ser disciplinado apenas na tomada do medicamento. O comprometimento global e o pleno envolvimento do paciente e sua efetiva participação nos meandros das condutas terapêuticas são, não apenas importantes, mas muito mais que isso, são decisivos no rumo do resultado, no êxito final desse tratamento. É o que se chama, nesse meio, de "*mudança de estilo de vida*". Isto é, quanto mais o paciente colabora no tratamento, tão melhor o resultado deste, sendo verdade o oposto.

> *É muito importante que se faça, de imediato e logo na primeira consulta, para o próprio paciente, a real diferenciação entre a simples vontade de emagrecer que se encontra logicamente presente em todos os pacientes que procuram nossos serviços, e a absoluta indispensável decisão de empenhar-se efetiva e verdadeiramente em uma profunda mudança do ESTILO DE VIDA OBESOGÊNICO que lhe levou à obesidade, decisão essa presente na minoria das pessoas.*
> **INTENÇÃO sem AÇÃO = NADA**

Para que haja a colaboração do paciente leigo em um tratamento técnico especialmente tão complexo, é obvio que é preciso haver orientação específica (Educação em Saúde), com conscientização e estímulo do paciente e das pessoas que com ele convivem e que adotam com ele o mesmo estilo de vida obesogênico. Essa orientação deve ser passada pelo médico já na primeira consulta. A consulta tem, efetivamente, de ser um procedimento médico rico em todos os seus fundamentos de anamnese e exame físico propedêuticos, com longo tempo dedicado à orientação do paciente. O paciente que não conheça princípios básicos da fisiopatologia da obesidade e do seu tratamento tem possibilidade próxima de zero de dar certo no tratamento de emagrecimento. Nessa orientação, busca-se desmitificar, tecnicamente, o processo de emagrecimento, "*limpar*" a cabeça do paciente de informações não tão verídicas inseridas pela intensa interferência da mídia leiga – desinformações. Busca-se, também, orientar o paciente para a devida valoração de cada elemento do conjunto do tratamento, como o hábito alimentar correto, a atividade ou exercícios físicos rotineiros, a convivência psicologicamente harmoniosa, apesar de inevitáveis problemas sociais e as reais funções, alcances e limites e eventuais efeitos adversos da terapia medicamentosa etc.

Se não se conversa com o paciente, não se está tratando a individualidade da obesidade daquele paciente, porém, tão-somente o peso físico indistintamente, o que não resolve o problema do paciente, pois o peso retorna na grande maioria das vezes.

■ GANHO DE PESO NAS DIVERSAS FASES DA VIDA

Pequenos ganhos de peso estão comumente ligados a determinadas fases etárias e circunstâncias pessoais da vida do ser humano, como na primeira infância, na adolescência e na menopausa.

Ao contrário dos pequenos ganhos de pesos eventualmente incidentes durante a vida das pessoas, determinadas circunstâncias estão comumente ligadas a ganhos de peso exagerados no histórico da grande parte dos obesos, como gestação, casamento, separação matrimonial, desemprego, determinados empregos, tragédias, abandono de tabagismo etc. Nesses casos, em boa parte das vezes, mostra-se indispensável o acompanhamento multidisciplinar paralelo de uma psicóloga para obtenção de melhores resultados no emagrecimento final, sem recidiva do peso.

■ CONSULTA DE REVISÃO

Os medicamentos moderadores de apetite são de fundo catecolaminérgico e, como tal, eventualmente pode ocorrer incômodos que, se não chegam a comprometer a saúde física do paciente, podem, eventualmente, trazer-lhe alguns sintomas desagradáveis que são fácil e rapidamente resolvidos com breve orientação médica, em uma eventual "*consulta de revisão*" sem custos adicionais para o paciente. Em nossos consultórios, a cada consulta, o paciente ganha mais 30 (trinta) dias de livre acompanhamento médico sem ter que pagar nova consulta. Uma primeira consulta de revisão, esta obrigatória, já fica antecipadamente prevista e agendada, no dia da primeira consulta, para cerca de 8 a 10 dias de efetiva terapia medicamentosa; tempo útil e necessário para o paciente iniciar a terapia medicamentosa e o médico poder melhor avaliar os efeitos do plano terapêutico instituído para aquele paciente e poder reajustá-lo. Esse procedimento trará melhores resultados para o médico, mais segurança para o paciente, estreitamento da relação médico–paciente, redundando em melhor resultado final para o tratamento.

CAPÍTULO 14

Avaliação Clínica

A avaliação clínica, chamada propedêutica médica, é a base de todo tratamento. Ninguém pode tratar o que não conhece. Todo paciente obeso deve, antes de iniciar qualquer tratamento sério, passar por um rigoroso exame clínico completo, no qual a anamnese (questionário técnico do médico na consulta) e o exame físico são extremamente importantes, complementados por exames laboratoriais, para que possamos assegurar-nos de que nos encontramos diante do caso mais comum de *obesidade essencial* ou, por outro lado, diante de um paciente portador de alguma das doenças específicas que se acompanhem de obesidade, como é o caso, por exemplo, da síndrome de Cushing, da obesidade hipotireoidiana, da obesidade gonadal (p. ex., síndrome dos ovários micropolicísticos de Stein-Levental, síndrome de Turner etc.), das síndromes hipotalâmicas, do pseudo-hipoparatireidismo, da hiperinsulinemia autônoma, entre outras.

Conhecer clinicamente o paciente é conhecer tecnicamente a sua obesidade e o estilo de vida que o levou ao excesso de peso, assim como conhecer o meio obesogênico que o estimula a tal, a fim de proporcionar-lhe o melhor resultado possível.

IDENTIFICAÇÃO

Nome, idade, sexo, endereço, ocupação profissional.

Na simples identificação, já encontramos importantes elementos de informação. Dentro da identificação, uma das coisas mais importantes é a idade do paciente, visto que este é um dos elementos determinantes da linha de tratamento. Cada grupo etário, crianças, adolescentes, adultos e idosos, obviamente é tratado de forma diferente, tanto em termos de medicações como nos demais elementos de tratamento.

O sexo também faz diferir o comportamento da doença e sua terapêutica.

■ OCUPAÇÃO

Na ficha feita pela secretária biomédica, busca-se saber não exatamente a profissão, mas a efetiva ocupação do paciente, o que este faz, fisicamente, durante seus dias, qual o tempo dessa ocupação, o grau de estresse, a espécie de ocupação que trará mais complicação para o tratamento, como doceiras e trabalhadores noturnos, por exemplo. Devemos saber também se, além do trabalho, o restante do tempo encontra-se comprometido com outra ocupação, como estudo.

As tensões emocionais decorrentes da função e o sedentarismo, também imposto por outras determinadas ocupações, influem muito na determinação do peso de muitos pacientes – ver capítulo *Profissões Obesogênicas*.

■ TRATAMENTOS ANTERIORES

O paciente que porventura já tenha feito outros tratamentos de emagrecimento e vem ao nosso consultório, já no agendamento da consulta por telefone, solicita-se trazer-nos todos os dados disponíveis dos tratamentos de emagrecimento anteriores (além dos outros tratamentos gerais), especialmente com medicamentos dopaminérgicos, para melhor análise da HPP (história patológica pregressa) específica desse caso, individualmente, com fins, principalmente, de melhor avaliarmos o plano terapêutico a ser instituído neste paciente.

Nessa parte da anamnese, procuramos, inclusive, analisar eventuais sensibilidades e resistências do paciente a este ou àquele anorético e, ainda, avaliar graus de maior ou menor sensibilidade às doses desses medicamentos.

■ HISTÓRIA FAMILIAR (HF): *FAMÍLIA OBESOGÊNICA*

O que define o peso de qualquer pessoa é o seu estilo de vida, e o estilo de vida "*obesogênico*" das pessoas em geral é compartilhado por outras pessoas da mesma família, quando não por toda família, de forma que é comum outras pessoas, nessa mesma família, estarem acima do peso, ou mesmo que não estejam, carregam consigo a possibilidade de vir a desenvolver obesidade, principalmente as crianças e, em especial, as do sexo feminino, o que o autor denomina ***família obesogênica*** – ver capítulo *Obesidade Familiar – Família Obesogênica*.

HPP (HISTÓRIA PATOLÓGICA PREGRESSA)

Na HPP devemos investigar as patologias específicas que cursam com a obesidade, como, por exemplo, o hipotireoidismo.

Na história patológica pregressa, devemos buscar saber de patologias preexistentes, especialmente as comuns co-morbidades, em particular coronariopatias, arritmias cardíacas, hipotireoidismo, depressão, insônias e estados de ansiedade e outras patologias, como lombalgia, que possam interferir no tratamento ou no processo de lipogênese e/ou adipogênese.

Deve-se procurar saber, também, sobre o eventual uso de medicamentos que possam interferir no tratamento ou ser incompatível a este, como determinados anti-hipertensivos, corticóides, anovulatórios hormonais, hormônios tireoidianos, hipoglicemiantes, antidepressivos, IMAO (inibidores da monoaminoxidase) e outros.

Especial atenção deve ser dedicada a eventuais tratamentos anteriores de emagrecimento, com particular ênfase para a utilização de moderadores de apetite dopaminérgicos, quando e que tipo de moderador de apetite o paciente usou, dose, efeito, efeito colateral, resposta do corpo em emagrecimento, manutenção, alta ou suspensão à revelia do tratamento e, finalmente, eventual recidiva com ganho de peso. Por essa parte da anamnese, podemos deduzir sensibilidades e eventuais resistências (direta e cruzada) aos medicamentos e à perda de peso propriamente dito.

Todas essas informações ajudam muito o médico a posicionar o paciente dentro da complexidade da sua problemática individual, objetivando identificar as particularidades de cada caso e, assim, escolher melhor as condutas profissionais quanto à terapêutica e às expectativas de evoluções do caso.

HISTÓRIA PATOLÓGICA PREGRESSA ESPECÍFICA (HPPe)

Na HPPe, é importante o médico saber há quanto tempo o paciente encontra-se acima do peso e se o início desse estado de obesidade está ligado a algum fator-gatilho, como conflitos sociais, por exemplo.

O tempo de obesidade é importante para avaliar, entre outros aspectos, os danos já causados ao organismo e as possibilidades de reversão dos mesmos.

Tendo a obesidade iniciado-se por algum fator desencadeante, temos que saber se esse fator ainda continua a influir nas determinações do paciente, o quanto e como contorná-lo.

É importante o médico saber das tentativas anteriores de tratamento. O paciente que porventura já tenha feito outros tratamentos de emagrecimento e vem ao nosso consultório, já no agendamento da consulta por telefone, solicita-se trazer-nos todos os dados disponíveis referentes aos tratamentos anteriores, para melhor análise da HPPe (história patológica pregressa específica), com fins, principalmente, de melhor nos ajudar no futuro planejamento terapêutico desse paciente.

Devemos procurar saber a quantos tratamentos o paciente submeteu-se, quando foram realizados, por quanto tempo, eventuais efeitos adversos, efetivo empenho do paciente e resultados obtidos.

Na HPPe, um dos principais elementos informativos é saber qual a medicação e dose utilizadas pelo paciente e as respostas anorética e orgânica de perda de peso, ajudando a orientar melhor a nossa conduta.

Nessa oportunidade, não se pode deixar de esclarecer ao paciente que, nos primeiros tratamentos, os resultados comumente são mais expressivos, e com a sucessão de tratamentos interrompidos intempestivamente, os resultados vão ficando cada vez mais comprometidos – *teoria da dupla resistência,* **CPTO-SM.**

■ HISTÓRICO DO PACIENTE

Identificação, idade, atividade profissional, estilo de vida, hábitos alimentares, histórico familiar específico, história patológica pregressa e respectivas medicações atualmente em uso e estado psicoemocional.

Devemos saber os hábitos alimentares normais do paciente. A tendência do paciente obeso, assolado com senso de culpa, é dizer só o que não faz de errado, cabendo a nós, nesse particular, orientar uma anamnese dirigida. Antes de se saber especificamente o que o paciente come, deve-se analisar o padrão do comer, se é do padrão que mais come ou mais "belisca", se come e belisca ou se come volumes de comida. O padrão do "belisca-belisca" é mais comum para doces e carboidratos, e o padrão "come" é mais comum para frituras e carboidratos complexos.

Fome de origem emocional. Deve-se saber se o paciente come por estado emocional. É relativamente comum, principalmente em mulheres (cerca de 75%), a paciente referir que, quando está ansiosa ou nervosa ou mesmo entediada, assola-lhe uma fortíssima sensação de fome, mesmo que ela já tenha acabado de almoçar ou jantar. É uma falsa, porém poderosíssima sensação de fome, de origem emocional, chamada de compulsão alimentar. Essa compulsão alimentar comumente intensifica-se no período pré-menstrual. A fome de origem emocional exacerba-se, principalmente, por coisas calóricas, como doces, pão, coca-cola etc. (é o caso do "*chocólatra*").

Para o tratamento ser mais bem planejado e posicionado, de forma mais racional e mais resolutiva para o paciente, o médico deve tomar conhecimento do horário em que o paciente almoça, do horário em que acorda, em que vai dormir e em que parte do dia a sensação de fome atinge mais o paciente, se na manhã, à tarde ou à noite, e a que horas a sensação de fome vai chegando. De acordo com esses horários, que são individuais, pode-se melhor instruir o horário da medicação de uma forma mais particularizada, portanto, mais resolutiva.

Por fim, determina-se o peso e a estatura do paciente, calcula-se o peso ideal e o IMC, para jogar nas projeções estatísticas, mas mais do que isso, procura-se saber qual o peso que mais agradaria ao paciente, o que é muito pessoal e deve ser respeitado, desde que não comprometa a saúde deste paciente. Em nosso consultório, chamamos este peso de "*peso-meta*".

Entendemos que "*peso ideal*" é apenas um dado estatístico para se trabalhar com massa, mas não se aplica individualmente.

GANHO DE PESO NATURAL NAS DIVERSAS FASES DA VIDA

Durante toda a vida, o paciente pode desenvolver obesidade patológica, mas, em determinadas fases da vida, é mais comum o paciente fazer algum ganho de peso que, em geral, não chega a um volume dito patológico.

No primeiro ano de vida, normalmente o peso corporal triplica e a gordura duplica.

Crianças com aleitamento materno têm menos chances de desenvolver obesidade.

Grande parte das mulheres ganha peso durante e principalmente após a adolescência, também relacionado com a administração de contraceptivos orais. É comum ocorrer ganho de peso durante as gestações e após a menopausa.

No consultório, observa-se que é comum relacionarmos abandono de tabagismo com surgimento ou aumento de peso.

FLUTUAÇÕES DE PESO

Existe uma pequena parcela de peso das pessoas, em geral até 5% do peso corporal, que pode, com alguma facilidade, flutuar entre ganho e emagrecimento. É aquele peso informado comumente no consultório pelo paciente que emagrece ou engorda com certa facilidade. Essa parcela de peso varia de paciente para paciente, e a facilidade é mais evidente entre a adolescência e a pré-menopausa. Fora dessa faixa de idade, essa facilidade é menos evidente.

Costumo dizer que perder essa parcela de peso flutuante não é difícil; importante é se chegar ao peso final determinado.

■ DADOS CLÍNICOS

O paciente que pretende ser submetido a um tratamento de emagrecimento deve sofrer uma avaliação clínica geral, envolvendo avaliação cardiovascular global, com verificação do comportamento da pressão arterial, inspeção do aparelho pulmonar, funções hepatobiliar, renal, gastrointestinal, neurológica, hematológica, imunológica, entre outras, afastando patologias nessas áreas que interfiram no tratamento e/ou no resultado do tratamento.

■ EXAMES DE LABORATÓRIO

Alguns exames laboratoriais são básicos na monitorização do paciente que se submete a um tratamento de emagrecimento, como hemograma completo, insulina de jejum, teste oral de tolerância à glicose (TOTG), perfil lipídico, TGO, TGP, GAMA GT, hemoglobina glicosilada, ácido úrico, TSH, T3, T4 fração livre e outros.

Em cada caso, individualmente, outros exames de análise laboratorial podem-se fazer necessários, como as provas de função hepática, PC reativa, dosagem do cortisol urinário de 24 horas e outros.

Ver capítulo *Exames Laboratoriais*.

■ FATORES ETIOLÓGICOS

A obesidade, dita por nós *essencial*, é uma patologia de origem multifatorial, envolvendo uma predisposição genotípica (genética) em cerca de 20% dos casos, mas fortemente associada a fatores ambientais (sedentarismo + maus hábitos alimentares e distúrbios emocionais).

Uma das causas da obesidade é o "novo ganho" de peso decorrente do descontrole hormonal proporcionado pela própria gordura da obesidade hormonalmente ativa (mecanismo da leptina, da insulina, neuropeptídeo Y, hormônio do crescimento (GH), glucagon e outros), que passa, então, agora, a agir de forma autônoma, mantendo e aumentando a massa gorda pelo descontrole homeostático do ponto de equilíbrio entre massa magra e massa gorda. É esse mecanismo, então autônomo, um dos elementos que mais oferece resistência aos tratamentos de emagrecimento dos grandes obesos.

Outras causas de obesidade não-essencial são as patologias e/ou síndromes patológicas específicas, que cursam concomitantemente com a obesidade, como o hipotireoidismo, a síndrome de Cushing, a síndrome dos ovários micropolicísticos e outras.

PADRÕES ALIMENTARES

As pessoas têm costumes e hábitos alimentares muito variados. Os horários e tipos de alimentação são muito diversificados em virtude das várias circunstâncias, seja em função de maus hábitos pessoais passíveis de reorientação, seja em função de imposições sociais impossíveis de serem mudadas, como trabalho, por exemplo. Há pacientes que almoçam às 9 (nove) horas e pacientes que almoçam às 18 (dezoito) horas, há pacientes que trabalham à noite e dormem durante o dia etc.

Para melhor racionalizar e personalizar a terapia medicamentosa, esses horários devem ser pesquisados na anamnese, registrados e levados em consideração nos horários da medicação.

O padrão de administração dos alimentos também é elemento importante da anamnese. Há pessoas que comem regularmente maior ou menor volume de alimentos, com nutrientes mais ou menos calóricos; é o chamado padrão *"come"*. E existem pessoas que, em geral, não param para fazer uma refeição regular, em lugar disso, lhes é comum administrar reiteradamente pequenos volumes de nutrientes, geralmente muito calóricos; é o padrão *"belisca"*. O padrão *"belisca"* envolve, principalmente, carboidratos simples do tipo doces e seus derivados e, às vezes, gorduras, tipo salgadinhos. Já o padrão *"come"* envolve, principalmente, gorduras e carboidratos complexos. E há pessoas que apresentam, concomitantemente, os dois padrões, *"come"* e *"belisca"*.

DISTORÇÕES DOS PADRÕES ALIMENTARES

Existem os casos de distorções mais profundas dos padrões alimentares que são a "*compulsão alimentar* (CA)", a "*síndrome compulsiva alimentar noturna* (SCAN)" e a "*bulimia*".

A *compulsão alimentar* ou *fome por ansiedade* – ver capítulo *Teoria do Dr. Mansur* –, que não deve ser confundida com o comer compulsivamente, ocorre quando o paciente não come por um estado de necessidade biológica de nutrientes, fome biológica, mas sim por um estado emocional, a fome por ansiedade. O paciente com *compulsão alimentar* sente uma falsa, porém forte sensação de fome. É uma falsa fome porque o paciente pode ter acabado de comer e, às vezes, até ter comido grande volume de comida e, logo depois, por um estado de ansiedade, já está atacando novamente a geladeira. A comida da refeição principal ainda está em processo de digestão, e o paciente já está *beliscando* novamente. Obviamente, não há lógica que seja uma fome por necessidade de nutrientes, portanto, é uma falsa sensação de fome de origem emocional. Diz-se que é forte porque o paciente tem consciência de que já se encontra alimentado, sabe que não deve obedecer a essa sensação, sabe que vai engordar ainda mais, sabe que vai arrepender-se, mas não consegue resistir, não consegue contê-la. Há pacientes que informam, na anamnese, que comem chorando, mas comem. Temos pacientes em nossos consultórios que informam que, quando não encontram doce dentro de casa, chegam ao extremo de comer colheradas de açúcar puro até se satisfazerem.

Quanto mais o paciente encontrar-se sob estado de ansiedade, como tensões familiares, em ambiente de trabalho, período pré-menstrual etc., mais se exacerba essa fome de origem emocional.

Essa sensação de fome de origem emocional quando eclode é tão forte que supera facilmente o efeito anorexígeno dos moderadores de apetite. Estes que, antes, vinham desempenhando um bom efeito moderador do apetite, quando o paciente se vê frente a um estado de tensão, não resolvem, surgindo a forte sensação de fome de origem emocional que atropela o moderador de apetite. O médico precisa ter equilíbrio nesse momento de não sair aumentando as doses do moderador de apetite (próprios para diminuírem o apetite de origem biológica), porque, além de não resolver, pode até piorar ao aumentar o distúrbio neurovegetativo do paciente, o que não é incomum com os moderadores de apetite, principalmente em doses elevadas.

A *"síndrome compulsiva alimentar noturna"* é o fato de o paciente acordar na madrugada para comer. O paciente acorda exclusivamente para comer e volta a dormir. Essa impulsividade é, basicamente, de origem emocional. Esse padrão engorda muito pelo simples fato de comer e dormir.

A *bulimia* é o paciente que come acima do que queria e provoca vômitos, isto é, come e vomita com freqüência. É de fundo emocional, exige tratamento.

■ CO-MORBIDADES DA OBESIDADE

Co-morbidades ou doenças associadas à obesidade são patologias comumente proporcionadas pela obesidade. São doenças que, em geral, se associam à obesidade, originadas pela mesma.

As co-morbidades mais comuns são as cardiovasculares e as metabólicas. Hipertensão arterial, doença vascular aterosclerótica, dislipidemias, diabetes melito II, além de incidência maior de colelitíase, determinados tipos de câncer (próstata, cólon, colo do útero, mamas, ovários), apnéia do sono, crises asmáticas etc.

A incidência das co-morbidades tem em si muita relação com predisposições genéticas, mas sua incidência aumenta proporcionalmente com o IMC, com o tempo de existência da obesidade (que chamamos de "*idade da obesidade*"), também com a idade do paciente, com o grau de sedentarismo e, principalmente, com a distribuição corporal abdominal da obesidade.

A diminuição, ainda que pouca, da obesidade é acompanhada de imediata melhora das co-morbidades, diminuindo as respectivas dependências dos medicamentos administrados para essas doenças.

É importante a observação de que algumas co-morbidades possivelmente se encontrem em pleno curso mesmo que não possam ser ainda diagnosticadas. O organismo humano dispõe do que se chama de *reserva orgânica*, um recurso de toda a homeostase orgânica que, constantemente, tenta equilibrar a fisiologia orgânica, até que, quando não mais conseguindo, aí sim, o organismo permite-se à exteriorização da patologia através do que chamamos de doença instalada.

ANTECEDENTES FAMILIARES

Na anamnese do paciente com excesso de peso, não se pode deixar de investigar na família outros casos de obesidade, maus hábitos alimentares, sedentarismo e as co-morbidades. Em antecedentes familiares, no caso de obesidade, não se analisam somente os parentes consanguíneos, mas também, e ainda mais importante, os parentes afins que coabitam e participam dos mesmos hábitos de vida obesogênicos (meio ambiente).

ATIVIDADE FÍSICA

É por demais importante o médico tomar conhecimento do estilo de vida do paciente em termos de atividade física, desde o tipo de ocupação profissional, o percurso percorrido para ir e voltar do trabalho e, principalmente, o tempo dedicado a uma atividade física específica, como esportes ou caminhadas, por exemplo.

Se o paciente dispuser, em casa, de uma esteira ou bicicleta ergométrica, quase sempre já abandonadas, o médico deve orientar o paciente a compor dois estímulos ao seu uso, uma *tabela colorida de horários* de quando lhe é possível e conveniente a prática desse exercício físico e, portanto, objetivamente compromissado com essa atividade, e, também, adjetivar com algum ou alguns prazeres estimulantes como música, TV ou leitura. Por exemplo, exercitar-se assistindo sempre ao tal telejornal ou a tal novela, ou lendo o jornal toda manhã ou ouvindo música, para que a atividade não fique enfadonha e seja abandonada.

Toda atividade física, a princípio, deve ser orientada por médicos e respectivos exames específicos da área da exigência de cada paciente individualmente, em especial a cardiologia e a ortopedia. A atividade física ideal, a princípio, é a aeróbica de média intensidade e baixo impacto, que tem na caminhada sistemática seu principal exemplo, além dos exercícios de contra-resistência. Propomos aqui uma fórmula básica para pacientes de meia-idade sem restrições cardiovasculares ou ortopédicas ou de outra ordem: **> 40 minutos a 1 hora, 2 × dia**.

■ EXAME FÍSICO GENÉRICO

São elementos básicos do exame físico, entre outros, a verificação da pressão arterial, do peso e da estatura e suas relações, ausculta cardíaca e pulmonar, inspeção geral e, em especial, ainda que limitada, do aparelho locomotor.

■ ANTROPOMETRIA

Antropometria é um conjunto de medidas do corpo humano. A antropometria a que nos referimos nesse livro é o conjunto de medidas com vistas ao peso ou excesso deste como:

- Peso (P).
- Peso-meta.
- Excesso de peso.
- Estatura (E).
- Índice de massa corporal (IMC).
- Circunferência da cintura (CC).
- Relação cintura–quadril (R:C/Q).
- Outros.

Ver capítulo específico, *Antropometria*.

■ DISTRIBUIÇÃO CORPORAL DA GORDURA

O IMC de um paciente encontra-se diretamente relacionado com a incidência de co-morbidade, porém mais importante que o volume da massa gorda de um paciente é a distribuição corporal dessa gordura.

A distribuição corporal da gordura pode ser dividida em:

A) **Andróide**, também chamada de central, troncular, abdominal, visceral, superior, em forma de maçã.

Quando a distribuição da massa gorda concentra-se principalmente na região troncular (abdome e tórax), mais comum em homens, mas não exclusiva deste.

Essa distribuição central da gordura divide-se em *subcutânea* e *visceral*. A subcutânea é a obesidade centrada, principalmente no espaço abdominal subcutâneo. É a barriga com parede grossa. Já a obesidade abdominal visceral, por nós chamada de *abdominovisceral*, identifica melhor a presença de gordura intra-abdominal, intervisceral e, portanto, muito mais deletéria ao organismo e muito mais relacionada com as co-morbidades tão comuns na obesidade, em especial nesse tipo de obesidade.

Apesar de essa obesidade abdominovisceral ser mais deletéria ao organismo humano, por outro lado, é a que primeiro responde ao emagrecimento, isto é, em caso de emagrecimento, mesmo perdendo pouco peso, essa perda se dá mais à custa dessa gordura intra-abdominal, respondendo logo, o paciente, com melhoras evidentes das co-morbidades.

B) **Ginecóide**, também chamada periférica, gluteofemoral, subcutânea, inferior, em forma de pêra; é quando a distribuição da massa gorda concentra-se principalmente na região coxofemoral e região glútea, mais comum em mulheres, mas não exclusiva.

Essa é uma distribuição mais periférica da gordura corporal, não afetando tanto os órgãos intra-abdominais e, por conseguinte, com menos repercussões nas co-morbidades, mas nem por isso totalmente inocente.

C) **Mista**: é um misto concomitante de obesidade central e periférica. Nesse caso, a obesidade periférica, subcutânea, de certa forma protege, até certo ponto, o paciente contra inconvenientes da obesidade abdominal, o que nos faz deduzir que a obesidade visceral exclusiva é pior que a mista.

■ CIRCUNFERÊNCIA DA CINTURA (CC) (VER CAPÍTULO ESPECÍFICO, ANTROPOMETRIA)

A metodologia de medição da circunferência da cintura mais útil é a tomada na reentrância entre os últimos rebordos costais inferiores (bilaterais) e as cristas das espinhas ilíacas superiores, de pé e braços elevados. Os limites máximos dessas medidas, ditas normais, são, respectivamente, até 94 cm para homens e até 80 cm para mulheres. Medidas acima destes limites deduzem excesso de peso especialmente da distribuição abdominal.

■ RELAÇÃO CINTURA–QUADRIL (RCQ) (VER CAPÍTULO ESPECÍFICO, *ANTROPOMETRIA*)

Segundo alguns poucos autores, a relação cintura–quadril traduz ainda melhor a relação entre as duas espécies de distribuição corporal da obesidade.

A medição da cintura já foi explicada anteriormente, já a medição do quadril é feita na altura dos dois trocanteres femorais. Os limites máximos dessa relação é até 0,9 em homens e até 0,85 em mulheres. Medidas acima desses limitem deduzem excesso de peso, especialmente da distribuição abdominal.

■ OUTRAS MEDIDAS ANTROPOMÉTRICAS (VER CAPÍTULO ESPECÍFICO, *ANTROPOMETRIA*)

- Tomografia computadorizada, realizada ao nível de L4-L5.
- Ressonância magnética nuclear (RMN), realizada ao nível de L4-L5.

Esses dois métodos não subentendem, mas analisam realmente os órgãos e espaços intra-abdominais e respectiva ocupação por massa gorda.

Esses dois métodos, por serem práticos, objetivos e resolutivos, servem bem para monitorar a relação entre a evolução e a regressão da gordura intra-abdominal e respectivo comportamento das co-morbidades.

■ SÍNDROME METABÓLICA (SM) (VER CAPÍTULO *SÍNDROME METABÓLICA*)

Quando se recebe um paciente com excesso de peso, entre outros aspectos de investigação propedêutica devemos diagnosticar se o paciente já é portador da síndrome metabólica, um distúrbio metabólico proporcionado pelo excesso de gordura, incidente em alguns pacientes no qual ocorrem tolerância à glicose diminuída (DM), resistência periférica à insulina, HAS, albuminúria e dislipidemia representada por hipertrigliceridemia e hipercolesterolemia à custa de elevação da fração LDL, com correspondente diminuição da fração HDL. Ocorre, às vezes, também, hiperuricemia.

A síndrome plurimetabólica é mais freqüente na obesidade abdominovisceral e, principalmente, no paciente sedentário.

■ APARELHO CARDIOVASCULAR

A morbidade e a mortalidade dentro do quadro clínico de obesidade são representadas, basicamente, pelas patologias cardiovasculares, hipertensão arterial, aterosclerose precoce, doença arterial coronariana (DAC), insuficiência cardíaca, infarto e óbito.

EXAMES COMPLEMENTARES DO APARELHO CARDIOVASCULAR

- *Exames radiológicos:* raios X – aumento da área cardíaca.
- *Ecocardiografia transtorácica:* avaliação da massa ventricular esquerda.
- *Eletrocardiografia:* pode sofrer interferência da obesidade, atenuando o QRS, subestimando eventual hipertrofia ventricular.

REUNIÃO DE ÍNDICES DE RISCO

Existem alguns elementos que pioram o prognóstico da obesidade e até das co-morbidades, chamados fatores ou índices de risco. Quanto mais fatores de risco incidirem em um mesmo paciente, quanto mais intensa for a atuação destes e por quanto tempo incidir, pior será o prognóstico do paciente.

São exemplos de fatores de risco: o sedentarismo, o tabagismo, hipertensões prévias, a desnutrição etc.

Plano terapêutico. Somente aqui se poderia escrever um livro inteiro só com esse altamente complexo tema, "*plano terapêutico*".

Quadripé do tratamento de emagrecimento "sustentado". (Ver capítulo *Quadripé do Tratamento.*)

1. ***Dieta:*** correção dos hábitos alimentares, instituindo-se não só uma dieta hipocalórica, mas também a efetiva correção de hábitos alimentares incorretos.
2. ***Atividade física:*** envolve a implantação de um programa personalizado de atividade física mínima, após a devida avaliação cardiorrespiratória.
3. ***Emocional:*** envolve a restauração de eventual desequilíbrio do estado emocional.
4. ***Moderadores de apetite:*** e, se necessário e possível, a instituição de um programa de terapia medicamentosa dentro de todos os critérios técnicos dessa conduta.

CAPÍTULO 15

Exames Laboratoriais

A obesidade é uma doença que causa uma série de transtornos bioquímicos no metabolismo de diversos elementos no organismo do paciente, como transtorno no metabolismo das gorduras, levando ao que chamamos de dislipidemia (diabetogênica e aterogênica), e transtorno no metabolismo da glicose. Essas alterações patológicas desenvolverão outras alterações ainda mais profundas e mais definitivas, outras co-morbidades, como pressão alta, diabetes II, aterosclerose, coronariopatias, infarto do coração etc.

Para nos auxiliar a analisar a extensão dos danos metabólicos causados pela obesidade e para se monitorizar melhor a evolução desses danos, antes e durante o tratamento de emagrecimento, o ideal é que se disponha de determinados exames laboratoriais para melhor diagnóstico, tratamento e acompanhamento do paciente, como mostraremos a seguir.

Valor de referência significa os valores dentro dos padrões de normalidade que se tomam por referência para comparações com os valores encontrados em cada paciente individualmente.

Além de outros exames mais acurados e mais caros que não vamos abordar nesse trabalho, as alterações bioquímicas iniciais podem ser diagnosticadas e monitorizadas por meio de determinados exames laboratoriais, como:

mg/dl = miligrama por decilitro.

■ HEMOGRAMA

O hemograma analisa a *série vermelha* ou eritrograma (glóbulos vermelhos) e a *série branca* ou leucograma (glóbulos brancos) do sangue. A série vermelha, no presente caso, busca investigar, basicamente, casos de eventual anemia. E a série branca investiga, basicamente, casos de infecções no organismo.

■ GLICEMIA JEJUM

É a análise da taxa de *glicose sanguínea*, glicemia, medida em estado basal – de jejum. É um valor de momento, que pode mudar e muda rapidamente em função de diversos fatores, como alimentação, infecções, estresse etc. Essa glicose é o principal açúcar energético, uma forma de combustível imediato disponível para abastecer as necessidades energéticas também imediatas, a fim de se realizarem as atividades do corpo humano.

Valores acima de uma faixa de normalidade, chamados *hiperglicemia*, em estado patológico, podem ser indício de diabetes I ou II.

Valor de referência: até 99 mg/dL.

Diabetes melito: igual ou maior que 126 mg/dL, em dois exames, em dias diferentes.

Entre 100 e 126 mg/dL, sugere-se submeter-se ao *teste oral de tolerância à glicose*.

■ TESTE ORAL DE TOLERÂNCIA À GLICOSE (TOTG)

O TOTG é um teste composto de duas análises, com primeira dosagem da glicemia feita em jejum, seguida, **120** minutos após administração oral, de um açúcar de fácil absorção e digestão, geralmente 75 mg de dextrosol, a fim de se analisar a capacidade de resposta/produção de insulina pelo pâncreas e alguma eventual resistência periférica à ação dessa insulina. É mais sensível que a simples dosagem basal da glicemia em jejum.

Valor de referência: até 140 mg/dL.

■ CURVA GLICÊMICA

Tem a mesma finalidade que o TOTG, só que feita com mais dosagens, por isso é mais acurada. A curva glicêmica, com dosagens em situação basal, 30', 60', 90' e 120 minutos, apresenta um gráfico que identifica melhor a resposta/produção de insulina pelo pâncreas e eventual resistência periférica à insulina.

Lipidograma. Colesterol e triglicerídeos.

Triglicerídeos. É uma gordura presente na corrente sanguínea, formada por moléculas de ácidos graxos, que são a principal fonte de energia do nosso organismo, normal dentro de determinado padrão de referência. Quando acima dos valores de normalidade, também interferem no metabolismo alimentar à semelhança da hipercolesterolemia.

Valores de referência com 20 anos ou mais:

- Ótimo < 150 mg/dL.
- Limítrofe de 150 a 200 mg/dL.
- Alto de 201 a 499 mg/dL.
- Muito alto > 500 mg/dL.

■ COLESTEROL TOTAL

É um outro tipo de gordura presente na corrente sanguínea e responsável por outras determinadas funções orgânicas. O colesterol total é o somatório de todas as frações de colesterol, a se saber: LDL, HDL, VLDL e o IDL. O seu excesso chama-se hipercolesterolemia, que se dá por excesso de uma ou mais das frações nocivas do colesterol, LDL ou VLDL ou IDL.

Valores de referência com 20 anos ou mais:

- Ótimo: < 200 mg/dL.
- Limítrofe: de 200 a 239 mg/dL.
- Alto: 201 a 240 mg/dL.

Quando ocorre dislipidemia por ocasião da obesidade, é comum apresentar um padrão com aumento do colesterol total à custa de elevação do LDL-colesterol, freqüentemente concomitante com baixa do HDL-colesterol, além da hipertrigliceridemia.

■ FRAÇÕES

HDL-colesterol

Lipoproteína de densidade alta. É o chamado colesterol bom, que ajuda a limpar o organismo do colesterol ruim pelo mecanismo do transporte reverso do mau colesterol. Ajuda, também, no metabolismo da glicose e dos outros lipídios.

Valores de referência: varia de mulher para homem.

- Baixo < 40 mg/dL.
- Bom 40 a 60 mg/dL.
- Alto > 60 mg/dL.

LDL-colesterol

Lipoproteína de baixa densidade.

É o colesterol ruim, o que tem mais tendência de penetrar na parede das artérias, levando ao quadro de aterosclerose, inclusive coronariana e cerebral. Essa fração de colesterol também interfere e prejudica outros metabolismos do nosso organismo, como o metabolismo hepático em geral, o metabolismo da glicose.

Valores de referência:

- Ótimo < 100 mg/dL.
- Desejável de 100 a 129 mg/dL.
- Limítrofe de 130 a 159 mg/dL.

- Alto de 160 a 189 mg/dL.
- Muito alto > 190 mg/dL.

Como o LDL é um colesterol ruim e o HDL é um colesterol bom, é natural que se deseje um LDL baixo e um HDL alto. Mas entre uma lipemia e outra, a baixa do HDL é de pior prognóstico que a elevação do LDL.

VLDL-colesterol

Lipoproteína de densidade muito baixa. É uma outra fração de colesterol, que, quando acima das cifras normais, torna-se nociva ao organismo.

- Desejável < 40 mg/dL.

Evolução metabólica das lipoproteínas: VLDL → IDL → LDL → HDL, com a ressalva de que as HDL também podem ser diretamente sintetizadas pelo fígado.

Quadro 1
Resumo dos valores de referência para o perfil lipídico (ATP III)

Partícula	*Mg/dL*	*Prognóstico*
Colesterol total	< 200	Ótimo
	200 a 239	Limítrofe
	≥ 240	Alto
LDL-colesterol	< 100	Ótimo
	100 a 129	Desejável
	130 a 159	Limítrofe
	160 a 189	Alto
	≥ 190	Muito alto
HDL-colesterol	< 40	Baixo
	≥ 60	Alto
VLDL	< 40	Desejável
Triglicerídeos	< 150	Ótimo
	150 a 199	Limítrofe
	200 a 499	Alto
	≥ 500	Muito alto

TSH

O TSH ou hormônio estimulante da tireóide é um hormônio produzido pela glândula hipófise que tem por finalidade estimular e regular a glândula tireóide no seu funcionamento. Melhor análise nos proporciona a fração ultra-sensível.

Valores de referência: 0,4 a 2,5 mIU/mL, método: quimioluminescência.

T3 ou triiodotironina

É um dos hormônios produzidos pela glândula tireóide.

Valores de referência: método de imunoensaio enzimático de micropartículas (MEIA).

- *Cordão:* 15 a 75 ng/dL.
- *1 a 30 dias:* 32 a 216 ng/dL.
- *31 dias a 5 anos:* 80 a 270 ng/dL.
- *6 a 10 anos:* 90 a 249 ng/dL.
- *Maior que 10 anos:* 51 a 165 ng/dL.

T4 ou tiroxina

É outro hormônio produzido pela glândula tireóide.

Valores de referência: técnica de imunoensaio de fluorescência polarizada (FPIA).

- *1 a 10 dias:* 11,8 a 23,2 ng/dL.
- *10 dias a 1 ano:* 8,0 a 16,0 ng/dL.
- *1 a 5 anos:* 7,3 a 15,0 ng/dL.
- *6 a 10 anos:* 6,4 a 13,3 ng/dL.
- *Maior que 10 anos:* 4,5 a 12,0 ng/dL.

T4 livre ou tiroxina livre

É a fração livre da tiroxina.

Valores de referência: método de imunoensaio enzimático de micropartículas (MEIA).

- *Hipotireoidismo:* < 0,8 ng/dL.
- *Eutireoidismo:* 0,8 a 1,9 ng/dL.
- *Hipertireoidismo:* > 1,9 ng/dL.

Insulina

A insulina é um hormônio produzido pelas células das ilhotas do pâncreas que facilita a entrada da glicose da corrente sanguínea para o interior das células, a fim de ser utilizada na produção de energia orgânica. O pâncreas, em situação normal, nunca produz insulina em demasia (hiperinsulinemia), mas, quando a insulina enfrenta um fenômeno de resistência periférica à sua ação – resistência insulínica –, há muita insulina; entretanto, mas o organismo interpreta como não havendo insulina suficiente e induz a produção de mais e mais insulina, surgindo o quadro laboratorial e clínico de *hiperglicemia com hiperinsulinemia* – diabetes melito II (não-insulino-dependente). Já o contrário também ocorre. O pâncreas, uma vez exaurido, não consegue mais produzir tanta insulina quanto necessária às diversas necessidades do organismo e vão surgindo os casos de *hiperglicemia com hipoinsulinemia* – diabetes melito I (insulino-dependente).

Valores de referência: 3,0 a 16,0 mcUI/mL.

Antiperoxidase tireoidiana – AntiTPO: em caso de doença auto-imune (p. ex., Hashimoto).

Valores de referência até 35 IU/ml.

Antitireoglobulina – AntiTg.

Índice HOMA-IR: para analisar a resistência insulínica (RI).

Valores de referência: 2,1 ± 0,7.

Índice HOMA-beta: para analisar a integridade funcional das células β.

Valores de referência: 154 ± 73.

Hemoglobina glicada

É a fração da hemoglobina que se liga aos açúcares. A fração A1C é o subtipo formado pela ligação com a glicose, utilizada na monitorização do diabetes melito.

A dosagem da glicemia e os demais exames que se baseiam nessa análise do comportamento da glicemia, como o TOTG e a curva glicêmica, são exames que interpretam situações apenas instantâneas, nas quais ocorrem flutuações ao sabor de influências momentâneas, isto é, a dosagem da glicemia só tem validade no momento em que é feita a dosagem, não se podendo analisar situações anteriores e podendo, logo depois, variar novamente. Já a dosagem da hemoglobina glicada nos dá uma idéia mais longa no tempo do real estado da glicemia nas últimas 4 semanas anteriores à dosagem, independentemente das influências e das naturais flutuações momentâneas.

Valores de referência: 4,1 a 6,5%, método HPLC.

Proteína C reativa ultra-sensível (PCR-US)

A dislipidemia leva, com freqüência, à aterosclerose, que é uma doença inflamatória sistêmica de baixa intensidade com ativação de elementos de inflamação, como monócitos, macrófagos, ativação de citocinas e de mecanismos bioquímicos do processo inflamatório.

Neste caso, a proteína C reativa ultra-sensível passa a representar o grau de evolução desse processo aterosclerótico e, por conseguinte, da doença vascular coronariana.

Há certa relação comparativa entre os níveis LDL-colesterol e, principalmente, de HDL-colesterol e PCR.

Valores de referência:

- Baixo risco < 1 mg/L.
- Risco moderado 1 a 3 mg/L.
- Alto risco > 3 mg/L.

Ácido úrico: uricemia.

Valores de referência: 2,6 a 6,0 mg/dL.

Cortisol livre urinário

A dosagem do cortisol livre urinário mostra-se útil em casos de suspeita de síndrome de Cushing, uma doença que cursa com a obesidade.

Teste de supressão noturna com 1 mg de dexametasona.

CAPÍTULO 16

Antropometria

Antropometria: antropos = homem; metria = medição. Logo, antropometria é um sistema de medições de dados físicos do ser humano, que, no nosso caso, serão medidas relacionadas com a análise da compleição física.

Essas medidas buscam, entre outras coisas, avaliar a quantidade de gordura em um determinado paciente, às vezes buscam detectar e analisar a distribuição corporal da gordura, a relação massa gorda – massa magra e a relação dessa gordura com riscos de incidência de doenças.

O excesso de gordura e suas diversas relações com o corpo do paciente e a relação com incidência de doenças variam, também, em função da idade do paciente e do sexo, de forma que determinadas medidas antropométricas levam em consideração a idade, e outras variam de acordo com o sexo do paciente.

As várias medições antropométricas não se substituem, mas completam-se e servem não só para estabelecer um diagnóstico, mas também acompanhar a evolução de casos e progressos do tratamento de emagrecimento e prognósticos.

Hoje em dia, muitas circunstâncias sociais baseiam-se em dados antropométricos como aceitação em determinados empregos, admissão em determinados concursos públicos, por exemplo para a Polícia Militar do Rio de Janeiro e outros, cálculos de prêmios de seguros e custos de planos de saúde etc.

Vamos passar adiante algumas informações de alguns parâmetros antropométricos mais usados:

■ PESO

O peso é o primeiro e o mais prático dos parâmetros para se avaliar a *massa corporal*. É prático, rápido, barato, mas o peso sozinho é uma avaliação muito grosseira, uma vez que não relaciona a massa com a estatura, não relaciona também a quantidade de gordura com relação à massa magra (líquidos, ossos e músculo) e também não relaciona a distribuição corporal da gordura.

PESO IDEAL

O peso ideal é uma relação da estatura de uma determinada pessoa com seu peso, calculado por uma fórmula apropriada que separa os dois gêneros, através de um fator de correção. Esse "peso ideal" seria, teoricamente, o peso idealizado como padrão dessa pessoa, dentro de determinados conceitos, mas isso é um dado estatístico e não pode ser interpretado ao pé da letra como sendo o peso realmente ideal de toda pessoa, até porque para determinada estatura não existe um único peso certo, e sim uma faixa de peso ideal. Se não dermos essa explicação, é comum o paciente, em nosso consultório, querer enquadrar-se no peso ideal mesmo que lhe seja fora da sua realidade física.

O peso ideal não leva em consideração as variações de idade da pessoa.

A constituição física da mulher e do homem são biológica e fisicamente diferentes, havendo, portanto, diferença no cálculo do peso ideal de cada um.

PESO IDEAL DA MULHER

Fórmula: ($hm^2 \times 21$) altura medida em metros, ao quadrado, multiplicada pelo fator 21. E, o resultado, compara-se com o peso real da pessoa avaliada.

PESO IDEAL DO HOMEM

Fórmula: ($hm^2 \times 22$) altura medida em metros, ao quadrado, multiplicada pelo fator 22. E, o resultado, compara-se com o peso real da pessoa avaliada.

A diferença aqui é o fator de multiplicação que, no caso do homem, é o 22, em razão de o homem dispor de massa óssea e muscular mais densa e mais pesada que a mulher.

ÍNDICE DE MASSA CORPORAL (IMC)

$$IMC = \text{Peso (em kg)}/\text{Altura}^2 \text{ (em m)}$$

Significa o peso, medido em quilos, dividido pela altura, medida em metros; esta, porém, elevada ao quadrado, nos dará uma unidade em kg/m^2.

Outra classificação muito utilizada:

- *Desnutrição energético-calórica:* IMC ≤ 12 kg/m^2.
- *Desnutrido:* IMC $< 18{,}5$ kg/m^2.
- *Baixo peso:* IMC < 20 kg/m^2.
- *Normal:* 20 a 25 kg/m^2.

Quadro 1
IMC e risco de doenças cronicodegenerativas

Descrição	*IMC (kg/m²)*	*Risco de doenças*
Baixo peso	< 18,5	Possível outras doenças
Eutrófico (normal)	18,5 a 24,9	Sem riscos
Sobrepeso	25 a 29,9	Riscos de doenças
Obesidade Grau I	30 a 34,9	Risco moderado
Obesidade Grau II	35 a 39,9	Grave
Obesidade Grau III	≥ 40	Muito grave

- *Sobrepeso:* 25 a 30 kg/m^2.
- *Obeso:* IMC > 30 kg/m^2.
  - Obeso grau I: IMC 25 a 29,9 kg/m^2.
  - Obeso grau II: IMC 30 a 39,9 kg/m^2.
  - Obeso grau III: IMC > 40 kg/m^2.

Conforme o IMC aumenta acima de 24,9 kg/m^2, cresce o número e a gravidade das co-morbidades, formando um gráfico com uma curva ascendente, de forma que pacientes com IMC acima de 30 kg/m^2 passam a correr sérios riscos de desenvolverem as freqüentes doenças que se associam à obesidade.

O IMC não se aplica bem a crianças, indivíduos musculosos e grávidas.

IMC IDEAL (PELO AUTOR)

Na prática, é comum que o paciente se veja diante de uma problemática relativamente comum. Ele já tem uma determinada altura e peso atuais, a estatura ele não pode mudar, mas necessita enquadrar-se em um determinado IMC que lhe é exigido, como para um concurso ou emprego, por exemplo. Então, ele se pergunta: a quanto de peso tenho que chegar para enquadrar-me naquele IMC ideal? Diante dessa circunstância, o autor criou uma fórmula de conversão de estatura e peso atual do paciente para o que se determinou chamar de ***IMC ideal***, calculado pela seguinte fórmula: Peso = IMC ideal × hm^2. Interpretando: o peso que o paciente deverá alcançar para enquadrar-se naquele IMC é calculado multiplicando-se o IMC ideal, que se busca pela estatura do paciente medida em metros, elevada ao quadrado. Como na maioria das vezes essas exigências, na realidade, ditam uma faixa de IMC, é só calcular com base nos IMCs ideais, máximo e mínimo, e saberemos a faixa de peso em que a pessoa deve enquadrar-se para atender a essa faixa de IMC ideal exigido.

■ CIRCUNFERÊNCIA DA CINTURA

É a medida da circunferência da cintura. É a medida da menor cintura entre o rebordo costal inferior e a espinha ilíaca, com os braços elevados. Os parâmetros normais variam de acordo com o gênero do paciente: masculino ou feminino.

Ultimamente, vem-se demonstrando que a circunferência da cintura (CC) acima de um determinado limite está diretamente relacionada com o risco de doenças cardiovasculares, diabetes melito II e outras co-morbidades, uma vez que esse parâmetro relaciona-se diretamente com a detecção da obesidade abdominal. Estudos de diversos autores renomados mostraram que homens ou mulheres com uma alta proporção de gordura visceral-abdominal, conforme indicado por aumento da CC, apresentam maior risco de incidência das co-morbidades, dislipidemias, pressão alta, diabetes II, doença cardíaca isquêmica, AVC e morte.

Quadro 2
Risco de doenças cronicodegenerativas conforme a medida da circunferência da cintura (CC)

Sexo	***Normal***	***Médio risco***	***Alto risco***
Feminino	< 80 (Br)	(Brasil) 80/88 (EUA)	> 88
Masculino	< 94 (Br)	(Brasil) 94/102 (EUA)	> 102

■ RELAÇÃO CINTURA – QUADRIL

É a relação entre a menor circunferência da cintura acima explicada e a maior circunferência do quadril, esta medida na altura dos trocanteres. Os valores considerados normais são **RCQ ≤ 0,90 em homens** e **RCQ ≤ 0,85 em mulheres**. Valores acima dos parâmetros de normalidade são importantes indicadores de obesidade visceral com seus riscos.

■ PESO-META

Em nossos consultórios adotamos a teoria de peso desenvolvida pelo autor, chamada de peso-meta, que é simplesmente saber do paciente o peso que, individualmente, melhor lhe convém dentro de determinada faixa de normalidade, estimada pela fórmula do peso médio. A determinação final do Peso-Meta pode receber alguma orientação do médico de acordo com o sexo, músculos, idade, mas sempre proposto pelo paciente. Esse peso-meta não é exigível que seja imutável, ele pode variar de acordo com a evolução do tratamento e ser revisto. Por exemplo, quando um paciente chega ao consultório com 125 kg e com um excedente de cerca de 45 kg com relação à sua estatura, podemos estabelecer nessa primeira consulta como Peso-Meta 100 kg, o que vai melhorar muito a saúde do paciente e tornar a meta um pouco mais realística. Depois, com a evolução do tratamento e alcançando-se os 100 kg, podemos traçar uma nova meta, um novo Peso-Meta de acordo com a nova realidade que se nos apresenta.

Particularmente evitamos o *Peso Ideal*.

DOBRAS CUTÂNEAS

A gordura apenas superficial ou subcutânea, depositada sob a derme, forma depósitos que podem ser medidos de acordo com a espessura formada, com a utilização de um aparelho especial chamado *adipômetro*. A medida das dobras cutâneas pode ser realizada nas regiões do bíceps, tríceps, subescapular, abdominal, supra-ilíaca, axilar média, coxa e panturrilha medial.

Importante. O critério das *dobras cutâneas* não é um bom critério antropométrico para avaliar obesidade central, especialmente se houver obesidade abdominal exclusiva, nem para diagnosticar e muito menos para monitorizar sua evolução durante o tratamento.

OUTROS MÉTODOS DE ANTROPOMETRIA MENOS UTILIZADOS

- Bioimpedância.
- Interactância infravermelha.
- Medida do potássio corporal.
- Ativação de nêutrons.
- Ultra-som (US).
- Tomografia computadorizada (TC).
- Ressonância magnética.
- Absorciometria de fótons.

Quadro 3
Classificação da obesidade de acordo com a distribuição corporal da gordura

I.	**Andróide** ou **central** ou abdominal ou em forma de maçã: é a distribuição da gordura preferencialmente na região troncular do corpo, abdome e tórax, mais comum entre os homens – *barriga de cerveja* (ver capítulo *Barriga Assassina*)
II.	**Ginecóide** ou **periférica** ou em forma de pêra: é a distribuição corporal da gordura que ocorre, preferencialmente, na região coxofemoral, mais comum entre as mulheres
III.	**Mista**: aumento de gordura corporal periférica e central

CAPÍTULO 17

Causas da Obesidade

Objetivamente, as causas da obesidade seriam:

- Por desequilíbrio nutricional:
  - Dieta hipercalórica: gorduras, carboidratos e proteínas.
  - Estados emocionais de ansiedade com compulsão alimentar.
- Por hipoatividade física:
  - Sedentarismo: doloso, inabilidade física e etária.
- Doenças endócrinas primárias:
  - Hipotireoidismo.
  - Síndrome de Cushing.
  - Síndrome dos ovários polimicrocísticos.
- Uso de medicamentos:
  - Corticóides, anticoncepcionais, orexígenos, psicotrópicos, antidepressivos e outros.
- *Genética:* síndromes diversas (Alström, Carpenter, Prader Willi e outras).
- Outras...

A obesidade é genericamente definida como um excesso de gordura corporal ou de tecido adiposo, acima do necessário, para manter a saúde. O excesso de acúmulo de gordura está associado a um aumento do número dos adipócitos (hiperplasia) e, com a elevação de volume das células adiposas, ao aumento da gordura corporal.

As obesidades dividem-se, basicamente, em obesidades de causas específicas e obesidade essencial.

As *obesidades de causas específicas* têm etiologia específica definida, como o hipotireoidismo, a síndrome de Cushing, a síndrome dos ovários policísticos e outras.

Obesidade essencial. Para se delinear as causas desse tipo de obesidade, temos que nos reportar à definição proposta pelo autor, como sendo o resultado de um *acúmulo de peso*, sem as causas específicas acima mencionadas. Acúmulo, logicamente, refere-se a uma relação entre entrada e saída e, no caso da obesidade, uma relação entre entrada e saída de calorias (peso), que por outro lado nada mais é que o chamado balanço energético positivo. Portanto, as causas da *obesidade essencial* só podem relacionar-se com defeitos na forma de entrada de peso ou nas saídas de peso ou, o que é mais comum, as duas concomitantes, levando a balanços energéticos positivos. Cerca de 80% das obesidades são essenciais.

A *obesidade essencial* é uma doença que possui várias causas ao mesmo tempo, ao que chamamos multifatorial. Nas causas da obesidade essencial, há uma permissibilidade genética (predisposição) mais o somatório de fatores fenotípicos (ambientais), como sedentarismo, alimentação hipercalórica etc.

Circunstâncias que representam prenúncio de obesidade:

- Sedentarismo.
- A constituição de uma nova família (obesogênica).
- Hábito de comer grandes volumes de alimentos.
- Hábito de comer freqüentemente alimentos calóricos, principalmente gorduras.
- Hábito de comer com freqüência determinados alimentos calóricos, como chocolate, refrigerante, pão, biscoitos etc.
- Hábito de não fazer as refeições regulares, substituindo-as por pequenos lanches calóricos.
- Hábito de comer grandes jantas tarde da noite.
- Depressões, ansiedades, estresse, insônias.
- Determinadas patologias: hipotireoidismo, SOP, dificuldades para deambular etc.

ENTRADA DE PESO

Boca. A boca é a única forma de entrar peso em qualquer pessoa, por intermédio da alimentação, mais especialmente a alimentação calórica.

A alimentação irregular hipercalórica é uma das formas de se ganhar peso. Não são todos os alimentos que engordam, existem alimentos que por mais que se coma, teoricamente nunca se ganha peso, estes são os chamados micronutrientes (vitaminas, sais minerais e água), pois não liberam calorias. Existem alimentos que são compostos de nutrientes pouco calóricos, outros que são compostos de nutrientes muito calóricos e outros que são uma mistura entre nutrientes calóricos e não-calóricos e em proporções diversas entre estes.

Por orientação das explicações acima é que, em um tratamento de emagrecimento, uma vez que necessitamos reduzir as calorias administradas, essa redução deve ser devidamente calculada pelo nutricionista, não se permitindo restringir micronutrientes.

Já os macronutrientes (gorduras, carboidratos e proteínas) são os alimentos que engordam por liberarem calorias, embora nem todos os macronutrientes liberem calorias por igual. Portanto, engorda-se mais quando administramos grandes quantidades de alimentos calóricos. Quando nos alimentamos mesmo com alimentos calóricos, mas na medida da nossa necessidade, não engordamos, apenas se engorda quando administramos excessos. Não é o alimento calórico que engorda, mas o seu excesso, que se acumulam na forma de gordura. Esse "excesso" é relativo ao gasto. Só é excesso o que suplantar o gasto.

Concluindo, engordamos, então, quando administramos excesso de alimentos calóricos, com relação ao que se gasta.

■ SAÍDA DE PESO

Diferente da entrada de peso que só possui uma única forma, a alimentação, o gasto calórico ocorre de três formas: termogênese basal, termogênese alimentar e o gasto calórico para a realização de atividades físicas. Dessa forma, então, a obesidade causada por defeitos na saída do peso pode sobrevir por um menor gasto calórico em qualquer dessas formas de se gastar calorias.

1. Defeitos na termogênese basal.
2. Defeitos na termogênese alimentar.
3. Defeitos no gasto calórico para a realização de atividades físicas.

Como a quantidade de calorias gasta na termogênese basal e na termogênese alimentar depende quase que exclusivamente de características pessoais, não podendo, a princípio, ser significativamente alterada voluntariamente pelo paciente, então o defeito na saída de peso mais importante para efeito de tratamento passa a ser o gasto calórico para a realização de atividades físicas, o sedentarismo. O sedentarismo é, portanto, uma das maiores causas de obesidade essencial relativa à saída de peso. Na prática, em grande parte das vezes esta é a maior causa de obesidade.

Dr. Mansur:

> ***A maior causa de obesidade não é bem o que se come, porém, o que se deixa de gastar. Acumula.***

■ CONCOMITÂNCIA DE DEFEITOS NA ENTRADA E NA SAÍDA DE CALORIAS

Isto é, hiperfagia calórica associada a sedentarismo. Famoso come muito e gasta pouco. É o mais comum e é causa de grandes obesidades.

É importante delinearmos as causas de cada caso individualmente, porque o tratamento deve atacar essas causas tecnicamente diagnosticadas para se obter melhores resultados e com o objetivo de ser um tratamento definitivo, evitando-se a recidiva do peso.

CLASSIFICAÇÃO DA OBESIDADE QUANTO À ETIOLOGIA ENDÓGENA E EXÓGENA

As causas da obesidade também podem dividir-se em causas internas, ou endógenas, e causas externas ou exógenas.

A obesidade proveniente de fatores endógenos, que representam 5% ou menos dos casos, inclui fatores hereditários, congênitos, psicogênicos, medicamentosos, neurológicos e endócrinos. Os fatores exógenos, que representam 95% dos casos de obesidade essencial, estão relacionados com os fatores ambientais, principalmente a hipoatividade física, e com os maus hábitos alimentares.

Muitos fatores estão envolvidos na patogênese da obesidade, incluindo o controle do comportamento alimentar, os mecanismos de armazenamento de gordura, a regulação do aporte de energia e do gasto energético e influências genéticas e psicológicas.

O peso corporal se dá em função do equilíbrio energético. A obesidade resulta de um desequilíbrio energético entre a ingestão de alimentos (calorias) e o gasto energético.

Fatores endógenos

A) **Genética:** embora ainda existam muitos dados empíricos, está epidemiologicamente muito bem comprovada a participação do fator genético na gênese de parte dos casos de obesidade, responsável por não mais que 15 a 20% dos casos.

B) **Fatores metabólicos:** por meio dos quais são produzidas mais células de gordura (hiperplasia de adipócitos – adipogênese). Produz-se mais gordura do que se queima (hipertrofia gordurosa – lipogênese).

C) **Psicogênica endógena:** o estado de ansiedade, de origem endógena, faz a pessoa comer mais e faz, também, a pessoa engordar muito comendo pouco pela maior produção de hormônios anabolizantes.

D) **Endócrinos:** o sistema endócrino patologicamente desarticulado exerce um papel relevante na etiologia e na manutenção da obesidade.

E) **Neurológicos:** determinadas doenças e tumores neurológicos cursam com obesidade.

Fatores exógenos

Hábito alimentar. Sucessivos balanços energéticos positivos são importantes fatores determinantes da obesidade de origem exógena. Logo, a incorreta ou excessiva ingestão alimentar torna-se um fator de alta relevância.

Os excessos (quantidade) e/ou as incorreções (qualidade) alimentares podem ser observados na grande maioria dos casos em pacientes obesos (mas nem sempre em todos).

Emocional de origem exógena. De um modo geral, alguns casos de obesidade freqüentemente se encontram intimamente ligados a algum fator emocional de origem exógena, como causa e também como efeito, concomitantemente. Essa etiologia emotiva é muito mais freqüente na mulher.

Quando está envolvida uma razão emocional para a obesidade, podemos estar diante de um círculo vicioso: instabilidade emocional (ansiedade ou depressão), que leva a comer muito como forma de compensação – **falsa, porém forte sensação de fome** – o que, por si, leva obviamente à obesidade, que leva a mais desequilíbrio emocional, voltar a comer demais... e assim sucessivamente. Isto é, a obesidade é causa e efeito de distúrbios emocionais.

A hiperfagia (excesso de fome), que nesse caso é, na realidade, uma forte, porém falsa sensação de fome, que leva à obesidade, muitas das vezes apresenta-se como uma resposta a situações emocionais mal resolvidas; pode ainda servir para compensar problemas nas relações interpessoais e/ou nas interações sociais ou nos conflitos sexuais.

Medicamentos. Determinados medicamentos podem interferir no processo de ganho de peso, como corticosteróides, hormônios sexuais, anabolizantes, alguns antidepressivos etc.

Sedentarismo. Quanto menos atividade física, maior a possibilidade de uma pessoa desenvolver e/ou intensificar obesidade. O aumento mundial na incidência de obesidade está ocorrendo concomitante e proporcional a uma redução na atividade física, propiciado também pelas evoluções tecnológicas sedentárias, pela drástica diminuição do tempo disponível de cada cidadão e pelas progressivas facilidades de se conseguir comida, esta cada vez mais calórica e palatável.

Esse sedentarismo muitas das vezes vem por uma cultura não esportiva e, também, por imposições da vida social, mas o fato é que, inexoravelmente, o corpo engorda.

Causas sociais. As causas sociais, em decorrência da grande importância epidemiológica, são abordadas especialmente em capítulo específico.

CAPÍTULO 18

Causas Sociais da Obesidade

A incidência da obesidade vem crescendo descontroladamente em praticamente todas as sociedades do mundo. Esse aumento da incidência coletiva quase que universal da obesidade não apresenta características de um comportamento de uma doença infecciosa ou, muito menos, alterações genéticas exclusivas, porém, mais provavelmente, é proveniente de um determinado conjunto de fatores sociais que vêm-se alterando com a evolução dos tempos, priorizando a hiperfagia calórica concomitante com o sedentarismo, as duas das principais causas da obesidade essencial – come-se muito e gasta-se pouco.

A sociedade, com suas naturais evoluções tecnológicas, vem produzindo alimentos cada vez mais baratos, palatáveis, com alto índice glicêmico e próprios para consumo rápido e, por outro lado e paralelamente, as exigências capitalistas da vida moderna não nos têm reservado muito tempo para nós mesmos e muito menos para a prática de exercícios físicos, criando-se cada vez mais novos recursos tecnológicos que nos proporcionam "conforto e praticidade", "sedentariogênicos".

A própria formação da consciência do jovem na sua estruturação infanto-juvenil muitas das vezes não tem privilegiado, devidamente, o convívio com atividades físicas. As pessoas têm procurado mais o conforto e segurança dos lares do que momentos de atividades físicas, até por falta de circunstâncias públicas propícias. Essas tendências que refletem mais um comportamento social coletivo quase que universal vêm, efetivamente, transferindo-se de geração a geração.

Esse binômio, comer muito e não se exercitar suficientemente, proporcionado pelas atuais circunstâncias de evolução da nossa sociedade pouco preparada para lidar com esse problema, é sinônimo de obesidade, que se irradia para além da própria pessoa, também para familiares e comunidades inteiras.

■ CAUSAS SOCIAIS DA OBESIDADE – PELO AUTOR

São as causas sociais da obesidade, propiciando **sedentarismo**, **hiperfagia calórica** e aumento das **ansiedades** individuais e coletivas que explicam a enorme incidência e prevalência quase que universal dessa mazela social que vem-se comportando como uma pandemia.

Quadro 1
Causas sociais da obesidade

- Ansiedades coletivas próprias das cidades grandes e da vida capitalista
- Indisponibilidade de tempo para as pessoas se dedicarem a si próprias e às atividades físicas, como, esporte, por exemplo
- Alimentações rápidas típicas da vida "moderna", privilegiando *fast-foods*
- Políticas de desinformação de poderosas indústrias alimentícias e anúncios de falsos tratamentos salvadores
- Crescentes evoluções tecnológicas visando ao conforto, como controle remoto, computador, internet etc.
- Planejamentos urbanísticos que não privilegiam ou não estimulam condições para a realização de atividades físicas
- Sensação de insegurança coletiva dificultando a prática de exercícios físicos
- Falta de planejamento público que faça frente a essas causas sociais, desde a infância, especialmente
- Outras

1. Ansiedades coletivas próprias das cidades grandes e da vida capitalista.

As progressivas exigências de trabalho, produção, competitividade, estudo etc., reiterados e contínuos, geram naturalmente ansiedades, instabilidades emocionais ou estresses que são muito importantes no descontrole da quantidade de calorias ingeridas. As pessoas por forma de compensação acabam permitindo-se comer mais do que necessitam. Uma espécie de troca de prazeres. "Se eu não tenho o prazer da calma emocional, compenso e me acalmo comendo".

As instabilidades emocionais também levam as pessoas a não conseguirem avaliar bem e controlar o ganho de peso. Isto é, outras tensões e preocupações assumem tanto a atenção da pessoa que ela não se apercebe ou não consegue controlar o ganho de peso, e só vai parar para raciocinar sobre o assunto quando já está com muitos quilos além do seu limite.

2. Indisponibilidade de tempo para as pessoas dedicarem-se a si próprias e às atividades físicas, como o esporte, por exemplo.

   A ocupação física do tempo das pessoas na vida moderna é tão competitiva que não tem deixado espaço ou brechas de tempo suficiente para a prática de atividades físicas mesmo que se queira. Nesse caso, as pessoas querem, mas não têm a física disponibilidade do tempo.

   Os governos poderiam criar programas de conscientização e incentivo às empresas e, se necessário, até regulamentação para estimular a prática de exercícios físicos no ambiente de trabalho.

3. Alimentações rápidas típicas da vida "moderna", privilegiando *fast-foods*.

   Uma das características mais marcantes da modernidade são as formas de alimentação rápida, saborosa, barata e calórica = obesidade.

   As casas de alimentação naturalísticas são vazias, as redes de *fast-food* são sempre superlotadas, inclusive nas horas das principais refeições, e também repletas de crianças. Não há residência que não tenha o seu achocolatado matinal ou, também, vesperino e noturno, o refrigerante em todas as refeições etc.

4. Políticas de desinformação de poderosas indústrias alimentícias e anúncios de falsos tratamentos salvadores.

   Nem todas, mas algumas poderosas e influentes indústrias de alimentos produzem comerciais com grande apelo ao consumo de alimentos altamente calóricos dissimulados como energéticos e como se nutritivos fossem. O enfoque desses comerciais volta-se, especialmente, a cooptar crianças que estão na fase de formação de hábitos alimentares, convencendo até os próprios pais.

   A política de desinformação também é desenvolvida por algumas indústrias de "*medicamentos emagrecedores*", o que não existe, mas os comerciais são bonitos, caros e convincentes, porém, puramente enganosos. Medicamento é o que é prescrito por médico com base em uma consulta médica, e não por apresentador de televisão ou pessoas apenas famosas.

   Onde estão as agências reguladoras e o controle governamental em favor da saúde pública?

5. Crescentes evoluções tecnológicas visando ao conforto, como controle remoto, computador, internet etc.

   O mundo tecnologicamente moderno vem trazendo importantes evoluções, propiciando cada vez mais praticidade e conforto para a vida das pessoas, o que é muito natural, mas que em nosso caso de controle de peso nada colaboram, como controles remotos, computador, jogos eletrônicos, microondas, DVD, TV a cabo etc. As pessoas saem menos e, dentro de casa, locomovem-se ainda menos.

6. Sensação de insegurança coletiva dificultando a prática de exercícios físicos.

   É muito comum, durante nossas consultas, quando indicamos a prática paralela de exercícios físicos como por exemplo, caminhadas, escutarmos dos nossos pacientes: "*Dr. o senhor está maluco? O senhor sabe onde eu moro? Lá é só violência, assaltos, tiroteios, balas perdidas que sempre acham alguém*".

   Tais fatos formam uma consciência coletiva de insegurança que desestimula muito as pessoas à pratica de caminhadas quando retornam do trabalho e em qualquer outro momento, induzindo a consciência do sedentarismo domiciliar. Família dentro de casa é, sem dúvida, família mais segura, porém sedentária e, conseqüentemente, tendente a ser gorda.

7. Planejamentos urbanísticos que não privilegiam ou não estimulam condições para a realização de atividades físicas.

   Dentro de uma consciência da necessidade de apoio público e, conseqüentemente, realização de programas governamentais contra a obesidade deveriam os planos de desenvolvimento urbano, tanto público como privado, privilegiar e estimular de alguma forma a prática de atividades físicas antiobesidade, como o planejamento de locais públicos devidamente condicionados e adaptados com espaços e elementos de exercícios físicos, ciclovias, estimular ruas de caminhadas, toda construção de prédio acima de determinado número de moradia deveria destinar área para exercícios físicos etc.

8. Falta de planejamento público que faça frente a essas causas sociológicas desde a infância.

   Uma vez que a obesidade vem-se firmando como uma pandemia, ela deve ser encarada como uma mazela de âmbito da saúde pública mundial e, como tal, não se pode imaginar qualquer pretensão de controle dessa doença social universal sem uma postura profunda de determinação dos três planos governamentais com iniciativa federal, para que ocorra em todo âmbito nacional.

   A partir de uma discussão ampla com os diversos setores envolvidos da sociedade, como médicos, nutricionistas, professores de educação física, psicólogos, sociólogos, setores da construção civil, setores de formação de opinião pública, setores que lidam com a criança (em fase de formação de costumes e hábitos) e outros, iria formar-se uma idéia, a mais completa possível, das diversas frentes de enfrentamento do problema, a partir da qual seriam traçados os programas de ataque ao problema que nunca seriam por menos de 5 a 10 anos, iniciando por conscientização nacional, especialmente da criança, quando se formam os primeiros hábitos de alimentação e atividades físicas ou sedentarismo, mas também em toda faixa etária.

Cada uma dessas causas sociais não age sozinha produzindo o efeito obesidade, elas agem em conjunto e sinergicamente, cada uma delas interferindo mais ou menos em cada indivíduo pessoalmente e combinando com as causas sociais e biológicas de cada pessoa individualmente, para resultar, de fato, na obesidade. É uma cadeia de fatos preparatórios a resultar, como conseqüência final, em obesidade, que precisa ser quebrada para que se diminua e se controle o aumento da incidência coletiva de mais essa mazela moderna, assim como a AIDS e a depressão.

CAPÍTULO 19

Causas Genéticas

O peso de uma pessoa é o resultado final da interação da genética + a influência do estilo de vida dessa pessoa, que chamamos de fenótipo ou *meio ambiente*, cada um desses dois compartimentos influenciando de forma mais ou menos intensa no resultado final, grau e tipo de obesidade.

A genética, em mais de 80% dos casos de obesidade, não funciona como fator determinante da obesidade, apenas como uma permissibilidade (predisposição) que fica a depender dos fatores externos. Depende de maior ou menor influência dos fatores externos, do meio ambiente (alimentação, sedentarismo, emocional).

A genética da obesidade vem ganhando muito espaço com a evolução da engenharia genética em geral e, agora, com a identificação em laboratório dos genes ob/ob típicos da obesidade e a descoberta, também, da leptina, da grelina e outros.

O estudo de gêmeos univitelinos criados juntos e em comparação com os criados por famílias diferentes evidencia a indiscutível influência da genética na determinação do IMC.

Quando ambos os pais são obesos, a probabilidade de seus filhos desenvolverem obesidade é de 80 a 85%. Em caso de apenas um dos pais ser obeso, essa probabilidade cai para 40 a 50%. E quando nenhum dos pais sofre de obesidade, a probabilidade dos filhos desenvolverem obesidade não deixa de existir, mas cai para 7 a 10%. Claro que essas probabilidades genéticas ainda sofrem forte influência dos hábitos alimentares adquiridos no convívio com esses mesmos pais – *Família Obesogênica*.

Os estudos nessa área vêm avançando muito, especialmente sobre determinados hormônios, como *leptina, insulina, neuropeptídeo Y, serotonina, colecistocinina e GH-hormônio do crescimento*, entre outros. Esses hormônios e adipocitocinas são os instrumentos bioquímicos utilizados pela prévia determinação genética, são a expressão bioquímica da orientação genética.

Os genes *ob/ob* determinam a produção endógena da *leptina*, que é uma proteína produzida pelos adipócitos II e vai agir no sistema nervoso central, em especial no centro do apetite, na neuroglândula chamada hipotálamo, passando ao organismo a sensação de saciedade.

A leptina também atua na capacidade de lipólise (oxidação ou queima das gorduras) do organismo, aumentando o gasto calórico geral.

Outra importante determinação genética é a distribuição corporal da gordura, se central ou periférica. De acordo com essa distribuição, de orientação basicamente genética da gordura corporal, que também tem muita relação com o sexo e com fases da vida, é que está ligada a maior ou menor incidência das co-morbidades.

A genética influencia na determinação de *incidência da obesidade*, na predileção da *distribuição corporal da gordura*, bem como no *grau da obesidade*.

O genoma influencia, também, na permissividade ou predisposição de ocorrência das *co-morbidades*, suas predileções por essa ou aquela doença e suas intensidades.

Apenas por ilustração citamos adiante algumas doenças genéticas muito bem definidas que cursam com a obesidade:

- Síndrome de Prader-Willi.
- Síndrome de Laurence-Moon-Biedl.
- Síndrome de Alstrom.
- Síndrome de Pickwick.
- Síndrome de Carpenter.
- Síndrome de Cohen.

CAPÍTULO 20

Tireóide/Hipotireoidismo

A tireóide é uma glândula localizada na face anterior do terço médio/inferior do pescoço, que produz hormônios chamados T_3 ou triiodotironina, e T_4 ou tiroxina, os quais são importantes na homeostase metabólica e, entre outras funções, estão relacionados com o ritmo maior ou menor do metabolismo orgânico.

Em havendo quantidade inferior ao normal desse hormônio, caracteriza-se o quadro chamado hipotireoidismo e, nesse caso, o metabolismo tenderá a ser "menos acelerado" que o normal – *síndrome de lentidão metabólica hipotireoidiana* – tendendo a se gastar menos caloria, o que comumente cursa com a obesidade.

A grande maioria das obesidades é de causa inespecífica, o que chamamos de obesidade essencial, outras são de causa determinada, específica. Dentro das causas específicas, o hipotireoidismo, clínico ou subclínico, é uma das mais comuns.

■ ORIGEM DO HIPOTIREOIDISMO

O hipotireoidismo pode incidir em qualquer dos três planos: tireóide (hipotireoidismo primário), hipófise (hipotireoidismo secundário), hipotálamo (hipotireoidismo terciário).

A maior parte das causas de hipotireoidismo é primária e de origem auto-imune.

Cerca de 95% dos casos de hipotireoidismo são a tireoidite crônica auto-imune de Hashimoto.

Hipotireoidismo subclínico

A maioria dos casos de hipotireoidismo é subclínica, com pouca ou nenhuma expressão sintomatológica específica da doença em si, isto é, o paciente pode sofrer desse mal e não saber. O excesso de peso, especialmente naquele que é rebelde ao tratamento, pode ser o único indício.

DIAGNÓSTICO CLÍNICO

Expressões clínicas de diminuição da atividade metabólica + depósitos de glicosaminoglicanos. Astenia, lentidão, desinteresse e bradicardia, entre outros.

DIAGNÓSTICO LABORATORIAL

- **TSH ultra-sensível**: Normal: 0,4 a 2,5 mIU/l.
- T_4 livres (livres das proteínas carreadoras que podem mascarar os resultados).
- T_3.
- Antitireoperoxidase (Anti-TPO).
- Antitireoglobulina (Anti-Tg).

Hipotireoidismo congênito

Diagnóstico de triagem pelo *teste do pezinho*.

TRATAMENTO

Levotiroxina (L-T_4) – (Puran T_4, Euthyrox, Syntroid): 1,6 μg/kg/dia com dose inicial de 50 a 100 μg/dia, em jejum.

Controle com TSH é útil, porém lento, e sua expressão ocorre com 6 a 8 semanas.

CAPÍTULO 21

Pandemia

A obesidade é uma doença cuja incidência e prevalência vêm avançando em praticamente todos os países do mundo, em todas as faixas etárias, entre todas as classes sociais.

No Brasil, o crescente aumento da incidência da obesidade vem ocorrendo de norte a sul do país, de leste a oeste, em todos os estado brasileiros. O Brasil, particularmente, vem saltando de um país de desnutridos para um país de obesos. A obesidade, inclusive, vem ocorrendo concomitante com anemia, especialmente nas classes sociais menos favorecidas – gordo e anêmico.

Embora a ocorrência da obesidade venha acometendo muito e progressivamente os homens, em mulheres essa doença ainda é bem mais freqüente, da ordem de cerca de 3/1, e novos casos, reiteradamente, vêm surgindo de maneira descontrolada em ambos os sexos.

As crianças são outro importante grupo que está sendo tragado pela obesidade, no qual a incidência dessa mazela também vem crescendo muito, inclusive em crianças ainda muito jovens, ocorrendo, por conseqüência, doenças graves nessa faixa etária, que antes eram comuns só em adultos, como, por exemplo, a pressão alta e a aterosclerose.

A curva vertiginosamente ascendente da incidência da obesidade em boa parte dos países do mundo, entre praticamente todas as camadas etárias e sociais, caracteriza o comportamento epidemiológico da obesidade como uma pandemia e deve ser encarada como tal especialmente pelos serviços de saúde pública nacionais e internacionais.

> O comportamento da incidência e prevalência da obesidade como uma doença universal, uma pandemia, tem toda relação com as causas sociais da obesidade – ver capítulo *Causas Sociais da Obesidade*.

No capítulo *Epidemiologia*, todos os índices estatísticos mostram curvas absolutamente ascendentes, até então sem qualquer perspectiva de controle.

Por mais que nós, médicos, a tratemos, a obesidade continua surgindo na população com freqüência bem maior do que conseguimos tratar e controlar, tornando-se um grave problema de saúde pública nacional e mundial; portanto, qualquer pretensão de controle epidemiológico dessa doença só poderá surtir algum efeito se encarada como uma verdadeira pandemia, especialmente pelos órgãos governamentais responsáveis.

Em se admitindo o óbvio, a obesidade como pandemia, as iniciativas para seu controle devem iniciar-se pela OMS (Organização Mundial de Saúde) a fim de que as normas de combate e controle dessa mazela sejam padronizadas em nível mundial e possam ser seguidas pelos países.

Até quando vamos esperar essas iniciativas? Quantos de nós ainda teremos que sofrer e morrer até que as autoridades competentes sejam, de fato, sensibilizadas pelo tamanho e complexidade dessa problemática e por suas responsabilidades e façam, efetivamente, acontecer iniciativas realmente resolutivas, verdadeiramente competentes?

O mundo precisa parar de engordar!

CAPÍTULO 22

Estilo de Vida Obesogênico

É mansa e pacífica a aceitação no mundo científico de que a verdadeira cura da obesidade está na mudança do estilo de vida. Mudança no estilo de vida que vem conduzindo o paciente à obesidade, estilo de vida que gera obesidade, obesogênico.

■ O QUE É ESTILO DE VIDA?

Estilo de vida é a forma de ser e viver das pessoas com relação a diversas circunstâncias. Com relação ao tema que ora discutimos, estilo de vida é a quantidade de atividades físicas que a pessoa normalmente realiza durante seus dias, se faz programas de exercícios físicos ou não, se seus lazeres são ativos fisicamente ou sedentários, se dorme muitas horas por dia ou não, se se alimenta balanceadamente ou irregularmente, se sua alimentação é hipercalórica ou não, se a pessoa vive em situações de constante estresse familiar ou em ambientes de trabalho, se a pessoa é acometida de situações de instabilidades emocionais, como ansiedades e depressões, entre outras. Enfim, estilo de vida é todo um perfil de vida física e psicológica característico daquela pessoa. Esse estilo de vida obesogênico, como todo estilo de vida, é algo muito íntimo, muito pessoal. Costumo dizer que estilo de vida de uma pessoa é a própria pessoa em si, é seu jeito de ser, apenas visto por determinado ângulo.

■ O QUE É ESTILO DE VIDA OBESOGÊNICO?

Estilo de vida obesogênico é todo um perfil de vida, acima descrito como estilo de vida, porém com características que levam a pessoa a acumular peso, sedentarismo, hiperfagia calórica e ansiedades compulsivas alimentares.

São estilos de vida que levam a pessoa ou a *ingerir* mais calorias do que normalmente gasta com seu estilo de vida, ou é um estilo de vida que leva a pessoa a *gastar* menos calorias do que normalmente ingere, ou o que é mais comum, o estilo de vida obesogênico, a junção das duas causas anteriores, o paciente ingere mais calorias do que normalmente necessita para suas funções do cotidiano e ainda gasta menos do que normalmente deveria.

A) **Padrão ingere mais calorias do que seu organismo necessita:** essa é a idéia mais comum de obesidade, engorda-se pelo que se come. Normalmente a pessoa não come suas refeições regulares, mas sim excessivos alimentos calóricos com alto índice glicêmico, especialmente gorduras e frituras, mas também carboidratos, doces e massas. Alguns ingerem, especificamente, doces, chocolates, refrigerantes, Coca-Cola, biscoitos, salgadinhos etc. Não é incomum esse estilo de paciente trocar as refeições regulares por lanchinhos exclusivamente calóricos.

B) **Padrão gasta menos calorias do que normalmente ingere:** nesse caso o paciente nem ingere tanto, mas não gasta quase nada. Sua alimentação é o que se pode dizer dentro de padrões de normalidade, mas o pouco que entra não sai nas atividades físicas, acumula. É o paciente verdadeiramente sedentário.

Esse sedentarismo pode ser de duas formas:

- *Sedentarismo de atividade física*: é o paciente que leva uma vida normalmente apática, letárgica, fisicamente lenta, preguiçosa, evita qualquer atividade física, poupando-se sempre que possível, dorme até tarde, pega condução sempre que pode, mesmo para os menores percursos etc. Esse primeiro tipo de sedentarismo geralmente é o que proporciona os maiores casos de obesidade e de tratamento mais difícil, pois esse é um perfil de vida mais difícil de ser mudado.
- *Sedentarismo de exercício físico:* é o paciente sedentário por *não realizar programas de exercícios físicos*, isto é, não faz caminhadas, não freqüenta uma academia, não faz esportes etc. Esse tipo de sedentarismo geralmente é apenas por falta de hábito, o que é mais fácil de ser alterado.

Não nos esqueçamos que a diferença do exercício físico simples para o esporte é que o segundo, o esporte, nada mais é que o exercício físico aliado ao prazer, algo mais fácil de se habituar, especialmente para as crianças.

C) **Padrão ingere mais e gasta menos:** é o padrão mais comum das pessoas que efetivamente chegam à obesidade. É a junção matemática dos dois padrões anteriores. O paciente ingere mais calorias que normalmente seriam necessárias ao seu organismo e às suas atividades e, ainda por cima, é sedentário e não gasta sequer o mínimo que lhe seria normal. Nesse caso, engorda-se pelo que se come e pelo que não se gasta; é o verdadeiro acúmulo de peso.

Familiar: estilo de vida de uma pessoa é estilo de vida de boa parte dos seus familiares. Geralmente, é estilo de vida compartilhado por parte ou por toda família do paciente e, por isso, é comum ocorrerem outros casos de excesso de peso na mesma família, que comumente é confundido como se fosse tendência genética, quando, na realidade, é a família que compartilha o mesmo estilo de vida obesogênico – obesidade familiar.

Quando essas circunstâncias atingem e envolvem adultos já é um problema. Imagine os filhos dessa família obesogênica? Imagine uma criança que nasce e cresce no seio de uma família obesogênica? Ela acostuma-se natural e profundamente com comportamentos obesogênicos e, com grande probabilidade, será já uma criança obesa – obesidade infantil.

CAPÍTULO 23

Novo Estilo de Vida

Cura da obesidade ou manutenção de um Peso-Meta sob controle envolve o que se chama de mudança de estilo de vida, abandonando um estilo de vida obesogênico em favor de outro não-obesogênico, que envolve um perfil de vida fisicamente mais ativo, hábitos alimentares mais saudáveis e menos obesogênicos, além do controle das ansiedades que levam aos estados compulsivos alimentares.

Fácil de falar, difícil de fazer. Mudança no estilo de vida é mudança do estado psicológico, mudança de postura de vida, mudança da forma como se vê e enfrenta a vida, mudança do simples cotidiano, mudança de ser, ser diferente. É uma alteração profunda e, por isso, na realidade, não muito fácil.

Mudança no estilo de vida é, na verdade, uma mudança de certa forma profunda e também radical na maneira de se levar a vida, mudando costumes e prioridades, contrárias à "vidinha confortável" e conveniente que se vinha adotando. Modifica coisas simples, mas muito pessoais e inerentes àquela vida que se vinha acostumando.

Para mudar o estilo de vida de verdade é necessário mudar paradigmas, mudar antes a consciência de vida daquela pessoa. Para se mudar um estilo de vida, está mudando-se o estilo de a própria pessoa viver sua vida, em coisas muito pessoais, muito íntimas, como a forma de se levar a vida, convívio com a família, hora de trabalho, em casa, refeições em família, assistir a programas de televisão etc., e mudar a consciência é muito difícil. Consciência ou é criada desde novo ou fica difícil mudar depois, precisa ser um trabalho tecnicamente muito bem feito, especialmente pelos serviços de psicologia.

É muito comum o paciente se negar direta ou indiretamente a mudar seu estilo de vida. Mil são os motivos alegados para o médico e, pelo visto, até para si mesmo justificando a não-mudança. Não é incomum em nossos consultórios certos pacientes não mudarem de fatos seus estilos de vida, mas quererem um resultado diferente do seu estilo de vida, isto é, o paciente continua levando um estilo de vida obesogênico, mas quer um resultado mais magro. Caminha em um sentido, mas quer outro resultado. Impossível.

Para alguém querer mudar o seu eu, o que já não é muito fácil, antes de mais nada ele precisa conscientizar-se de que a conduta que vem tomando até então está errada com relação ao seu objetivo de emagrecer. Essa mudança de consciência tem de ser profunda, sincera e autodeterminada para que surta efeitos profundos e definitivos. Onde entra, inclusive, a psicoterapia cognitivo-comportamental. Quando pacientes mudam só a atitude, sem mudar antes, verdadeiramente, a consciência, essa mudança é forçada e, freqüentemente, não é duradoura. Reais mudanças de postura e de atitudes são sempre subseqüentes a mudanças de consciência. Primeiro, muda-se a cabeça, depois as atitudes. O auxílio a essa conscientização é feito pelo médico com informações técnicas e pelo serviço de psicologia no seu âmago.

Cuidado! Esse estilo de vida obesogênico, na maioria das vezes, é compartilhado por outras pessoas da família, levando ao que chamamos em nossos consultórios de obesidade familiar – ver capítulo *Obesidade Familiar.*

Portanto, quando se fala em estilo de vida obesogênico e mudança de estilo de vida, deve-se entender mais, deve-se entender não com relação a uma única pessoa, este paciente, como também com relação à sua família, nem tanto familiares genéticos, mas os familiares que convivem com o paciente obeso, na mesma casa, compartilhando os mesmos hábitos e estilos de vida. Pretender mudar o "estilo de vida" de uma única pessoa dentro de uma família é utopia demagógica. Quando se propõe mudança no estilo de vida de um paciente, não podemos nos abster de orientar toda a família do paciente, não só pela família em si, mas, também, pelo melhor resultado desse paciente também quando toda a família muda seu estilo de vida.

Por adoção de novo estilo de vida entende-se, também, a busca de um perfil psicoemocional que proteja o paciente contra as instabilidades emocionais obesogênicas, como ansiedades, baixa auto-estima, estresses, insônias, compulsões alimentares etc. Nesse particular, algumas medicações são de excelente indicação como auxiliar provisório, mas é a psicologia que, de fato, dispõe de recursos a auxiliar nas mudanças reais e definitivas do estilo de vida, isto é, mudança de consciência de visão de vida e, aí sim, mudança de postura.

Mudar, mas mudar conscientemente.

CAPÍTULO 24

Grupos de Maior Risco

Dentro da nossa sociedade e por maior influência de determinados fatores sociais (causas sociais da obesidade), existem alguns grupos específicos que, por algumas particularidades inatas, vêm desenvolvendo excesso de peso acima da média das demais pessoas, que por si só já é bem alta.

Além desses *grupos de maior risco*, em outro capítulo discutiremos *profissões obesogênicas*. Justifica-se essa subdivisão por se poder propor terapêuticas distintas. Uma coisa são características de determinados grupos que, com maior freqüência, desenvolvem excesso de peso, e outra coisa são profissões que facilitam ou, até mesmo, estimulam ou proporcionam ganho de peso que pode, inclusive, ser visto como doença do trabalho. As visões são diferentes e, principalmente, as posturas corretivas são ainda mais diferentes.

Resolvemos destacar grupos de maior risco para estes receberem maior e melhor observação, estudo e atenção, tanto para extrairmos conhecimento de relação entre suas particularidades e seu maior ganho de peso, quanto para aqueles que receberam maior atenção preventiva e curativa.

Além da realização de orientações e intervenções preventivas e curativas gerais, esses grupos necessitam de atenção ainda mais imediata e resolutiva, em consonância com suas causas específicas e suas particularidades, até para se identificar as causas e cessá-las, tratando os que já estejam com excesso de peso e prevenindo novas ocorrências.

Alguns desses grupos:

- *Familiares de obesos:* pelos mesmos motivos de estilo de vida obesogênico do paciente que já se encontra obeso. Esse estilo de vida obesogênico é naturalmente compartilhado por outros parentes, consanguíneos ou não, mas que convivem na mesma casa.
- *Deficientes físicos:* especialmente os deficientes com dificuldade de deambular, pela menor quantidade de atividade física que a deficiência lhe impõe. Os cuidados preventivos devem preceder qualquer ganho de peso, visto ser mais difícil eliminá-lo.

- *A comunidade religiosa, especialmente a evangélica:* pela falta de exercícios físicos. Sedentarismo.
- *Pessoas de baixo poder aquisitivo:* pela dificuldade de acesso a alimentos de maior valor nutritivo com menor poder calórico. Nesse grupo, é comum a ocorrência de obesidade com anemia, pela administração de alimentos de alto índice glicêmico, mais baratos.

  Outros.

CAPÍTULO 25

Profissões Obesogênicas

Existem algumas profissões e trabalhos que, por um motivo ou outro, propiciam a ocorrência de acúmulo de peso. Nesse caso, a obesidade comporta-se como se fosse uma *doença do trabalho*. Algumas normas que protegessem esses trabalhadores da obesidade deveriam ser revistas e repensadas. É um caso da Medicina do Trabalho.

Essas profissões, assim como outras pelo mundo que nem conhecemos, reúnem circunstâncias obesogênicas que ajudam a surgir ou piorar a obesidade, o que não quer dizer que este problema vá ocorrer com todos os trabalhadores dessas profissões, mas é bom que se saiba que todos estão sob esse risco maior, como por mero exemplo:

Comerciantes. Diferente dos comerciários. Pelo grau de comprometimento que lhe tolhe horários para a realização de atividades físicas e para dispor de horários para as refeições balanceadas e, principalmente, pelo grau de estresse inerente.

Policiais, especialmente militares. Pelo estresse, pela falta de condições para alimentar-se direito, pelos horários de trabalho muito exigentes, pela falta de programa de exercícios físicos; para ingressar na Polícia Militar, exige-se um determinado índice de massa corporal (IMC), mas não para permanecer.

Médicos. Sedentarismo pelo excesso de carga horária de trabalho, plantões, estresse e comprometimento do restante do tempo com estudos – sedentarismo.

Profissionais de *telemarketing*. Decorrente do constante estresse e da falta de condições para exercitar-se nas horas de trabalho.

Caminhoneiros. Grande carga horária de trabalho, muito tempo fora do seu habitat, estresse, sedentarismo.

Cozinheiras. Pelo estresse, pelo ambiente de trabalho muito laborioso e natural convívio com alimentos à vontade.

Motoristas. Trabalham sentados e sob constante estresse, sem nenhuma orientação de exercícios físicos.

Costureiras e cabeleireiras. Pelo estresse característico do estilo de serviço e sedentarismo.

CAPÍTULO 26

Obesidade Masculina

A ciência vem revelando ser o tecido gorduroso um importante órgão endócrino que, em quantidade acima do normal, afeta bioquimicamente o funcionamento de grande parte do metabolismo e, por conseqüência, boa parte do organismo; já as células adiposas produzem importantes hormônios quimicamente muito ativos que interferem na homeostase metabólica orgânica. A obesidade é, portanto, uma doença que traz outras doenças piores ainda.

Todo tipo de obesidade vem aumentando no mundo, mas uma das formas de obesidade que mais cresce no Brasil e no mundo é a obesidade masculina, a obesidade com características especiais quando ocorre no homem. O problema da mulher é inicialmente estético (gordinha), já para o homem é, *a priori*, sério risco de saúde.

Na mulher também, mas principalmente no homem, a obesidade tem uma nítida maior predileção por uma distribuição central da gordura corporal, muitas das vezes quase que exclusiva, sem a obesidade periférica. Nessa distribuição central da gordura, ela apresenta-se infiltrada nos órgãos abdominais como o fígado *(esteatose hepática),* no omento intestinal e em outros órgãos dessa cavidade, comprometendo, ainda, órgãos torácicos como a infiltração das fibras musculares cardíacas *(adipositas cordis)* e a infiltração inclusive no sistema de condução elétrica do coração, o sistema de Purkinje e feixe de His, podendo apresentar comprometimento para regular o ritmo cardíaco, ocorrendo, por vezes, arritmias cardíacas com riscos de parada cardíaca e conseqüente morte súbita.

Às vezes, o homem nem é tão gordo, podendo até ser magro, mas o pouco excesso de gordura que apresenta já se concentra na região visceral abdominotorácica, cujo tipo é chamada *obesidade andróide*, em forma de maçã ou central. Esse tipo de obesidade, por ser metabolicamente mais ativa, proporciona uma série de interferências no metabolismo das gorduras e da glicose com instalação relativamente freqüente e precoce de transtornos metabólicos desses elementos, como *resistência insulínica* e *dislipidemia diabetogênica e aterogênica* e, subseqüentemente, por evolução, pode-se instalar, de fato, a chamada *síndrome metabólica (SM)* ou *cardiometabólica* ou *plurimetabólica*.

Logo, concluímos que, no homem, a obesidade é significativamente mais agressiva que na mulher. Portanto, homem com barriga grande tem, particularmente, maior probabilidade de obter importantes seqüelas ruins para a sua saúde, com mais freqüência que a mulher – ver capítulo *Barriga Assassina*.

Essa gordura visceral caracteriza-se pela liberação de altos índices de citocinas inflamatórias e de colesterol ruim (LDL-colesterol, especialmente as partículas pequenas e densas) e/ou de triglicerídeos, freqüentemente cursando com baixos índices de colesterol bom (HDL-colesterol), que constituem a dislipidemia característica dessa patologia. Esses transtornos metabólicos trazem repercussões ruins no prognóstico de vida da pessoa, que passa a conviver com sérios riscos de cardiopatias, infarto do miocárdio e acidente vascular cerebral (derrame), com seqüelas de paralisias e óbito evitável, além do aspecto estético que lhes é muito desagradável.

Cada vez mais a obesidade do tipo andróide, quando comparada ao tipo ginecóide, tem sido reconhecida como responsável por maior índice de riscos à saúde do que a simples obesidade regularmente distribuída em si, porque as células dos dois tipos de obesidade (subcutânea e visceral) possuem funções bioquímicas diferentes. As células adiposas dos depósitos viscerais profundos são grandes e metabolicamente muito ativas, aumentando o *turn over* de ácidos graxos livres, especialmente em direção ao sistema porta hepático, criando mais transtornos para o organismo.

A obesidade visceral masculina é atribuída, prioritariamente, ao aumento no volume dos adipócitos (hipertrofia), e nem tanto ao aumento no número de células (hiperplasia). Além disso, quando comparados a outros tecidos, os adipócitos localizados na região visceral possuem maior atividade lipolítica, e isso pode ser atribuído, pelo menos parcialmente, ao fato de que esses adipócitos maiores são prontamente mobilizados perante uma estimulação lipolítica, quando comparados aos adipócitos menores característicos da gordura subcutânea.

Vários estudos mostram que a obesidade visceral aumenta a quantidade de ácidos graxos livres circulantes *(turn over)*, especialmente na circulação portal. Isso provoca uma exacerbada exposição dos tecidos hepáticos e extra-hepáticos aos ácidos graxos livres, provocando mudanças na ação e na dinâmica da insulina, o que apresenta uma correlação direta com a resistência à insulina visceral e, principalmente, periférica.

Além desses fatores, os adipócitos viscerais sintetizam e secretam, com mais intensidade, algumas substâncias biologicamente ativas chamadas citocinas inflamatórias, como TNF–α (fator de necrose tumoral-α), interleucina-6 e 1, resistina, PAI-1 e muitas outras. Essas citocinas podem atuar como fatores antagonistas à ação da insulina, conduzindo ao quadro de resistência insulínica, valendo salientar que na obesidade, especialmente visceral, encontram-se elevadas as expressões sanguíneas de muitas dessas substâncias.

Importante adipocitocina é o inibidor-1 da ativação do plasminogênio (PAI-1), expressivamente aumentado na adiposidade visceral. O plasminogênio possui importante função regulatória nos processos fibrinolíticos e na prevenção da formação de trombos, e o aumento do PAI-1 está indubitavelmente relacionado com o processo de evidente aumento da incidência de aterosclerose característico dos obesos masculinos.

Há algum tempo é a própria cardiologia que vem chamando essa *"barriga de cerveja"* de **ÍNDICE DE RISCO CARDIOVASCULAR**, e o autor chama de *"barriga assassina"* por significar importante indício de maior incidência das co-morbidades, como pressão alta, angina, infarto do coração, derrame cerebral, colesterol elevado, acido úrico, diabetes e, finalmente, óbito.

Esse é um dos principais motivos por que o homem infarta e sofre mais derrame que a mulher. Saia do sofá da sua casa, não fique aí esperando o seu infarto ou o seu derrame em uma cadeira de rodas, trate-se imediatamente.

"Barriga de cerveja" nada tem a ver com cerveja. Não há relação entre barriga grande e bebida alcoólica ou, em especial, cerveja, "barriga de cerveja". A cerveja, sozinha, não dá barriga, mas sim seus acompanhamentos (petiscos) e o sedentarismo.

O risco de incidência aumenta ainda mais se a obesidade masculina estiver associada a determinados *fatores de risco* como estresse, tabagismo, alcoolismo, anemia, sedentarismo, indisciplina alimentar, dislipidemias diabetogênica e aterogênica (colesterol ou triglicerídeos aumentados), glicemia alterada, pressão alta e histórico familiar de co-morbidades.

	GORDURA VISCERAL	
	↓	
	RESISTÊNCIA À INSULINA	
↙	↓	↘
DISLIPIDEMIA*	INTOLERÂNCIA À GLICOSE	HIPERTENSÃO ARTERIAL
↓	↓	↓
	ATEROSCLEROSE	
	↓	
	ANGINA *PECTORIS*	
	INFARTO AGUDO DO CORAÇÃO	
	DERRAME CEREBRAL e outros	
	ÓBITO	

*Dislipidemia especial, diabetogênica e aterogênica.

O tratamento da obesidade masculina é representado, basicamente, por duas vertentes simultâneas e concomitantes, que são o tratamento específico das mazelas orgânicas já existentes, descrito no capítulo *Síndrome Metabólica*, e o tratamento de emagrecimento.

O tratamento de emagrecimento e/ou específico de redução de barriga satisfaz a estética, a auto-estima, recupera a saúde e melhora todos esses fatores de risco das co-morbidades, alguns podendo até desaparecer. O tratamento para o homem em geral é mais rápido e mais fácil de ser definitivo. Emagrece, perde barriga, fica elegante e não causa impotência (pode até melhorar).

Quando se perde peso, mesmo que seja, inicialmente, em poucas quantidades, como 5 a 10% do peso corporal, essa primeira gordura a ser perdida é eliminada preferencialmente da gordura metabolicamente mais ativa, a abdominal, melhorando imediatamente todos os indicadores orgânicos da dislipidemia e de eventual *síndrome metabólica,* vistos pelo *Escore Preditivo da SM* – ver capítulo específico. Isso proporciona progressos no prognóstico clínico e maior e melhor perspectiva de vida.

CAPÍTULO 27

Barriga Assassina

"*Barriga assassina*".
"*A barriga é inimiga do coração*".

Essas assertivas, que são a maior expressão da verdade, querem dizer que, quanto maior for a barriga – obesidade abdominal, visceral, central, andróide –, maiores hão de ser os riscos de ocorrência das co-morbidades, especialmente as doenças cardiovasculares e, também, as cerebrovasculares, podendo evoluir da seguinte forma:

IMC ELEVADO + GORDURA VISCERAL
↓
RESISTÊNCIA INSULÍNICA
↓
DISLIPIDEMIA ATEROGÊNICA + INTOLERÂNCIA À GLICOSE + HIPERTENSÃO
↓
LESÃO AO ENDOTÉLIO VASCULAR
↓
ATEROSCLEROSE + DIABETES MELITO II
↓
AUMENTO DO RISCO CARDIOMETABÓLICO
↓
DOENÇA ARTERIAL CORONARIANA + INFARTO + AVC
↓
ÓBITO

"Barriga de cerveja" – É comum dizermos que fulano tem uma barriguinha, "mas é *barriga de cerveja*". Quem disse que cerveja produz barriga? Isso não é verdade, cerveja não produz barriga, os acompanhamentos da cerveja e o sedentarismo por ela proporcionado sim e são bastante comuns nesse grupo. Para se ter essa barriguinha avantajada, nem é necessário que se beba cerveja ou qualquer outra bebida alcoólica. E essa barriguinha é, na realidade, a venenosa obesidade abdominal. A barriga grande, ou mesmo que não chegue a ser muito grande, por uma questão de tendência genética própria do homem e da sua hormonologia (androgênios), representa séria obesidade visceral, aumento de gordura concentrada nos órgãos das cavidades abdominal e torácica, como pâncreas, fígado, intestinos, e, principalmente, aumento de gordura no coração e, em especial, nas artérias do coração (coronárias) e cerebrais, elevando o risco de doenças cardiovasculares, como a doença arterial coronariana (DAC), e cerebrovasculares, como o acidente vascular cerebral (AVC), especialmente o isquêmico, mas também o hemorrágico. Por vezes, a pessoa nem é gorda, mas já esboça uma barriguinha, já sendo denominada obesidade abdominal. Além de ser ruim para a saúde, barriga grande é coisa feia e dá aspecto de falta de zelo com a própria saúde.

A gordura visceral é uma gordura composta por adipócitos grandes, hormonal e metabolicamente bem mais ativa que a gordura periférica, e afeta muito o metabolismo, especialmente das gorduras e da glicose e, subseqüentemente, uma sucessão de outras conseqüências maléficas sobrevém ao organismo e esses adipócitos da gordura visceral são células mais resistentes à ação da insulina. Essa gordura é constituída, basicamente, por aumento do volume dos adipócitos (hipertrofia) os quais possuem maior atividade lipolítica/hormonal, aumentando muito o *turn over* de ácidos graxos livres no plasma e, especialmente, em direção primeiro ao fígado via sistema portal. Essa elevada lipemia (hiperlipemia) causa diminuição na utilização hepática e periférica da insulina, um dos principais mecanismos da hiperinsulinemia, com sua nefasta cascata de conseqüências, aumentando também a produção hepática de glicose, via gliconeogênese e glicogenólise.

Quando se fala que obesidade abdominal faz mal à saúde refere-se, principalmente, à obesidade abdominal visceral. Nesse caso, ocorrem duas circunstâncias dignas de nota:

- Primeiro, a gordura infiltra-se em determinados órgãos:
  - Em alguns casos prejudicando o seu metabolismo, como no caso do fígado – *esteatose hepática* –, em que a infiltração de gordura entre os hepatócitos prejudica muito o funcionamento metabólico desse órgão, podendo, inclusive, evoluir para *esteatoepatite*.
  - Em outros órgãos, a infiltração de gordura prejudica o funcionamento mecânico do órgão, como é o caso da *adipositas cordis*, dificultando o mecanismo de contração e relaxamento das miofibrilas cardíacas.
  - Em outros casos, a gordura infiltra-se por entre o sistema nervoso de condução elétrica do coração, o sistema Purkinge, levando às arritmias cardíacas em graus variados.

- Segundo, a presença bioquímica da gordura característica da cavidade abdominal, a gordura visceral, libera *citocinas inflamatórias* – ver capítulo *Citocinas* – algumas muito agressivas ao organismo, base bioquímica da fisiopatologia inicial das co-morbidades.

A predileção visceral da distribuição da gordura corporal é resultado da determinação de diversos fatores, da genética, da idade, do sexo, dos hormônios, em especial o cortisol e os hormônios sexuais, e, também, decorrente da ação da enzima *lipoproteína lipase*, importante responsável por processos de lipólise/lipogênese, junto à insulina, a enzima *lipase hormônio-sensível* e o *cortisol*.

Essas alterações também ocorrem nos indivíduos eutróficos (peso normal) com má-distribuição central da pouca gordura (magros barrigudos).

> Mais que o volume absoluto da obesidade (IMC), a concentração abdominal da gordura *(barriga grande)* mostra-se como um fator de gravidade ainda mais importante na previsibilidade de ocorrência de doenças relacionadas com a obesidade, é a chamada síndrome metabólica e respectivas co-morbidades.

A **obesidade abdominal** divide-se em:

- Periférica ou subcutânea.
- Profunda ou visceral.
- Mista.

A gordura abdominal visceral é, como já se disse, metabolicamente muito ativa, produzindo citocinas inflamatórias que são hormônios próprios do tecido gorduroso, muitas das quais prejudicando a saúde.

Já a gordura periférica apresenta comportamento diferente, embora não faça bem, mas por outro lado não faz tão mal à saúde e, na realidade, a obesidade periférica, de certa forma e até certo ponto, protege o paciente contra os males da obesidade visceral, absorvendo algumas substâncias liberadas pela gordura abdominal, como, por exemplo, o excesso de ácidos graxos livres. Portanto, aquela pessoa que não é tão gorda, mas apresenta aquela barriguinha, isto é, tem apenas a obesidade abdominal sem a "proteção" da obesidade periférica, corre ainda mais riscos de mau prognóstico.

Quanto à alimentação, o paciente com obesidade visceral deve cuidar-se a fim de evitar ainda mais a gordura saturada, menos que 10% das gorduras ingeridas, segundo o Consenso Latino-americano de Obesidade, buscando prevenir uma hiperlipemia maior do tipo mais nocivo ao organismo. Deve-se evitar especialmente a gordura que possua o ácido mirístico, como a manteiga, leite e derivados integrais, carne vermelha gorda, óleo e leite de coco, entre outros.

Outro vilão também é o *ácido graxo trans*, presente em parte das margarinas, muito freqüente em diversos produtos de padarias, como biscoitos recheados, salgadinhos, congelados empanados e outros.

Antropometria da obesidade abdominal: critérios antropométricos para se avaliar a distribuição da obesidade abdominal e distinguir abdominal periférica, entre visceral:

- *Observação clínica:* é a simples observação do paciente de perfil na hora da pesagem na balança. Antes de se olhar o peso, observa-se a distribuição corporal da gordura.
- *Circunferência da cintura (CC):* medida antropométrica da menor circunferência da cintura – ver capítulo *Antropometria*.
- *Relação cintura-quadril (RCQ):* medida antropométrica que relaciona a medida da circunferência da cintura com a circunferência do quadril, ver capítulo próprio.
- Ultra-sonografia (US).
- Tomografia computadorizada (TC).
- Ressonância magnética (RM).

Importante. As *"dobras cutâneas"* não são um bom critério antropométrico para o estudo da obesidade central, especialmente se forem aqueles casos de visceral exclusiva, uma vez que "*dobras cutâneas*" medem gordura subcutânea, periférica e não a profunda e muito menos sua distribuição corporal. Não é dos melhores métodos nem para diagnosticar e muito menos para monitorizar a evolução em caso de tratamento.

Já o tratamento de emagrecimento favorece primeiro à perda dessa gordura abdominal visceral. Qualquer perda mínima de peso, tipo 5 a 10%, elimina preferencialmente essa gordura abdominal visceral em cerca de 30%, justamente por ser mais instável, lipólise e metabolicamente mais ativa (citocinas inflamatórias), já proporcionando imediata e significativa melhora da saúde do paciente, com diminuição entre 25 e 45% das adipocitocinas inflamatórias circulantes, redução dos índices da dislipidemia e melhora do seu padrão (partículas pequenas e densas, tanto de LDL, como de HDL), diminuição da resistência periférica e visceral à ação da insulina, diminuição dos níveis tensionais, da glicemia etc.

CAPÍTULO 28

Obesidade Infanto-Juvenil

O grupo que mais vai a um consultório de endocrinologia tratar excesso de peso é o das mulheres, em segundo lugar o dos homens e, em menor freqüência, o das crianças, quando na realidade deveria ser exatamente o inverso. A criança deve receber cuidados contra esse problema antes, como prevenção ou logo no início, antecipando-se antes que tome proporções de difícil controle.

No início, é bonitinho; depois, evolui para fofinho, gordinho e, por fim, obeso, circunstância em que se vê pais chorarem copiosamente em nossos consultórios, tal a dificuldade prática de se trabalhar e resolver essa problemática na família.

Obesidade infanto-juvenil como produto do meio: toda obesidade e, mais ainda, especialmente a obesidade infantil e, também, a do adolescente, quase sempre sofre muita influência de dentro da sua própria casa, de uma família que gera obesidade, *família obesogênica* – ver capítulo *Família Obesogênica*. Quando a família gera obesidade, o faz pelo seu estilo de vida, não só pelo que ingere (alimentação hipercalórica), porém mais ainda pelo que deixa de gastar (sedentarismo). A família adota um estilo de vida obesogênico que naturalmente é repassado e compartilhado pelas crianças. Essa relação direta é tanto verdade que a ocorrência de obesidade entre os pais ou na família da criança determina, com grande freqüência, o grau de incidência de obesidade infantil entre os filhos, na seguinte proporção estatística: quando nenhum dos pais está acima do peso, os filhos podem desenvolver excesso de peso em uma incidência estatística de 7 a 10%, compatível com a média nacional; se um dos pais estiver acima do peso, essa probabilidade estatística ascende para cifras da ordem de 40% e, se ambos os pais estiverem acima do peso, a incidência de obesidade infantil ascende para cifras de até 80 a 85%, o que é uma maldade com crianças indefesas.

Quadro 1
Relação do peso dos pais gerando excesso de peso nos filhos

Pais acima do peso	*Filhos acima do peso*
Nenhum dos pais acima do peso	7 a 10%
Um dos pais acima do peso	40%
Os dois pais acima do peso	80 a 85%

Estatisticamente, uma criança obesa aumenta as chances de chegar à idade adulta obesa em 16%, e se for um adolescente obeso, essa chance aumenta ainda mais na proporção de 8 em 10; em outras palavras, 70 a 80% de chance de vir a ser um adulto obeso.

Em diversos países 5 a 10% das crianças em idade escolar são obesas e 15 a 20% dos adolescentes o são. Em alguns países, a obesidade infanto-juvenil chegou a dobrar nos últimos 10 anos. Nos EUA, esse número mais que dobrou nos últimos 20 anos.

No Brasil, em 1975, cerca de 8% das crianças e adolescentes sofriam de algum grau de desnutrição e cerca de 4% de obesidade. Hoje, esse quadro inverteu-se, 3% das crianças sofrem de desnutrição e 9% de obesidade e pior, os índices de obesidade infantil continuam crescendo vertiginosamente. Nas classes menos favorecidas, não é incomum a ocorrência do perverso binômio *obesidade + desnutrição*.

A obesidade, mesmo em crianças, desenvolve sérios problemas de saúde que, depois, se tornam irreversíveis. Os problemas emocionais são, talvez, os primeiros a acometer a criança e o adolescente, com sensações de baixa auto-estima, incapacidade física, objeto de chacotas de colegas direcionadas ao excesso de peso, podendo evoluir, inclusive, para depressões emocionais. Por causa desses sérios problemas emocionais, entre outros, é que contamos com uma equipe de psicólogas em nossos consultórios.

Outras doenças que até então eram quase que exclusivas de adultos também acabam ocorrendo em crianças, até mesmo com freqüência elevada, como aterosclerose precoce e hiperglicemia, pressão alta, dislipidemia com todas as suas nefastas conseqüências.

A obesidade em crianças e adolescentes diminui muito a qualidade de vida e o tempo de sobrevida também.

A história familiar ajuda a predizer as possibilidades de a criança desenvolver obesidade no futuro e de se supor que tipo de obesidade essa criança mais provavelmente desenvolverá, assim como as co-morbidades mais prováveis.

Independentemente da carga genética dos pais, os hábitos alimentares destes e de outros familiares que com a criança coabitam, também e com muita freqüência, passam aos filhos e colaboram muito no desenvolvimento de obesidade. O pior hábito que os familiares repassam às crianças e adolescentes é, sem dúvida, o sedentarismo.

Em crianças, o peso das determinações genéticas contribuem com não mais que 10% das causas de obesidade essencial. Os fatores ambientais como maus hábitos alimentares, associados à baixa atividade física, contribuem com os 90% restantes.

A obesidade infantil acarreta:

- Discriminação social.
- Problemas emocionais, como depressão e baixa auto-estima.
- Problemas posturais e ortopédicos.
- Aterosclerose precoce e hipertensão arterial.
- Apnéia do sono.
- Outros, como as co-morbidades.

No trabalho de "emagrecimento" de uma criança, nem sempre se busca, efetivamente, emagrecer o paciente, mas algumas vezes se objetiva mais cessar o processo de engorda descontrolado, aguardando pelo crescimento em busca de uma proporcionalidade entre ambos.

O cerne do tratamento de qualquer criança é o binômio correção dos hábitos alimentares aliado a aumento das atividades físicas, especialmente a esportiva (atividade física aliada a prazer). Esse tratamento é bem mais pedagógico do que orgânico. É primeiro pedagógico e depois orgânico. Se não mudamos o pensar, não mudaremos o agir.

Atividade física: diminuir os videogames, televisão e computador. Estimular o esporte, a dança, os passeios a pé, praias etc.

A correção dos hábitos alimentares em crianças já é, em geral, mais complicado. É fundamental alcançar o melhor grau de conscientização possível para que se obtenha a maior vontade de cooperação possível. Muito útil e por vezes indispensável é a cooperação multidisciplinar também de um trabalho psicoterapêutico paralelo, realizado especialmente por profissionais familiarizados com o tema.

Da mesma forma que se falou acima, além da determinação genética, o exemplo e os costumes dos pais também determinam a eventual obesidade dos filhos, o contrário é bem verdade. O exemplo e o envolvimento dos pais e de toda família colaboram muito no grau de sucesso do tratamento dos filhos. Ninguém em sã consciência pode imaginar que, no seio de uma família com maus hábitos alimentares diuturnos e vida sedentária, vai ser freqüente desenvolver-se por conta própria uma prole esportista comedora de folhinhas.

O trabalho é árduo, sem dúvida, mas o sucesso é altamente recompensador. Além da indiscutível melhora orgânica, a criança e o adolescente melhoram todo seu rendimento psicoemocional, cultural e social.

Todas as pessoas podem e devem tratar-se, inclusive as crianças. É claro que, para cada tipo de paciente, é usado o tratamento mais adequado, preservando-se sempre, em primeiro lugar, a saúde do paciente, obviamente.

O tratamento da criança envolve, obrigatoriamente, uma interação multiprofissional muito bem entrosada e bem concatenada entre o médico, a equipe de psicologia, o professor de educação física e o nutricionista, e ainda assim, não é tarefa muito fácil.

Mais do que em qualquer dos demais grupos de pacientes, no caso da criança, a prevenção impõe-se com o aprendizado e o hábito natural da prática de esportes, aliada a hábitos alimentares mais saudáveis, até porque com a criança não só se previne a doença propriamente dita, mas cria-se a conscientização não só desta ou daquela criança em especial, como de toda sua geração futura.

A prevenção da obesidade infanto-juvenil funciona melhor se for aplicada nos três níveis: pessoal, familiar e público – ver capítulo *Prevenção da Obesidade*. A criança, mais do que as demais faixas etárias, depende de iniciativas governamentais para, entre outras coisas, protegê-la dos fortíssimos apelos das indústrias alimentícias que estão lhe criando e definindo maus hábitos alimentares.

CAPÍTULO 29

Obesidade Feminina

A obesidade é uma doença só, mas com comportamentos diferentes de acordo com determinadas circunstâncias; o sexo é uma das variantes mais importantes. A forma de comportamento da obesidade pode variar muito se ocorrer na mulher, no homem ou na criança e exige abordagens terapêuticas diversas.

A mulher tem circunstâncias endógenas diferentes, conjunto e concatenação hormonal diferentes, contexto psicoemocional bem diferente e outras circunstâncias talvez menores, de modo que todas interferem muito no tipo de obesidade, no tipo de transtorno orgânico proporcionado pela gordura, nas intercorrências, como, por exemplo, a síndrome dos ovários policísticos, e no tratamento. A interação desses diversos fatores e a alteração do resultado final é evidente em função do sexo. A circunstância do sexo interfere na obesidade e vice-versa; a obesidade interfere muito na saúde e na vida pessoal dependendo do sexo. Na mulher, afeta muito o lado psicológico, a auto-estima, o ciclo menstrual e a fertilidade. A menopausa é um período que facilita o ganho de peso.

A distribuição da gordura corporal na mulher privilegia a deposição periférica, subcutânea glúteo-femoral ou ginecóide, em forma de pêra, em detrimento da distribuição central mais comum no homem. Essa característica de diferenciação distributiva da gordura corporal não é propriamente só de distribuição física de uma mesma gordura que apenas se diferencia onde é depositada ou não, mas da formação de gorduras diferentes, com características bioquímicas bem diferentes e conseqüências também diferentes de acordo com o sexo. Essas gorduras são de características físico-químicas bem diferentes e proporcionam prognóstico igualmente distinto. A gordura que se distribui de forma preferencialmente centrífuga (ginecóide), em forma de pêra, é uma gordura metabolicamente menos agressiva do que a gordura que se distribui de forma centrípeta, em forma de maçã (andróide). Ressalta-se que o sexo é característica que orienta a preferência na distribuição física da gordura, mas não avoca exclusividade para essa distribuição. O fato de ser mulher não a exclui de apresentar, também, presença concomitante ou até mesmo exclusiva de deposição de gordura visceral e vice-versa, porém com incidência estatística nitidamente menos expressiva.

A mulher somando particularidades psíquicas no contexto causal da obesidade: a mulher, particularmente, apresenta outras determinadas características próprias. A mulher, por circunstâncias hormonais e sociais e, também, por problemas culturais, por absorver mais os problemas sociais e muitas das vezes os domésticos também apresenta um emocional mais sensível e nitidamente mais circunstâncias de ansiedades e tensões que freqüentemente redundam em hiperfagia alimentar – *compulsão alimentar.* Essa compulsão alimentar é bem mais comum na mulher do que no homem. A hiperfagia procedente desse estado de compulsão é uma fortíssima sensação "*como se fome fosse*" ou "*vontade de comer mesmo sem fome*", que leva a pessoa a comer mais, comer mesmo quando não está com fome propriamente dita, comer até mesmo o que não gosta, mas tem que comer. Sabe que não deve, mas quem diz que ela consegue deixar de comer? Da mesma forma que ninguém mais do que ela quer deixar de comer, ninguém mais do que ela não consegue ficar sem comer. Quem não entende essa situação piora as coisas ao imputar-lhe culpa, o que faz aumentar ainda mais sua sensação própria de culpa e autocensura e, por conseqüência, piora as instabilidades emocionais, agravando, também, o quadro de compulsão alimentar.

A obesidade trazendo particularidades psíquicas à mulher: psicologicamente, a verdade é que a obesidade não incomoda muito a maioria dos homens, mas, para a mulher, qualquer ganho de peso a mais já é um suplício. A obesidade, antes de afetar-lhe a saúde física, já deteriorou a psíquica, traz mais ansiedade, baixa auto-estima, depressão e outras instabilidades que também pioram ainda mais a obesidade, virando uma verdadeira bola de neve autônoma.

Esses são alguns dos grandes motivos pelos quais dispomos de acompanhamento psicológico em nossos consultórios.

A mulher tem, ainda, outras circunstâncias que lhe propiciam maior incidência e ocorrência de excesso de peso, como a puberdade, o casamento, as gestações, o uso de pílulas anticoncepcionais e a menopausa. Na mulher, também é comum ocorrer a *síndrome dos ovários policísticos*, causa e conseqüência de obesidade e, mais ainda, motivo de especial e intensa resistência insulínica, que piora ainda mais a obesidade.

Outra particularidade feminina no que concerne à obesidade é que, pelas características anatomobiológicas da mulher, é nitidamente menor a proporção de tecido muscular com relação ao peso corporal total e é o músculo o tecido metabolicamente mais ativo em nosso organismo animal, isto é, o músculo é o tecido que, na realidade, mais consome energia ou caloria quando se exercita. E, a mulher, por possuir proporcionalmente menos tecido muscular, tende a gastar menos caloria em um mesmo exercício físico em comparação com o homem, comumente mais musculoso. Por esse motivo, as academias de ginástica são orientadas por professores de educação física que, além dos exercícios aeróbicos, também exigem exercícios de contra-resistência ou musculação. Não é que a mulher vá ficar musculosa, mas ela necessita de um pouco mais de proporção muscular para que os exercícios aeróbicos realmente sejam mais resolutivos em termos de consumo calórico.

Outras circunstâncias que aumentam as chances de a mulher desenvolver excesso de peso são a puberdade, o uso de contraceptivos hormonais, a vida de casada, a gravidez e a menopausa.

Conclusão, a mulher tem maior tendência natural ao binômio obesogênico: ***ganha mais e gasta menos.***

Certos tipos de cânceres são mais comuns na mulher obesa: vesícula biliar, mamas, colo do útero, endométrio e ovários.

CAPÍTULO 30

Obesidade Familiar – *Família Obesogênica*

Família Obesogênica – ***Binômio Obesogênico***: ingere muito e gasta pouco. Menos de 20% das causas de obesidade são de origem genética exclusiva (genotípicas), pois a maioria delas, mais de 80%, tem origem em fatores do meio ambiente (fenotípicas), isto é, são causas adquiridas com os maus costumes do dia-a-dia, basicamente maus hábitos alimentares e, principalmente, sedentarismo – ***Binômio Obesogênico***: ingere muito e gasta pouco. A tendência genética para a obesidade, que pode estar presente, quase sempre vem aliada ao estilo de vida obesogênico. E estilo de vida é algo que normalmente se compartilha com outras pessoas de nosso convívio, a família. Portanto, a potencialidade de desenvolver excesso de peso estende-se a outros integrantes da mesma família, ocorrendo, por esse motivo, com certa freqüência, outros casos de obesidade nessa família, o que o autor chama de ***Família Obesogênica***. Para esse fim, família não é definida pela ligação genética, mas sim pelas pessoas que residem em uma mesma casa, convivem e compartilham entre si os mesmos hábitos e costumes de vida, o mesmo estilo de vida obesogênico. Essas pessoas somam os fatores fenotípicos (ambientais) a estimularem os genotípicos, até então latentes.

> Obesidade é um problema familiar e não apenas individual.

Todo tratamento de emagrecimento envolve, obrigatoriamente, uma mudança de estilo de vida, desse estilo de vida obesogênico.

Estilo de vida obesogênico que, por ser desenvolvido e acostumado ao final de longo tempo e ser compartilhado por outros membros dessa família, freqüentemente existem outras pessoas na família que, ou já estão com excesso de peso ou se ainda não estão, com grande potencialidade poderão vir a estar; é a ***Família Obesogênica***.

A obesidade familiar vira um ciclo vicioso envolvendo toda a família, sendo muito difícil de se livrar. Por isso, na persecução da anamnese médica dirigida, é muito comum encontrarmos outros familiares de convívio do paciente também com excesso de peso e, o que é mais importante, outros familiares que hoje, embora ainda não estejam com excesso de peso, encontram-se ingressos no chamado grupo de maior risco de desenvolver excesso de peso – ver capítulo *Grupos de Maior Risco*.

> ***Se os pais forem magros, a probabilidade de os filhos adquirirem obesidade gira em torno de 7%.***
> ***Se um dos genitores for obeso, essa incidência na prole sobe para 40%.***
> ***Se ambos os pais forem obesos, essa possibilidade, estatisticamente, pula para cerca de 80 a 85%.***

As pessoas leigas acham que esse excesso de peso em uma mesma família é de origem genética, o que, na grande maioria das vezes, não corresponde à realidade. Embora exista a mera tendência genética basal, uma espécie de "permissibilidade", na maioria das vezes o excesso de peso sobrevém por compartilhar um mesmo estilo de vida obesogênico. *É muito bonito comer em família e assistir a filminhos e novelas em família, só não é bonito engordar em família*.

Em nossos consultórios, além de tratarmos e orientarmos o paciente, enviamos orientação, também, à família desse paciente. Da mesma forma que em termos de tratamento, quando tratamos só uma pessoa dessa família o resultado é um e, quando tratamos todos os obesos de uma mesma família e os demais elementos da mesma, ainda que não precisem de tratamento, mas mesmo assim tomam envolvimento com as orientações do tratamento, o resultado mostra-se cada vez mais sustentado e é cada vez melhor em benefício do paciente e da sua família. Quando se propõem mudanças no estilo de vida de uma dessas famílias, mesmo os não obesos devem seguir essa mudança, pois os magros de hoje podem vir a ser os obesos de amanhã, especialmente quando mudarem determinadas circunstâncias pessoais que costumam deflagrar ganho de peso – tensões, sedentarismo por estudo ou trabalho, casamento, gravidez etc.

> Os magros de hoje podem vir a ser os obesos de amanhã.

Atrasar a decisão de enfrentar a obesidade pessoal ou familiar é uma boa forma de aumentar ainda mais esse problema que um dia terá de ser combatido ou o paciente será por ele inexoravelmente derrotado.

Quanto à prevenção da obesidade, a sua realização no plano familiar é ainda mais resolutiva, mesmo no nível pessoal. Quando, além do paciente sozinho, a família determina-se a combater e prevenir a obesidade – que vem de dentro da sua casa –, as ajudas são mútuas, um estimula o outro, a família conscientiza-se em conjunto e os resultados são bem melhores tanto no tratamento como na prevenção. Portanto, tratar obesidade é, na maioria das vezes, tratar a família, ou porque a família também está com excesso de peso ou simplesmente porque a família influencia o paciente e pode muito ajudá-lo.

Por esses motivos é que, em nossos consultórios, quando orientamos e conscientizamos os nossos pacientes sobre as causas da obesidade e as propostas de tratamento, procuramos envolver toda a família de convívio desse paciente a fim de que o seu resultado alcançado seja mais sustentado e tenda a ser definitivo.

CAPÍTULO 31

Perfil Psicológico e Psicoterapia do Obeso

A obesidade é causa e efeito dos distúrbios emocionais, especialmente dos distúrbios do humor.

Muitas das doenças até mais graves que a obesidade não se colocam tanto em evidência como essa. A obesidade é muito evidente, o paciente a expõe mesmo que não queira, coloca bata, não vai à praia, disfarça, mas lá está ela e isso reiteradamente incomoda, desgasta e, ao final de algum tempo, não é infreqüente comprometer a auto-estima.

A obesidade, infelizmente, ainda traz consigo a ultrapassada imagem de desleixo, falta de zelo, que são estereótipos errados do passado, mas que, lamentavelmente, ainda habitam a mente de pessoas que não conhecem direito as causas e o comportamento da obesidade.

Por outro lado, é certo que a obesidade, não se pode negar, especialmente os grandes obesos, sofrem algumas limitações para interagir em atividades físicas do dia-a-dia, como jogar futebol, vôlei, basquete e outros, e isso passa a ser motivo de segregação que o leva a ocupar uma situação delicada socialmente, o que passa a ser mais um fator agravante das instabilidades emocionais.

Na admissão ao trabalho, o IMC já vem sendo um fator de seleção, inclusive em concursos públicos, tornando-se mais um fator de segregação a prejudicar emocionalmente o obeso.

Se, em adultos, a obesidade já é motivo de transtornos emocionais, de humor, da auto-estima, imagine em crianças e adolescentes. Nessas faixas de idade, o emocional ainda está formando-se e definindo-se, e esses transtornos podem e freqüentemente afetam a perfeita formação. Aliás, costumo dizer que, em crianças e adolescentes obesos, as primeiras co-morbidades que os assolam são os transtornos emocionais, de início insidioso, mas que vão afetando a formação psicoemocional, minando as resistências cognitivas e propiciando os estados de comer compulsivo, inicialmente como compensação, o que engorda ainda mais.

COMPULSÃO ALIMENTAR OU FOME DE ORIGEM EMOCIONAL – SEGUNDA FOME

Algumas pessoas, tanto homens como mulheres, porém mais freqüentemente as mulheres, e estas, principalmente no período das tensões perimenstruais, são acometidas por estados de instabilidades emocionais que as levam a comer não por fome biológica propriamente dita, mas por ansiedade. É o que o autor chama da "*segunda fome*" ou fome emocional, ou compulsão alimentar. Nesse estado de compulsão alimentar, o paciente come o que quer e o que não quer, come o que gosta e até o que não gosta, abre o pacote só para degustar e enterra tudo goela a dentro e depois se arrepende. Continua comendo mesmo após as grandes refeições. Chega a chorar enquanto come porque está comendo, mas não consegue deixar de comer.

Essa fome de origem emocional é mais forte e mais inquietante do que a fome biológica propriamente dita. A fome biológica é mais fácil de suportar, mas a fome de origem emocional é mais irritante, desconcentra, torna a pessoa agressiva, especialmente com quem tenta impedi-la de comer. Essa é mais inquietante e difícil de controlar pelo evidente fato de que, assim como a irritabilidade dessa fome, esta também é de fundo emocional. Isto é, tanto a fome como a irritabilidade, ambas são de origem por instabilidade emocional.

Alguns pacientes exteriorizam esse quadro durante a madrugada, isto é, acordam durante a madrugada exclusivamente para comer – é o que se chama de síndrome compulsiva alimentar noturna, que é ainda pior do que a simples compulsão alimentar, pois o paciente, após comer, vai imediatamente dormir e engordar.

Arrepende-se e, mais tarde, volta a fazer o mesmo. Nesse momento, o paciente sente uma forte sensação de culpa, de baixa auto-estima, de impotência, circunstâncias que fragilizam ainda mais qualquer tentativa de resistência cognitiva. Quem não conhece isso chama de gula e até de sem-vergonhice, mas não é não. Ninguém mais do que o obeso compulsivo quer controlar esse estado de comer compulsivo, mas isso está muito além do controle dele; ele acha que controla porque come com as próprias mãos e boca, mas não há controle. É um estado de compulsão mais forte que o paciente. Ele precisa de ajuda amiga e profissional. As criticas só pioram.

Esse estado de compulsão alimentar engorda muito, entre outros, por dois motivos; primeiro, porque nesse estado a pessoa nunca tem compulsão por verduras, legumes ou hortaliças, mas sim e sempre por alimentos muito calóricos, como doces, chocolate, refrigerante, pão etc. E, segundo, pelo fato de que, além de se ter sempre compulsão por alimentos exclusivamente calóricos – como na realidade essa sensação de fome é uma sensação falsa –, o organismo não está em estado de necessidade de nutrientes, logo, o organismo não vai usar essas calorias e vai estocá-las na forma de gordura.

Instabilidades emocionais fazem a pessoa engordar, e a obesidade faz a pessoa ter instabilidades emocionais. Dessa forma, a pessoa come ainda mais, e assim sucessivamente, como uma bola de neve.

O tratamento desses distúrbios é multidisciplinar, médico, medicamentoso e psicoterapêutico, e a melhora costuma ser cristalina, salvo alguns casos mais rebeldes que exigem um empenho multidisciplinar mais intenso, mais diligente.

Outra circunstância extremamente importante de ser abordada a partir do perfil psicológico do obeso, e destaque para a visão da psicologia, é o grande grau de abandono inexplicável do tratamento. É grande o número de pacientes que, de maneira inexplicável, abandonam o tratamento durante o seu curso, mesmo pacientes que estão tendo bons resultados e aparentemente abandonam sem motivo especial. Depois retornam arrependidos, mas abandonam, o que prejudica muito o tratamento e compromete muito também a sua retomada. Não nos esqueçamos, nesse aspecto, do que foi falado no capítulo referente à família obesogênica: quem "engorda" não é só o paciente, mas toda sua família e, nesse caso de determinação e fidelidade ao tratamento, é fundamental a ajuda da família, que está ao mesmo tempo dentro do problema e fora dos conflitos personalíssimos do paciente que o levam, inconscientemente, a abandonar o tratamento. O apoio efetivamente diligente da família, nesse caso, é decisivo. Aliás, o apoio da família em todos os aspectos do tratamento é ferramenta indispensável.

FUNÇÕES BÁSICAS DA PSICOLOGIA NA EQUIPE MULTIDISCIPLINAR DO CPTO-SM PARA O TRATAMENTO DA OBESIDADE

1. Conhecer a base psicológica geral em que o paciente se insere. Diagnosticar, delinear e amparar estes problemas de base.
2. Conhecer o histórico de eventuais tentativas anteriores de perda de peso.
3. Conhecer o que o paciente pensa a respeito de obesidade, da sua obesidade, de tratamento e do seu tratamento de emagrecimento.
4. Observar sempre a condição socioeconômica e cultural do paciente.
5. Conscientizar o paciente das circunstâncias de compulsão alimentar e da influência dos estados de instabilidade emocional na obesidade e no tratamento desta.
6. Fornecer conhecimentos técnicos sobre o assunto: estética × saúde, obesidade familiar, estilos de vida obesigênicos e saudáveis, manutenção etc.

7. Conscientizar o paciente de que o que o leva para o excesso de peso é ele próprio, o próprio paciente, de diversas maneiras e por longo tempo – Estilo de vida.
8. Distinguir para o paciente a simples vontade de perder peso, da VONTADE + AÇÕES correspondentes. Vontade sem ação = NADA. Tratamento cognitivo-comportamental (TCC).
9. Analisar, conscientizar e utilizar-se do suporte familiar e social. Obesidade é circunstância ambiental, basicamente familiar.
10. Conscientizar o paciente das dificuldades e dos benefícios do tratamento bem-sucedido e do esforço e da determinação necessários.
11. Motivar o paciente para os esforços necessários ao tratamento de perda de peso.
12. Motivar a prática de exercícios físicos regulares.
13. Motivar o paciente nos novos hábitos alimentares como regulares.
14. Conscientizar e minimizar as dificuldades e resistências do próprio paciente.
15. Fomentar a relação de confiança no tratamento, no médico e em toda equipe multidisciplinar, desestimulando as aventuras "milagrosas" e as opiniões leigas.
16. Estimular os progressivos bons resultados parciais e manter a auto-estima nos naturais e eventuais períodos de resultados menos bons. "Perder uma batalha não significa perder a guerra".
17. Evitar os abandonos do tratamento durante o seu curso ou ao final da perda de peso, sem se submeter à manutenção.
18. Orientar o paciente a auxiliar terceiros, repassando esses conhecimentos e, assim, conscientizando outras pessoas.

DEPRESSÃO

É uma doença que afeta o estado de ânimo, afeta a sensação de felicidade e a auto-estima, diminuindo a disposição para as atividades diárias mais simples e a forma de pensar do indivíduo, gerando pensamentos e sentimentos negativos sobre tudo e sobre ele mesmo.

Muitas vezes, afeta o sono e também o apetite. O indivíduo passa a isolar-se do convívio pessoal e da família, prejudicando a relação social e sua produtividade.

Um transtorno depressivo não é a mesma coisa que um estado passageiro de tristeza, esporádico que todo mundo pode ter.

Sem tratamento adequado, os sintomas tendem a perdurar e mesmo a aprofundar-se, podendo durar semanas, meses e até anos.

Causas

Até hoje ainda não se sabe direito a causa da depressão, mas alguns fatores conhecemos ser responsáveis por desencadeá-la. De um modo geral, além de algum componente genético ou antecedente familiar, a nossa personalidade representa um papel etiológico importante, como baixa auto-estima, dificuldade em lidar com frustrações, pouca tolerância ao estresse, imaturidade emocional e outras causas.

Algumas circunstâncias podem servir como fatores-gatilho como luto, dificuldade financeira, separação do casal, doenças crônicas, podendo levar, também, a um quadro depressivo.

Principais sintomas

- Sentimentos contínuos indefinidos de tristeza, vazio, desamparo, inutilidade e ansiedade.
- Perturbações do sono, como insônia ou dormir excessivamente ou acordar demasiadamente cedo.
- Aumento do apetite com ganho de peso ou diminuição com perda de peso.
- Pensamentos obsessivos de morte, planejamento de suicídio, até com tentativas.
- Sentimentos inadequados de culpa, vergonha e indignidade, perda da auto-estima.
- Perda de interesse em atividades agradáveis.
- Dificuldade de concentração, memória e tomada de decisões.
- Choro excessivo.
- Perda de energia, sentimentos de exaustão, fadiga e desatenção.
- Dores crônicas e sofrimentos que não parecem ter uma causa física e não reagem ao tratamento.
- Irritabilidade, afastamento e isolamento social.

Tratamento

Psicoterapêutico ou psicoterapêutico + psiquiátrico.

A resistência em buscar ajuda só agrava a doença.

■ PSICOTERAPIA

Nós do CPTO-SM dizemos que as pessoas podem apresentar, na realidade, dois tipos de sensação de "fome": a fome biológica, que é a natural necessidade de nutrientes no organismo, e a "fome" de origem emocional, que chamamos de compulsão alimentar (não confundir com comer compulsivamente). A compulsão alimentar é uma falsa, porém fortíssima sensação de fome, que mais se parece com uma tissuname, que atropela tudo, passa por cima da saciedade da refeição que já se fez, por cima da nossa vontade consciente de não comer, passa por cima da anorexia proporcionada pelos moderadores de apetite. Essa "fome" nada tem a ver com a fome biológica.

É comum os pacientes obesos apresentarem um aumento da ocorrência de transtornos emocionais do tipo ansiedade e depressão, com repercussões no padrão alimentar, levando-os à compulsão alimentar, o que, em boa parte das vezes, exige intervenção multidisciplinar auxiliada pela psicologia. Esses transtornos emocionais são, ao mesmo tempo, causa e efeito da obesidade.

Nessa problemática, a abordagem da psicoterapia pode variar. Importantes autores na área da psicologia defendem a **psicoterapia cognitivo-comportamental** (PCC), cuja característica principal é a determinação de objetivos claramente definidos desde o início do tratamento. É a metódica persecução de objetivos e metas previamente definidos.

A PCC favorece a mudança do estilo de vida necessária ao tratamento da obesidade.

Princípios em que se baseiam a PCC no tratamento da obesidade

- A ingestão alimentar e a atividade física alteram o peso corporal. Alterando-se esses dois comportamentos altera-se o peso corporal final.
- Estes são comportamentos aprendidos e, como tal, podem ser modificados.
- Para que essa modificação seja duradoura, é necessária a modificação do ambiente que os influencia.

No caso específico da obesidade, a PCC objetivará o clareamento da associação do binômio ingestão alimentar–atividade física em uma ponta, e eventos ambientais em outra, tais como horários, motivação, segurança e humor, para que, por meio da mudança de alguns desses eventos, a mudança desejada seja implementada.

Principais metas da PCC

- Mudança estruturada no estilo de vida.
- Método que envolva aumento de atividade física.
- Métodos cognitivos para mudar a postura existencial.
- Estratégias para aumento do suporte social.
- Esquemas nutricionais adequados.

Motivação

É importante que se faça a distinção entre a manifestação da vontade de perder peso, presente na totalidade das pessoas que se apresentam para tratamento, e a real e fundamentalmente necessária disponibilidade, presente na minoria dessas pessoas, para se engajar em programas que modificarão o estilo de vida que o conduziu à obesidade. (Por *Adriano Segal*, in *Manual de Obesidade para o Clínico*, Alfredo Halpern, Rocca, 2002.)

Automonitorização

A automonitorização dos comportamentos visados é um método fundamental que ajudará a permitir as mudanças úteis e necessárias.

Definição dos objetivos

O prévio estabelecimento de objetivos do tratamento deve ser feito de forma bem calculada, realista e precisa → nutrição e atividade física.

Atuação na imagem corporal

A obesidade leva a uma diminuição da auto-estima, com repercussões na motivação e na eficácia final do tratamento.

Quadro 1
Objetivos básicos da psicoterapia

- Definir a efetiva determinação psicológica do paciente em seguir os critérios do tratamento – *Os 10 princípios básicos de um bom tratamento de emagrecimento* – e pelo tempo que se fizer necessário:

Conscientização: **Intenção sem ação = NADA**

- Conscientizar o paciente sobre o que é fome por ansiedade × fome biológica
- Diagnosticar e melhorar os casos de instabilidades emocionais com repercussões em hiperfagia, como a compulsão alimentar e a SCAN (síndrome compulsiva alimentar noturna)
- Diagnosticar instabilidades emocionais e suas ligações com o nível de baixa auto-estima, quebrando o ciclo vicioso obesidade ↔ baixa auto-estima e melhorar a auto-estima do paciente em geral, independente do peso
- Manter e melhorar o equilíbrio psicoemocional do paciente no decorrer do tratamento, mesmo diante das naturais dificuldades deste procedimento
- Solidificar a consciência do novo estilo de vida não-obesogênico do paciente e, se possível, da sua família obesogênica
- Evitar os constantes casos de abandono do tratamento
- Auxiliar o paciente a manter-se vigilante do peso pelo resto da vida

CAPÍTULO 32

Resistência à Insulina

Pâncreas/insulina. Quando ingerimos carboidratos (massas e açúcares), eles são metabolizados em açúcares e disponibilizados em nossa corrente sanguínea. Esses açúcares são importantes combustíveis de uso imediato, necessários ao normal funcionamento do nosso organismo, mas, para exercerem essa função, eles precisam, antes, ser transportados para o interior das células, local onde desenvolvem, de fato, suas funções energéticas. Quem faz esse transporte da glicose sanguínea para dentro das células é um hormônio chamado ***insulina***, produzido pelo pâncreas. A insulina é o único hormônio hipoglicemiante.

Resistência insulínica (RI). A insulina desempenha essa sua função de transporte da glicose da corrente sanguínea para o interior das células, em quase todas as células do nosso organismo, especialmente na célula hepática, para diversas funções metabólicas, e na célula muscular, para realização de trabalho mecânico, próprio do músculo. A ***resistência insulínica*** é um defeito na ação biológica da insulina em utilizar a glicose em que se apresenta uma resposta biológica diminuída. A insulina não consegue transportar a glicose que se encontra na corrente sanguínea para dentro da célula a fim de disponibilizá-la para as suas diversas funções metabólicas.

Esse defeito ocorre, especialmente, por ocasião da obesidade visceral, em razão de altos níveis de ácidos graxos livres circulantes, presença elevada de determinadas adipocitocinas inflamatórias, subseqüente ocorrência de um processo inflamatório crônico subclínico, instalação de uma disfunção endotelial intensamente aterogênica e baixos índices de óxido nítrico a nível endotelial.

Essa resistência insulínica ocorre tanto em nível periférico (principalmente **muscular** e **tecido gorduroso**) como em nível visceral (principalmente **hepático**).

Na obesidade, especialmente na visceral, as células musculares esqueléticas estão mais ocupadas fisicamente com a presença de triglicerídeos, o que contribui ainda mais para o desenvolvimento de RI nesse nível. Também no caso da obesidade abdominal, em decorrência da presença dessa gordura metabolicamente muito ativa na origem do sistema sanguíneo visceral, o *turn over* sanguíneo de *ácidos graxos livres* e citocinas inflamatórias fica muito aumentado, especialmente em direção ao fígado, via circulação porta.

> A **RESISTÊNCIA INSULÍNICA** É A BASE DA SÍNDROME METABÓLICA E O ELO DE LIGAÇÃO ENTRE OS DIVERSOS COMPONENTES DESSA SÍNDROME.

Hiperinsulinemia. Por causa da RI, existe insulina, mas o organismo não reconhece a sua função, como se não reconhecesse a sua existência. Por um efeito *feedback* positivo, o pâncreas é levado a produzir ainda mais insulina, permitindo-se o quadro clínico de **hiperinsulinemia**, a fim de compensar a ausência da sua função biológica.

Deve-se ressaltar que, no caso da RI, a função fisiológica da insulina como hormônio biológico fica prejudicada, diminuída, como foi descrito acima, mas a função fisiopatológica do hiperinsulinismo não deixa de ocorrer, deteriorando ainda mais e de forma decisiva os destinos e o prognóstico do organismo do paciente em direção à efetiva instalação da síndrome metabólica.

Hiperglicemia. Como a insulina não consegue exercer a sua função de transportar a glicose sanguínea para o interior das células, essa glicose acumula-se na corrente sanguínea e, por outro lado, o fígado passa a produzir mais glicose pelos mecanismos de glicogenólise e gliconeogênese, contribuindo tudo para o quadro de ***hiperglicemia***.

Esquema da glicemia normal, DM I, DM II (Resistência Insulínica).

> Nesse caso, a **hiperglicemia** ocorre por dois mecanismos, **diminuição da utilização** em razão da RI periférica e **aumento da produção** hepática.

Enquanto a hiperinsulinemia consegue compensar a maior disponibilidade (periférica e hepática) de glicose sanguínea, o quadro é apenas de resistência insulínica. Quando, porém, essa compensação pancreática vai tornando-se insuficiente, define-se o quadro de diabetes melito II.

- *Diabetes* melito *II:* essa ***hiperinsulinemia insuficientemente compensatória com hiperglicemia*** é o quadro clínico chamado ***diabetes melito II*** (não insulino-dependente). Cerca de 90% dos diabéticos II apresentam resistência insulínica.

- *Diabetes melito I pós II:* essa hiperinsulinemia compensatória própria do DM II pode aumentar e manter-se por determinado tempo a ponto de exaurir a função das células de Langerhans do pâncreas na produção de insulina, diminuindo, assim, a produção de insulina, por lesão celular, até que os antidiabéticos orais sejam insuficientes e seja necessária insulinoterapia, instalando-se, então, o quadro clínico de **hiperglicemia agora com hipoinsulinemia**, que é o ***diabetes melito I*** (dependente de insulinoterapia).

A resistência à ação da insulina (RI), tanto periférica como hepática, é um dos principais pontos de partida para uma série de conseqüências orgânicas da obesidade, a síndrome metabólica, alterando inicialmente o metabolismo dos glicídios e, subseqüentemente, dos lipídios, trazendo diversos transtornos para o metabolismo orgânico e contribuindo para a formação de aterosclerose e suas sucessivas conseqüências, as demais co-morbidades:

- Hipertensão.
- Dislipidemia.
- Hiperglicemia. DM II e I.
- Hiperuricemia.
- Inflamação crônica subclínica.
- Alterações neuroendócrinas.
- Doenças cardiovasculares.
- Microalbuminúria.
- Outras.

A síndrome dos ovários policísticos (SOP) é uma patologia que comumente se associa à obesidade, e ambas, SOP e obesidade, são causa e efeito uma da outra (obesidade ↔ SOP). A SOP apresenta um quadro de resistência insulínica todo especial, mais precoce, mais intenso e mais rebelde aos tratamentos convencionais (p. ex., metformina).

TRATAMENTO ESPECÍFICO DA RESISTÊNCIA INSULÍNICA

- *1º grupo* – **Medicamentos sensibilizadores de insulina:** são as primeiras drogas indicadas em RI.

  São medicamentos que aumentam a ação da insulina, elevando a sua sensibilidade no nível dos receptores: metformina e tiazolidinedionas.

  A) **Biguanidas – Metformina:** melhoram o efeito da insulina no nível hepático e, secundariamente, também no nível periférico (muscular e gordura). Apresenta efeito cardioprotetor paralelo.

A **metformina** junto às tiazolidinedionas são as primeiras drogas de escolha no tratamento da hiperglicemia, da resistência insulínica e do DM II da SM.

Apresentação: 500, 850 e 1.000 mg. Dose média: 1.000 a 2.550 mg/dia. Iniciando com doses baixas e aumentos a cada 1 a 2 semanas.

Nomes comerciais: *Glifage®* e *Glucoformin® (500 e 850 mg), Dimefor®* e *Metformina (850 mg)*.

XR, liberação estendida, administração noturna.

Associação: as biguanidas podem associar-se a outros antidiabéticos orais, com mecanismos de ação diferentes, como por exemplo: metformina + rosiglitasona ou metformina + glibenclamida micronizada.

B) **Tiazolidinedinas – ou Glitazonas:** efeito farmacológico, principalmente, de aumentar a sensibilidade insulínica no nível muscular, ativando o PPARγ e, secundariamente, no nível hepático.

Rosiglitazona. Apresentação: 4 e 8 mg. Posologia: 2 a 8 mg, 1 a 2 × dia.

Pioglitazona. Apresentação: 15, 30 e 45 mg. Posologia: 15 a 45 mg, 1 × dia. Exemplo: *Actos® 15, 30, 45 mg*.

Efeitos adversos: maior ganho de peso periférico, à custa de uma perda de peso central menor e certa anemia dilucional por retenção hídrica.

- *2º grupo* – Drogas secretagogas: aumentam a secreção pancreática de insulina.

  Sulfoniluréias e meglitinidas.
- *3º grupo* – Drogas que atuam na absorção da glicose:

  Arcabose. Diminui a absorção intestinal de carboidratos, inibindo a ação da ∞-glicosidase.

  Combinação de ADO.

C) Rimonabant: é um bloqueador do receptor Canabinoid-1, que age *no hipotálamo*, aumentando os níveis de adiponectina, diminuindo os riscos cardiometabólicos do sobrepeso e obesidade, regulando o gasto energético e desempenhando um papel importante no controle do peso, auxiliando, paralelamente, na regulação do metabolismo dos lipídios, tendendo a recompor a dislipidemia, os níveis da glicemia e a resistência insulínica.

Rimonabant (**Acomplia®**) 20 mg.

CAPÍTULO 33

Citocinas/Adipocitocinas

Quando se diz que a obesidade faz mal à saúde das pessoas não nos referimos tanto à presença física da gordura, mas à atuação hormonal dessa gordura agindo como glândula, que em quantidades normais tem a nobre função de reserva energética e ajuda a regular o metabolismo orgânico e outras importantes funções, mas quando em excesso, produz também as chamadas citocinas ou adipocitocinas.

Existem basicamente dois grupos de citocinas, as chamadas *inflamatórias*, que participam do *processo inflamatório crônico subclínico* – ver capítulo *Curiosidades* – e as outras citocinas não-inflamatórias ou até contrárias a esse processo danoso, ou seja, benéficas ao organismo.

As citocinas inflamatórias interferem muito no metabolismo orgânico, especialmente da glicose e das gorduras sanguíneas, os lipídios e interferem também no metabolismo das proteínas. Além da gordura, outros tecidos, menos importantes, também produzem as citocinas.

As citocinas agem tanto no metabolismo como em alguns órgãos e sistemas importantes a distância, como fígado, pâncreas, vasos sanguíneos etc.

Algumas dessas citocinas são:

Adiponectina. É uma citocina não-inflamatória benéfica ao organismo. É uma proteína produzida pelos adipócitos maduros (II), mas sua diminuição está relacionada ao aumento da obesidade, especialmente com a obesidade abdominal e apresenta-se diminuída por ocasião da ocorrência das co-morbidades. Seus índices adipresentam relação direta com os índices do HDL-colesterol, isto é, quanto menores os índices de adiponectina (hipoadiponectinemia), pior o prognóstico metabólico do paciente e a contrário senso quanto maior os índices da adiponectinemia, tanto melhor o prognóstico desse paciente, especialmente o prognóstico cardiovascular, mas também a dislipidemia, a hipertensão e o diabetes.

Fator de necrose tumoral-α (TNF-α). Produzido principalmente no tecido adiposo visceral. Ativa os mecanismos inflamatórios orgânicos, com aumento da resistência periférica à insulina. Importante elemento aterogênico.

Interleucinas – 6 (I6) e outras interleucinas. É também uma importante citocina inflamatória, produzida, principalmente, no tecido adiposo visceral e tem grande participação no processo de inflamação crônica subclínico e relação, também, com a resistência insulínica periférica.

PAI 1 – *Inibidor da ativação do plasminogênio 1:* níveis aumentados de PAI 1 desequilibram a homeostasia da relação trombogênese/fibrinólise, em favor da trombogênese, o que favorece o processo de aterosclerose.

Resistina. É uma citocina que, ao contrário da adiponectina, reflete uma relação direta entre o IMC e o grau de resistência periférica à insulina espelhando hiperglicemia e as conseqüências da dislipidemia.

Angiotensinogênio. Efeito vasoconstritor sistêmico. Eleva a pressão arterial e colabora no quadro aterogênico.

Homocisteína. Induz disfunção endotelial, contribuindo para o processo de aterosclerose.

Outras citocinas:

- Adipsina.
- Proteína estimuladora da oscilação.
- Visfatina.
- Outras.

Qualquer mínima perda de peso, já entre 5 a 15%, logo expressa diminuição de cerca de 25 a 47% nos níveis das adipocitocinas inflamatórias, refletindo nítida melhora no prognóstico do paciente.

CAPÍTULO 34

Co-Morbidades

O excesso de peso gordo em geral e, especialmente, a sua obesidade abdominal produzem, desde cedo, importantes transtornos no nosso organismo, bagunçando, em particular, o metabolismo da glicose e das gorduras orgânica (lipídios = principalmente colesterol e triglicerídeos). Esses transtornos provocarão progressivamente diversos outros transtornos ainda maiores e doenças importantes, as *co-morbidades*:

CO-MORBIDADES

- Pressão alta. Pode levar à insuficiência renal crônica.
- Dislipidemias aterogênica e diabetogênica: aumento ou não do colesterol total, mas com aumento da fração ruim (LDL-colesterol) e diminuição da fração boa (HDL-colesterol) e aumento dos triglicerídeos.
- Diabetes melito II.
- Aterosclerose precoce. Inclusive na criança.
- Coronariopatia obstrutiva → DAC (doença arterial coronariana), *angina pectoris* → infarto agudo do miocárdio.
- Arritmias do coração, com possibilidades de parada cardíaca súbita.
- Acidente vascular cerebral (AVC), ou por obstrução ou por ruptura de artérias cerebrais, com conseqüências de paralisias definitivas.
- Esteatose hepática: fígado infiltrado por gordura, podendo evoluir para uma hepatite gordurosa e até fibrose.
- Doenças articulares, especialmente artroses, pelo constante excesso de peso.
- Aumento da freqüência das crises asmáticas.
- Certos tipos de câncer: mulheres – vesícula biliar, mamas, colo do útero, endométrio e ovários; homem – intestino grosso e próstata.
- Apnéia do sono: falhas ou períodos de apnéia por vezes importantes da respiração quando se está dormindo.
- Depressão emocional importante.

O prognóstico dessas co-morbidades ficará ainda mais prejudicado por influência da própria obesidade e, também, pelo somatório de eventuais *fatores de risco* e, assim sucessivamente, como se fosse "uma bola de neve", prejudicando muito a qualidade de vida do paciente, até culminar com a morte deste, por diversos meios, como por exemplo:

OBESIDADE → DISLIPIDEMIA → ATEROSCLEROSE → CORONARIOPATIA → INFARTO → **MORTE**

OBESIDADE → PRESSÃO ALTA → INSUFICIÊNCIA CARDÍACA → EDEMA AGUDO DE PULMÃO → **MORTE**

OBESIDADE → DISLIPIDEMIA + DIABETES → ATEROSCLEROSE + VASCULOPATIAS → ACIDENTE VASCULAR ENCEFÁLICO → **MORTE**

OBESIDADE → DISLIPIDEMIA + DM → INFILTRAÇÃO GORDUROSA DAS FIBRAS MUSCULARES CARDÍACAS E DO SISTEMA DE CONDUÇÃO NERVOSA CARDÍACA → PARADA CARDÍACA → **MORTE SÚBITA**

As primeiras perdas de peso já melhoram muito o prognóstico com relação às co-morbidades.

■ ALGUMAS CO-MORBIDADES

Dislipidemias diabetogênica e aterogênica

É uma dislipidemia especial, carregada de partículas pequenas e densas tanto de LDL como de HDL, altamente aterogênicas e que, por sua interferência conjunta no metabolismo dos glicídios e da insulina, apresenta fortes características diabetogênicas.

Freqüentemente seguida de diversas patologias orgânicas ainda mais graves.

A dislipidemia pode ser simples ou mista; apresentar-se de várias formas, como hipertrigliceridemia isolada ou associada a outros transtornos lipêmicos, hipercolesterolemia total, à custa de aumento da fração LDL-colesterol, associados ou não a baixo nível de HDL-colesterol. É comum ocorrer, também, aumentos do ácido úrico.

Essa dislipidemia aumenta a resistência à ação da insulina, levando à hiperinsulinemia, intolerância à glicose, à hiperglicemia e, subseqüentemente, ao diabetes melito II com suas conhecidas conseqüências.

Esse conjunto de distúrbios leva à aterosclerose precoce e à hipertensão própria do excesso de peso.

Hipertensão arterial própria do excesso de peso

A obesidade é uma das maiores causas de pressão alta e motivo de rebeldia ao tratamento. O controle da pressão arterial mostra-se muito rebelde com o simples tratamento medicamentoso anti-hipertensivo sem perda de peso.

Segundo alguns estudos, cerca de 65% dos casos de hipertensão são diretamente atribuídos à obesidade.

A pressão alta como co-morbidade da obesidade tem estreito relacionamento com o estado de *hiperinsulinemia* próprio da obesidade.

Para cada quilo de excesso de peso, a pressão arterial máxima (sistólica) sobe 1 mmHg. Para cada quilo de peso perdido, a pressão arterial diminui cerca de 0,3 a 1 mmHg.

A perda de peso melhora acentuadamente tanto a pressão arterial e sua dependência medicamentosa, como as conseqüências nefastas desta e das outras co-morbidades.

Dependendo do tempo não muito longo que o paciente esteja hipertenso por causa do excesso de peso, o emagrecimento para dentro de um IMC normal pode significar a cura definitiva dessa hipertensão.

Doenças do coração

A obesidade é responsável por cerca de 40% dos problemas cardiovasculares.

A obesidade já é por si só importante fator de risco das doenças cardiovasculares. A obesidade é um dos piores inimigos do coração, ao lado do tabagismo, do alcoolismo e do estresse, podendo trazer pressão alta, aterosclerose, síndromes coronarianas (anginas), infarto do coração, arritmias, aumento do tamanho do coração (cardiomegalia), insuficiência cardíaca e morte por edema agudo do pulmão, ou até mesmo possibilidades de morte súbita por parada cardíaca.

A gordura infiltra-se no epicárdio, infiltra-se entre as fibras musculares do coração *(adipositas cordis)* e por entre o sistema nervoso de condução elétrica do coração (sistema de Purkinje), causando arritimias e proporcionando, também, aterosclerose das artérias que nutrem o coração, as coronariopatias, podendo ocorrer entupimento desses importantes vasos sanguíneos com infartos.

O sobrepeso (pequeno excesso de peso), quando se apresenta com predileção abdominal, já representa um alto risco para o desenvolvimento de doenças do coração independentemente do IMC.

Diabetes melito II

A glicose é uma espécie de combustível imediato disponível para as diversas funções energéticas do nosso organismo, como andar, falar, fazer o coração bater etc. A insulina age em quase todo o corpo, especialmente no músculo, na gordura e no fígado.

Quando essa glicose acumula-se na corrente sanguínea acima do normal por falha da produção de insulina – ver capítulo *Exames em Quantidades Laboratoriais* – caracteriza-se a doença chamada diabetes melito. Essa hiperglicemia que constitui o diabetes melito II ocorre, principalmente, por um aumento da resistência periférica à ação da insulina aliado à produção hepática maior, conseqüentemente acumulando na corrente sanguínea.

A obesidade é uma das maiores causas do diabetes melito II. É responsável por mais de 80% dos casos de incidência de DM II.

O diagnóstico de um DM II pode ser feito por meio de alguns simples exames de sangue em jejum (ver capítulo *Laboratório*).

O DM II aumenta ainda mais o risco de derrame cerebral e aterosclerose precoce.

A perda de peso é seguida, imediatamente, pela melhora na resistência insulínica e, conseqüentemente, no diabetes.

O DM II significa que não é dependente de insulina. Esse diabetes é tratado apenas com dieta, exercícios físicos e, às vezes, administrando hipoglicemiantes orais. No caso do paciente obeso, a metformina isolada ou associada costuma ser uma boa opção.

Câncer

A obesidade aumenta a incidência de câncer de colo e próstata em homens, e de vesícula biliar, endométrio, ovário, mama e colo do útero em mulheres.

Patologias do sistema digestório

Em razão do aumento da quantidade de gordura constantemente presente na corrente sanguínea das pessoas obesas, chamado de *turn over* de colesterol plasmático, há elevação da incidência de cálculos na vesícula biliar, chamado litíase biliar ou colelitíase. Esse aumento da incidência de litíase biliar, mais comum entre as mulheres, encontra-se em relação direta com o aumento do peso corporal, o IMC. Cuidado semelhante devemos ter no processo de emagrecimento rápido pelo aumento do *turn over* de colesterol.

A obesidade eleva, também, o depósito de gorduras no fígado, chamada esteatose hepática, que incide em cerca de 60 a 90% dos obesos, aumentando, ainda, o refluxo gastroesofágico, com quadro de epigastralgia em queimação, e a incidência de hemorróidas.

Pode ocorrer esteatoepatite, a agressão que o fígado sofre pela gordura, semelhante à hepatite alcoólica, que pode ser detectada pela dosagem da PCR (proteína C reativa) e dosagem das transaminases.

Apnéia obstrutiva do sono

O quadro clínico de apnéia do sono é representado por paradas momentâneas da respiração durante o sono que ocorrem por obstrução das vias respiratórias altas ocasionadas por "queda" das paredes dessas vias causadas pela obesidade local.

Em grandes obesos, a incidência de apnéia obstrutiva do sono é o distúrbio respiratório mais freqüente, superando a incidência de 50%.

Pelo fato de a apnéia do sono proporcionar hipoxia e sonos de má qualidade, é comum o paciente passar o dia sonolento, dormindo à toa, com sérias possibilidades de dormir ao volante, inclusive com risco de acidente automobilístico.

Ocorrem, também, roncos freqüentes.

Asma

As crises de asma costumam ocorrer com mais freqüência e maior intensidade nos pacientes obesos, especialmente nas mulheres obesas.

Distúrbios psicoemocionais

A obesidade comporta-se, ao mesmo tempo, como causa e efeito dos problemas psicoemocionais: OBESIDADE ↔ ANSIEDADE.

As pessoas obesas sofrem constantes discriminações por parte da sociedade em geral, especialmente pelo estereótipo errado advindo do passado de que seriam pessoas menos disciplinadas, ou desleixadas.

Os obesos ainda carregam uma imagem de que seriam pessoas menos capazes, fisicamente, e passíveis de desenvolverem doenças com mais freqüência e, com isso, devem necessitar de períodos de afastamento do trabalho, motivo pelo qual eles sofrem restrições na vida social em geral e especialmente nas oportunidades de trabalho.

Doenças osteoarticulares

O excesso de peso pode acarretar traumas osteoarticulares crônicos, sendo comum a ocorrência de artroses e osteoartrites, principalmente dos joelhos e, também, lombalgias, ciatalgias e hérnias de disco, síndrome do túnel do carpo e hiperuricemia com possibilidades de ocorrência de gota.

Dermatopatias

Dermatites e assaduras são relativamente comuns nesses pacientes, especialmente nos grandes obesos.

CAPÍTULO 35

Fatores de Risco

Fatores de risco são determinadas circunstâncias que, com freqüência, interferem na evolução da obesidade, piorando seu prognóstico.

Quando da ocorrência de co-morbidades, os fatores de risco agem em sinergismo com estas, piorando ainda mais todo o prognóstico da obesidade e das co-morbidades. É um somatório sinérgico, uma verdadeira "bola de neve".

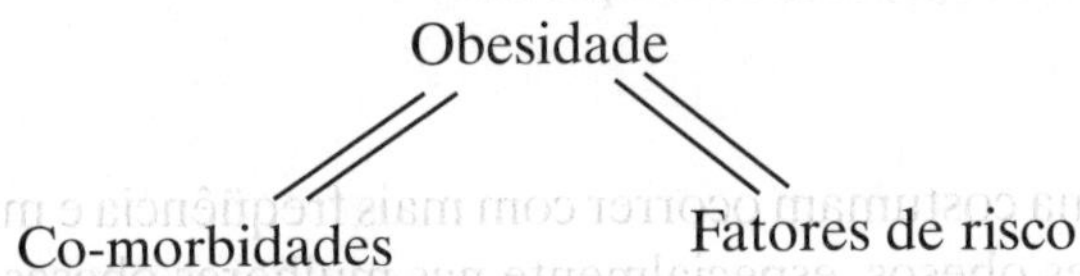

■ ALGUNS FATORES DE RISCO

- *Obesidade abdominal:* distribuição central da gordura, especialmente a obesidade abdominal visceral.
- *Fatores genéticos:* determinadas tendências genéticas propiciam desenvolver com mais facilidade as co-morbidades e apresentam pior prognóstico que a média das outras pessoas. Isto é, alguns pacientes com o mesmo IMC e a mesma forma de distribuição corporal da gordura, inexplicavelmente, apresentam nitidamente pior evolução clínica.
- *Grau da obesidade:* quanto maior o grau da obesidade (IMC), pior o prognóstico.
- *Tempo da obesidade:* quanto maior for o tempo que o paciente apresentar obesidade, pior o seu prognóstico; e quanto mais rápido ele tiver ganho peso também.
- *Idade do paciente:* com o avançar da idade, piora o prognóstico da obesidade, especialmente após os 40 anos.
- *Grau de sedentarismo:* existem dois tipos de obesos, o que faz atividades físicas e o que não faz. Para um mesmo IMC, os prognósticos são bem diferentes, absolutamente distintos, bem mais sombrios para o obeso sedentário.

- *Dislipidemias hereditárias:* estas somam-se às dislipidemias adquiridas da obesidade, com efeitos sinérgicos entre ambas.
- *HAS:* pressão alta prévia piora ainda mais o prognóstico da obesidade e da *hipertensão arterial específica por excesso de peso* – ver *Teorias Propostas pelo Autor.*
- *Tipo de alimentação:* alimentações hiperlipídicas, hiperglicídicas e pobres em vitaminas pioram o quadro nosológico e, conseqüentemente, o prognóstico.
- *Tabagismo:* a agressão do tabaco, especialmente aos sistemas vascular e neurológico, soma-se às demais agressões da obesidade.
- *Pobreza*: por falta de orientações, falta de tempo para a prática de exercícios físicos e má-alimentação qualitativa. Nesse caso, não é incomum a coexistência de obesidade com anemia, o que denuncia hiperalimentação apenas calórica, mais barata, em substituição à boa alimentação mais saudável, de melhor valor nutritivo, mais cara.
- *Distúrbios emocionais*: proporcionam episódios de compulsão alimentar, tendem a diminuir perspectivas de sucessos nas determinações disciplinares, aumentam o estado adrenérgico e o hipercortisolismo obesogênico. A obesidade comporta-se como causa e efeito dos distúrbios emocionais.
- Outros.

CAPÍTULO 36

Síndrome Metabólica/Co-Morbidades/ Fatores de Risco

"Ih! Aí a coisa fica feia. Quando se começa a falar nessas três coisas juntas, *co-morbidades*, *fatores de risco* e essa tal de *síndrome metabólica*, sei que a coisa está ficando preta".

SÍNDROME METABÓLICA OU CARDIOMETABÓLICA

A *síndrome metabólica* ou *cardiometabólica*, pouco conhecida entre pessoas leigas, mas muito freqüente em casos de obesidade, especialmente em obesidade abdominal, é um distúrbio do metabolismo das gorduras e dos lipídios que pode apresentar variados perfis lipêmicos patológicos, com elevação dos triglicerídeos, do colesterol total, à custa de elevação do colesterol ruim (LDL-colesterol) e/ou baixa do bom HDL-colesterol, intolerância à glicose e resistência à insulina, podendo fazer surgir aterosclerose precoce, pressão alta e diabetes II ou diversas dessas doenças concomitantes.

Co-morbidades: *co-* é um prefixo grego que significa ao lado de, junto; e *morbidade* significa doença. Portanto, *co-morbidade* significa doenças que vêm associar-se à obesidade, trazidas por essa.

Fatores de risco: são circunstâncias que pioram o prognóstico da obesidade e das co-morbidades, ou até mesmo fazem as co-morbidades surgirem mais cedo.

Algumas co-morbidades são, ao mesmo tempo, causa e efeito da obesidade, como, por exemplo, a ansiedade, que leva o paciente a comer compulsivamente, e o excesso de peso proporcionado pelo comer compulsivo traz mais ansiedade, fazendo-o comer mais e assim progressivamente, como uma verdadeira "bola de neve".

Lembremo-nos de que o fato de uma co-morbidade não ter se exteriorizado, ou seja, o fato de ainda não ter sido possível detectá-la pelos métodos diagnósticos disponíveis, não quer dizer que ela já não esteja em plena evolução clínica. É a fase subclínica.

As co-morbidades estão associadas à obesidade em geral, porém especialmente à obesidade visceral – ver capítulo *Barriga Assassina* – e associadas, também, aos fatores de risco que aumentam ainda mais a expressão destas doenças.

Quadro 1
Prognóstico das espécies de obesidades e suas associações a co-morbidades e fatores de risco

Tipo de obesidade	***Prognóstico***
Obesidade sem co-morbidades	Menos ruim
Obesidade + co-morbidade	Ruim
Obesidade + co-morbidade + fatores de risco	Grave

As co-morbidades pioram ainda mais e diretamente com o ganho de peso, conforme tabela do IMC – ver capítulo *Antropometria* –, da mesma forma que, ao contrário, essas co-morbidades melhoram muito com o tratamento de emagrecimento, assim como todo o prognóstico da obesidade.

Quadro 2
Co-morbidades e fatores de risco

Co-morbidades	***Fatores de risco na obesidade***
• Hipertensão arterial (pressão alta)	Grau da obesidade – IMC
• Diversas doenças do coração	Tempo de obesidade
• Arritmias e infarto do coração	Rapidez de ganho de peso
• Insuficiência cardíaca e coração grande	Influência genética para co-morbidades
• Diabetes melito II	Distribuição abdominal da gordura corporal – CC e RCQ
• Dislipidemia: colesterol e triglicerídeos alterados	Idade do paciente, acima dos 40 anos
• AVC (derrame cerebral)	Sedentarismo
• Depressão emocional	Tipo de alimentação: hiperlipídica, hiperglicídica e de baixo valor nutritivo
• Cânceres diversos	Tabagismo
• Doenças da coluna e dos joelhos	Pobreza
• Apnéia do sono	Estresse
• Aumento das crises de asma	
• Risco de morte súbita	
• Gordura no coração e no fígado	

A obesidade superveniente é, sem dúvida, importante fator de risco para as doenças cardiovasculares preexistentes.

■ FATORES DE RISCO EMERGENTES

- *Fatores lipídicos:* lipoproteína (a), apolipoproteína A-1, apolipoproteína B, Partículas de LD pequenas e densas, subespécies de HDL-c, remanescentes de lipoproteínas.
- *Marcadores inflamatórios:* **PCR-US**, homocisteína, IL-6, VCAM-1, CD40.
- *Fatores trombogênicos:* fibrinogênio, fator de Von Willebrand, fator VII, PAI-1.
- *Fatores metabólicos:* resistência insulínica ou hiperinsulinemia.
- *Fatores hormonais:* redução dos níveis de estrógenos (p. ex., menopausa).

CAPÍTULO 37

Síndrome Metabólica (SM)

Ou síndrome cardiometabólica.

A síndrome metabólica é uma doença muito freqüente, pouco conhecida entre pessoas leigas, e ainda não muito bem definida entre os médicos.

Uma simples obesidade pequenininha, lá no seu cantinho, que não faça mal a ninguém, não é considerada doença propriamente dita, mas a intercessão entre essa obesidade "inocente" e as sérias e graves co-morbidades chama-se *síndrome metabólica*. É o intervalo evolutivo entre a obesidade e a efetiva instalação das co-morbidades.

> OBESIDADE → SÍNDROME METABÓLICA → CO-MORBIDADES

Síndrome metabólica (SM) ou cardiometabólica é um conjunto de mazelas orgânicas; inicialmente muito insidiosa, é composta por transtornos diversos do metabolismo de parte das gorduras orgânicas (colesterol e triglicerídeos). Os fosfolipídios não são envolvidos de forma importante. É transtorno também do metabolismo da glicose. Esses transtornos estão associados a um subseqüente processo *inflamatório vascular subclínico*, porém crônico, também muito insidioso, produzido pela liberação de determinados hormônios próprios da gordura em excesso e das *citocinas*, que levaram o organismo do paciente a desenvolver as co-morbidades. Muito resumidamente, esse é o caminho entre a obesidade e as co-morbidades.

A resistência insulínica é o elo de ligação entre a obesidade e as co-morbidades.

> **Síndrome metabólica:** dislipidemia diabetogênica e aterogênica, hipertensão arterial, resistência insulínica, Intolerância à glicose, hiperinsulinemia, hiperglicemia, diabetes melito II e microalbuminúria.

Quadro 1 Definição de SM pela OMS	
Resistência à insulina	Pela **glicemia de jejum** ou pelo **TOTG**
E pelo menos dois dos seguintes parâmetros	
IMC	> 30 kg/m^2
RCQ homens	> 0,90
RCQ mulheres	> 0,85
Triglicerídeos	> 150 mg/dL
HDL-colesterol homens	< 35 mg/dL
HDL-colesterol mulheres	< 39 mg/dL
Pressão arterial	> 160 ou > 90 mmHg
Albuminúria	≥ 20 mg/min

Para melhores explicações e entendimento, ver capítulos *Dislipidemia Diabetogênica e Aterogênica, Obesidade Masculina, Barriga Assassina*.

No Brasil e no mundo, embora saibamos ser a ocorrência da SM muito grande, da ordem de um acometido para cada três a quatro pessoas adultas, a verdade é que ainda não se dispõe de dados estatísticos bem sedimentados, mas, para se ter uma idéia, estima-se que só nos EUA cerca de 23,7% da população sofra dessa síndrome, segundo o 3º Censo de Saúde e Nutrição dos EUA, e que, na França, 10% da população sofra do mesmo mal.

Uma vez que a obesidade é o grande mal do século e encontra-se absolutamente fora de controle, e a SM é a intercessão entre obesidade e as nefastas co-morbidades, em poucos anos a SM será a grande evidência das pesquisas médicas e tema de grande interesse público.

Quando se diz *"seu peso lhe faz mal"*, na realidade não é bem o peso físico a que queremos nos referir, mas muito mais à presença bioquímica patológica da gordura e não é de qualquer gordura, mas além da subcutânea, especialmente da gordura abdominal visceral. Não é também a simples presença física de obesidade abdominal visceral que leva às nefastas conseqüências conhecidas, mas é o tipo dessa gordura que é de comportamento bioquímico diferente da gordura da obesidade periférica.

A partir da associação da obesidade abdominal visceral com determinadas co-morbidades é que vão caracterizando-se os elementos de composição da síndrome metabólica (SM), com aumento da produção e liberação de ácidos graxos livres, citocinas inflamatórias, hiperleptinemia, fatores pró-trombóticos (especialmente FNT-α e Interleucina-6), assim como diminuição da adiponectina.

> **RESISTÊNCIA INSULÍNICA** é a base da síndrome metabólica e o elo de ligação entre seus diversos componentes.

A SM desencadeia diversos problemas para o organismo do paciente, mas esse conjunto leva às co-morbidades, especialmente a um processo de aterosclerose rápida e precoce com certa predileção pelas coronárias, conduzindo, freqüentemente, à doença arterial coronariana (DAC), que é outra grave co-morbidade e representa a grande causa de óbitos nesse grupo de pacientes – é um trampolim da obesidade para as graves cardiopatias.

O desenvolvimento de co-morbidades é circunstância que progride constantemente, alimentada com a constante presença da obesidade abdominal visceral realimentando o processo evolutivo.

A associação das co-morbidades às suas respectivas intensidade e multiplicidade de apresentação determinam a gravidade e o prognóstico dessa ou daquela obesidade com risco, inclusive, de morte súbita.

Quadro 2
Diferença entre co-morbidades e os elementos que compõem a SM

Co-morbidades	*SM*
Obesidade abdominal visceral	Obesidade abdominal visceral
Hipertensão arterial	Hipertensão arterial
Dislipidemia	Dislipidemia
Resistência à insulina	Resistência à insulina
Diabetes melito II	Microalbuminúria
Aterosclerose	
DVC	
Outras	

A definição e o delineamento precisos dos limites da SM ainda não são assuntos unânimes entre os pesquisadores, até porque mesclam parâmetros físicos, que são a obesidade abdominal visceral, com parâmetros bioquímicos ainda em vias de pesquisas e sedimentação – ver *Escore Preditivo da SM*.

■ ANTROPOMETRIA NA SM

Com fins de auxiliar no diagnóstico da SM, temos que definir o excesso de peso e, principalmente, a distribuição abdominal visceral dessa gordura excedente.

Para tanto, podemos utilizar-nos do conjunto de IMC + CC + RCQ.

O **índice de massa corporal** (IMC) com determinadas limitações, define apenas a ocorrência de excesso de peso levando em consideração apenas a sua relação com a estatura, mas não a distribuição corporal da gordura.

A **circunferência da cintura** (CC) já define melhor a ocorrência de obesidade abdominal sem diferenciar a gordura abdominal subcutânea da periférica.

A **relação cintura-quadril** (RCQ), além de avaliar a obesidade abdominal, busca relacionar esta com a gordura periférica. É um método relativamente sensível na percepção da obesidade abdominal, mas, por outro lado, não se presta bem para avaliar os progressos físicos da perda de peso.

■ BIOQUÍMICA

Proteína C reativa ultra-sensível (PCR-US).

A dislipidemia desenvolve um processo sistêmico de inflamação crônica subclínica, que leva, com freqüência, à aterosclerose, uma doença de origem inflamatória vascular sistêmica de baixa intensidade, com ativação de monócitos, macrófagos, ativação de citocinas inflamatórias e de mecanismos bioquímicos do processo trombogênico.

Nesse caso, a proteína C reativa passa a expressar o grau de evolução desse processo aterosclerótico e, por conseguinte, da doença arterial coronariana.

Há uma certa relação de proporcionalidade entre os níveis elevados de LDL-colesterol, baixa de HDL-colesterol e elevação de PCR.

Ver capítulo *Exames Laboratoriais*.

Tratamento

Tratamento ***inespecífico***, básico e não-farmacológico: atividade física, dieta, perda de peso, equilíbrio emocional.

Tratamento ***específico*:** dependerá de cada co-morbidade efetivamente diagnosticada e encontra-se discutido nos respectivos capítulos.

Rimonabant (Accomplia®): o rimonabant, lançado recentemente, é uma droga que atua diretamente na dislipidemia etiogênica da síndrome metabólica – ver capítulo *Novos Avanços Científicos*.

CAPÍTULO 38

Escore Preditivo da SM (EPSM)

A obesidade não é bem uma doença na clássica acepção da palavra. Fala-se, já há algum tempo, que obesidade é doença porque ela, na verdade, traz outras reais doenças, as co-morbidades. A interseção entre uma "simples" obesidade e a instalação das co-morbidades é a chamada síndrome metabólica.

O início da SM é muito insidioso, muito silencioso e não existe nenhum exame específico que a diagnostique isoladamente de forma conclusiva e muito menos que nos forneça dados de acompanhamento e uma orientação prognóstica das diversas obesidades a fim de programarmos intervenções mais agressivas ou mudanças de conduta médica de forma mais segura. Por isso, o autor vem propondo um método técnico mais palpável de monitorização da SM, no qual se leva em consideração todos os meios diagnósticos e de avaliação da SM, uma vez que eles não se superpõem, mas completam-se, é o "***escore preditivo da SM***".

O **escore preditivo da SM** (EPSM) é um conjunto de parâmetros de anamnese, exames físico e laboratorial, indutivos da SM, que nos autoriza a uma certa previsibilidade de efetiva evolução da SM, a perspectivas de prognóstico e a possibilidades estatísticas de desenvolvimento e instalação de DAC (doença arterial coronariana) dentro de determinado tempo.

É um trabalho exclusivo do autor que, certamente, exige melhor aprimoramento pela comunidade científica nacional e mundial. Mas existe, agora, um conjunto concatenado de parâmetros exclusivamente científicos e concretos de acompanhamento proposto em lugar de prognósticos hipotéticos isolados e pouco ou nada conclusivos.

No EPSM, reunimos os dados preditivos mais importantes da anamnese, do exame físico e dos exames laboratoriais que possam auxiliar-nos em uma avaliação prognóstica. Atribui-se uma pontuação, quase sempre entre 1 e 5, de acordo com o peso dessas circunstâncias na geração e/ou no agravamento da SM. Ao final, somamos todos os pontos que foram atribuídos a cada um desses parâmetros, obtendo-se uma pontuação final chamada *índice de risco total,* que nos dá uma noção da gravidade global da SM e nos permite acompanhamento exato da evolução da patologia.

Paciente:

Quadro 1
Escore preditivo da SM. Pelo autor

Descrição		***1 mês***	***3 meses***	***6 meses***	***1 ano***	***3 anos***
Dados de anamnese	–	–	–	–	–	–
Idade 40/46 anos	1					
Idade 46/52 anos	2					
Idade 52/58 anos	3					
Idade 58/65 anos	4					
Idade > 65 anos	5					
Sexo masculino	3					
HF positiva para SM	2					
Sedentarismo	3					
Alimentação desregrada	2					
Compulsões alimentares e/ou SCAN	2					
Tabagismo	2					
Instabilidades emocionais	1					
Tempo de obesidade 5 a 9,9 anos	3					
Tempo de obesidade ≥ 10 anos	4					
Dados de exame físico	–	–	–	–	–	–
Sobrepeso IMC **25 a 29,9**	1					
Obesidade I IMC **30 a 34,9**	2					
Obesidade II IMC **35 a 39,9**	3					
Obesidade III IMC ≥ **40**	4					
RCQ > 0,90 homens	4					
RCQ > 0,85 mulheres	4					
CC 80/88 mulheres	3					
CC > 88 mulheres	4					
CC 94/102 homens	3					

Quadro 1. *(Cont.)*
Escore preditivo da SM. Pelo autor

Descrição		*1 mês*	*3 meses*	*6 meses*	*1 ano*	*3 anos*
CC > 102 homens	4					
Acantose *nigricans*	1					
PA. S 120/129 e D 80/84 mmHg	1					
PA. S 130/139 e D 85/89 mmHg	2					
PA. S 140/159 e D 90/99 mmHg	3					
PA. S ≥ 160 e D ≥ 100 mmHg	4					
Dados laboratoriais	–	–	–	–	–	–
GPJ 100 a 126 mg/dL	1					
GPJ 127 a 199 mg/dL	2					
GPJ 200 a 300 mg/dL	3					
GPJ 300 a 400 mg/dL	4					
GPJ > 400 mg/dL	5					
TOTG 140 a 200 mg/dL	2					
TOTG > 200 mg/dL	3					
TG 100/150 mg/dL	1					
TG 151 a 200 mg/dL	2					
TG 201 a 499 mg/dL	3					
TG ≥ 500 mg/dL	4					
C.T. 200 a 239 mg/dL	2					
C.T. 240 a 279 mg/dL	3					
C.T. ≥ 280 mg/dL	4					
LDL 100 a 129 mg/dL	1					
LDL 130 a 159 mg/dL	2					
LDL 160 a 189 mg/dL	3					
LDL ≥ 190 mg/dL	4					
HDL 35 a 44 mg/dL	3					
HDL < 35 mg/dL	5					

(Continua)

Quadro 1 *(Cont.)*
Escore preditivo da SM. Pelo autor

Descrição		*1 mês*	*3 meses*	*6 meses*	*1 ano*	*3 anos*
LP(a) Lipoproteína (a) > 30 mg/dL	5					
Hiperuricemia H > 7,0, M > 5,7	2					
Microalbuminúria ≥ 20 μg/dL	3					
Macroalbuminúria	5					
Insulinemia > 16,0 mcUI/mL	4					
Hemoglobina glicada > 6,5% HPLC	3					
PCR US entre 1 a 3 mg/L	4					
PCR US > 3 mg/L	5					
HOMA IR > 2,8	2					
HOMA β > 227	3					
Homocisteína 10/16 mmol/L	3					
Homocisteína 16/30 mmol/L	4					
Homocisteína > 30 mmol/L	5					
Esteatose hepática (US e/ou RNM)	3					
SOP	3					
Índice de risco total:						

Para compor o EPSM, o autor selecionou os fatores de risco mais importantes, mais freqüentes e mais diretamente ligados ao cotidiano da média das pessoas, mas é certo que existem diversos outros que podem-se somar e piorar o prognóstico do paciente, como a função renal, a função hepática, os índices de creatinocinase (CK) e os estados trombogênicos, entre outros.

CAPÍTULO 39

Dislipidemia Aterogênica e Diabetogênica (DAD)

Quando ingerimos macronutrientes, contidos nos alimentos ditos calóricos – carboidratos, gorduras e as proteínas –, estes, após serem absorvidos e metabolizados pelo nosso organismo, geram metabólitos, como glicídios, glicerol, ácidos graxos, colesterol e aminoácidos, que vão desenvolver suas funções energéticas, estruturais e enzimáticas, entre outras, no organismo. Em um metabolismo normal, todos esses elementos e suas respectivas frações guardam proporções entre si dentro de determinados parâmetros de normalidade e guardam proporção também deles, em uma relação homeostática com o restante do metabolismo orgânico. Há toda uma múltipla relação metabólica dentro de parâmetros de normalidade, que chamamos, bioquimicamente, de valores de referência.

A glicemia guarda uma faixa de normalidade de cerca de 70 a 99 mg/dL, a qual tem uma relação hormonal homeostática direta com a insulina.

O lipidograma é constituído dos triglicerídeos, do colesterol total e das suas frações (QM, HDL, IDL, L DL, VLDL), além dos fosfolipídios. Os fosfolipídios são importantes elementos de formação da parede celular.

Dislipidemia é o transtorno metabólico no qual os níveis da lipemia (lipídios do sangue) perdem seus parâmetros de normalidade, é um transtorno que redunda em alterações patológicas nos diversos parâmetros das gorduras sanguíneas e suas subfrações, as lipoproteínas.

Segundo o autor, essa dislipidemia pode ser quantitativa, por meio de transtorno quantitativo das diversas frações que compõem a lipemia, ou qualitativa, por intermédio do surgimento de partículas pequenas e densas, ou mista, combinando os dois transtornos:

Alguns tipos de dislipidemia:

- *Hipercolesterolemia:* aumento do colesterol total, naturalmente à custa de aumento de uma ou mais das suas frações: o LDL-c, o IDL-c e o VLDL-c. Essas frações aumentadas prejudicam o metabolismo.

- *Hipo HDL-colesterolemia:* é a diminuição da fração do colesterol benéfico ao organismo, o HDL-colesterol, que, em geral, associa-se à *hipercolesterolemia-LDL*.
- *Hipertrigliceridemia isolada:* as dislipidemias freqüentemente também apresentam-se como um aumento isolado dos níveis sanguíneos dos triglicerídeos.
- *Hiperquilomicronemia*.

Dislipidemia é diferente de hiperlipemia, sendo essa segunda apenas um aumento dos níveis lipêmicos, sem redução de qualquer um deles, especialmente do HDL-c.

As dislipidemias podem ser *primárias* ou *secundárias*. As decorrentes da obesidade são secundárias à obesidade. Exemplos das dispidemias primárias seriam as genéticas ou de origem familiar, como a *hipercolesterolemia familiar, a hipercolesterolemia poligênica, a hiperquilomicronemia familiar, a disbetalipoproteinemia familiar* e outras.

De acordo com o tipo de dislipidemia instalada, pode-se estabelecer a classificação da dislipidemia e, inclusive, determinar o prognóstico correto da gravidade desta ou daquela dislipidemia.

O transtorno básico proporcionado pelas dislipidemias é a resistência insulínica. Uma resistência periférica (basicamente músculo e gordura) e visceral (basicamente fígado) aos efeitos biológicos da insulina, subseqüentemente com toda sua cascata seqüencial de transtornos orgânicos. Transtornos metabólicos de nutrientes enzimáticos, energéticos, estruturais etc.

> Dislipidemia → Resistência insulínica → Co-morbidades

> A resistência insulínica é o elo entre a obesidade e as co-morbidades.

Os transtornos ocorridos por ocasião das dislipidemias freqüentemente trazem outras sucessivas circunstâncias patológicas ao organismo, via RI:

- Aumento significativo de incidência da aterosclerose.
- Surgimento de resistência periférica à ação da insulina.
- Hiperinsulinemia compensatória.
- Aumento da glicemia sanguínea – hiperglicemia.
- Diabetes II.
- Hipertensão arterial.
- Outras.

Essas dislipidemias são o estopim inicial, as circunstâncias básicas e iniciais que conduzirão os pacientes às demais e sérias co-morbidades da obesidade.

> As dislipidemias, via RI, tornarão uma "simples" obesidade em doenças sérias, as co-morbidades.

Portanto, uma simples elevação do colesterol e/ou dos triglicerídeos não é algo tão inocente como possa parecer.

Existe tratamento paliativo específico para as diversas dislipidemias, mas o melhor tratamento ou a base de todo tratamento é a perda do excesso de peso, diminuindo, ou melhor, eliminando o excesso de peso, especialmente a gordura abdominal visceral, de forma que, em um tratamento de emagrecimento, qualquer mínima perda de peso já melhora muito a dislipidemia e sua progressiva evolução para as demais co-morbidades.

■ FATORES DE RISCO

Fatores de risco são certas circunstâncias que, a princípio, nada têm a ver com a obesidade, mas que a esta vêm somar-se, piorando o prognóstico do paciente. Esses fatores agem sinergicamente entre si, isto é, um piora os efeitos do outro, e assim sucessivamente. O somatório de vários deles piora ainda mais o prognóstico do paciente obeso. Por exemplo:

- Idade acima dos 40 anos.
- Sexo masculino.
- HF de DAC.
- Tabagismo.
- HAS.
- HDL-c < 40 mg/dL.
- Outros. Ver capítulo *Fatores de Risco.*

■ AVALIAÇÃO DO RISCO CARDIOVASCULAR METABÓLICO OU RISCO CARDIOMETABÓLICO

O Escore de Framingham determina o risco absoluto projetado para 10 anos.

Laboratório

Dosagem da lipemia sob jejum de 12 horas.

Fórmula de *Friedewald:* LDL = CT – (HDL + TG/5)

Colesterol não-HDL = LDL + VLDL

Quadro 1
Valores de referência para o perfil lipídico (ATP III)

Partícula	*Mg/dl*	*Prognóstico*
Colesterol total	< 200	Ótimo
	200 a 239	Limítrofe
	≥ 240	Alto
LDL-colesterol	< 100	Ótimo
	100 a 129	Desejável
	130 a 159	Limítrofe
	160 a 189	Alto
	≥ 190	Muito alto
HDL-colesterol	< 40	Baixo
	≥ 60	Alto
Triglicerídeos	< 150	Ótimo
	150 a 199	Limítrofe
	200 a 499	Alto
	≥ 500	Muito alto

Em uma propedêutica, deve-se analisar também o perfil glicêmico, as funções renal e hepática, a uricemia, a PCR ultra-sensível, a avaliação hormonal tireoidiana e, se necessário, o cortisol urinário de 24 horas, entre outros.

CAPÍTULO 40

Tratamento da Dislipidemia

Ao lado do controle glicêmico, o controle lipêmico independentemente é outra grande meta na prevenção e no tratamento das co-morbidades, especialmente das cardiovasculares.

A melhora e o constante controle dos níveis de LDL-colesterol, VLDL-colesterol e triglicerídeos, com a subseqüente elevação dos níveis de HDL-colesterol, estão definitivamente relacionados com a melhora do prognóstico das patologias cardiovasculares. Para tanto, o perfil da dislipidemia de cada paciente deve ser devidamente definido e delineado, a fim de melhor viabilizar a terapêutica mais apropriada.

Em pacientes com SM, é freqüente primeiro ocorrer aumento dos triglicerídeos, seguido muitas vezes de perto pela queda dos níveis de HDL-colesterol e, subseqüentemente, pela elevação do LDL-colesterol. Este costuma ser o quadro dislipêmico mais freqüente.

A associação de níveis séricos aumentados da apolipoproteína B (Apo-B) e do VLDL está intimamente relacionada com a gordura visceral e com a resistência insulínica na SM.

Pacientes com SM + DM devem ter seus níveis de LDL-colesterol mantidos abaixo de 100 mg/dL. Se já houver doença arterial coronariana diagnosticada, esses níveis devem ser exigidos abaixo de 70 mg/dL.

Mudança de estilo de vida é a palavra-chave.

A) **Atividade física:** a atividade física é a base de todo tratamento para melhorar a dislipidemia. Melhora a resistência insulínica, melhora a circulação sanguínea periférica e visceral, aumenta a ação dos transportadores de glicose, diminui os índices lipêmicos etc.

   A AF deve ser proporcional às condições de cada paciente, mas deve ser a mais sistemática possível. Ver capítulo *Atividades Físicas*.

B) **Psicoterapia:** apoio psicológico para conscientizar-se dos elementos de tratamento, manter a determinação do paciente, não largar o tratamento, controlar as instabilidades emocionais, tratar os agravantes sociais etc. Ver capítulo *Perfil Psicológico e Psicoterapia*.

C) **Dietético:** percebe-se mudança dos níveis da colesterolemia já com 2 (duas) semanas de uma boa dieta hipocalórica e hipolipídica.

Deve-se diminuir a ingestão de gordura saturada e colesterol, aumentando-se a administração de fibras solúveis.

Para a hipertrigliceridemia, devemos reduzir os carboidratos, especialmente os simples, a gordura saturada e o álcool.

D) **Farmacológico:** o tratamento farmacológico deve ser complementar ao emagrecimento, com mudança no estilo de vida.

1. Estatinas ou vastatinas.
2. Fibratos.
3. Ácido nicotínico ou niacina.
4. Inibidores da absorção de colesterol. Ezetimibe.
5. Seqüestradores de ácidos biliares.
6. Ácidos graxos ômega.
7. Rimonabant.
8. Sensibilizadores da insulina.

ESTATINAS OU VASTATINAS

Inibem a enzima HMG-CoA redutase no fígado, diminuindo a síntese hepática do LDL-colesterol. As estatinas em dose adequada diminuem os índices lipêmicos de LDL-c em cerca de 30 a 35%.

Aumentam a expressão dos receptores sistêmicos de HDL-c e o catabolismo deste.

Diminuem, paralelamente, o VLDL-c e o IDL-c (Quadro 1).

Efeitos pleiotrópicos das estatinas: antitrombóticos, redução do processo inflamatório vascular, diminuição do estresse oxidativo, aumento da estabilidade da placa aterosclerórica e melhora da função endotelial.

Efeitos colaterais: mialgias, alterações gastrointestinais, cefaléia, elevação da CK, TGO, TGP, rabdomiólise.

FIBRATOS

Indicados em hipertrigliceridemia (> 500 mg/dL) simples ou mista.

Reduzem as lipoproteínas ricas em TG, ativando o PPAR-α.

Diminuem os triglicerídeos em 20 a 60% e aumentam o HDL-c em 7 a 22% (Quadro 2).

É indicado monitorizar TGO, TGP e CK.

Quadro 1
Estatinas

Estatinas	*Comercial*	*Apresentação*	*Posologia*	*Redução LDL*
Sinvastatina	Zocor, Clinfar	5, 10, 20, 40, 80	10 a 80	27 a 42%
Lovastatina	Mevacor	20, 40	20 a 80	21 a 41%
Pravastatina	Pravacol	10, 20, 40	10 a 40	20 a 33%
Fluvastatina	Lescol	20, 40, 80	20 a 80	15 a 37%
Atorvastatina dia	Lipitor, Citalor	10, 20, 40, 80	10 a 80	37 a 55%
Rosuvastatina dia	Vivacor, Crestor	10, 20	5 a 40	43 a 63%

Na administração das estatinas a longo prazo, deve-se monitorar a função hepática e a elevação da creatinocinase (CK-total).

■ ÁCIDO NICOTÍNICO OU NIACINA

Melhora todo o perfil lipídico, reduzindo o LDL-c em 50% e aumentando o HDL-c em 35%. Eleva o ativador plasminogênio.

Inibe a liberação de ácidos graxos pelos adipócitos e suprime a produção hepática de VLDL.

Diminui a mobilização dos ácidos graxos do tecido adiposo para o fígado, reduzindo a síntese hepática do colesterol e aumentando o HDL-c.

As preparações podem ser cristalina, prolongada e estendida.

Metri®, 500, 750, 1.000 mg. Dose terapêutica 500 a 2.000 mg/dia, iniciando-se 500 mg a cada 4 semanas.

Estendida: *Niaspan*® 1.000 a 1.500 mg/dia.

Pode associar a estatinas: (Sinvastatina 13 mg + AN 2,4 g).

■ INIBIDORES DA ABSORÇÃO DE COLESTEROL – EZETIMIBE

Diminuem em até 50% a absorção intestinal do colesterol alimentar e biliar. Reduz o LDL-c em cerca de 15 a 20%. Aumenta em cerca de 2,5 a 5% os índices de HDL-c.

Ezetrol® 10 mg, 1 × dia.

Melhor quando associados à estatina. Nesse caso, diminuem o LDL-c e os triglicerídeos, além de aumentarem ainda mais os índices de HDL-c. Exemplo, **Ezetimibe + Sinvastatina (Vytorin) 10/10, 10/20, 10/40, 10/80**.

SEQÜESTRADORES DE ÁCIDOS BILIARES

São resinas que aumentam a excreção intestinal de ácidos biliares, ricos em colesterol, interrompendo a circulação enteroepática.

Reduzem o LDL-c em até 30% e podem elevar o HDL-c em cerca de 8%.

Podem combinar-se com as estatinas.

Colestiramina, Colestipol, Colesevelan.

Exemplo, Questran light® (colestiramina) posologia de 8 a 32 g/dia, em uma a duas ingestões diárias.

ÁCIDOS GRAXOS ÔMEGA-3

Diminuem a síntese dos triglicerídeos, do VLDL e da Apo-B.

Óleos de peixe (ácido eicosapentaenóico – EPA; ácido docosaexaenóico – DHA).

Proepa®, cápsulas de 1 g, na posologia de 3 a 9 g/dia, dividido em duas doses.

RIMONABANT (ACOMPLIA®)

Inibidor endocarabinóide 1, que age *no hipotálamo* regulando o gasto energético e aumentando os níveis de adiponectina, desempenhando um papel importante na regulação do peso e no equilíbrio energético, assim como na regulação do metabolismo dos lipídios, tendendo a recompor a dislipidemia e a melhorar a resistência insulínica e, conseqüentemente, os níveis da glicemia.

Posologia: 20 mg, uma vez ao dia.

SENSIBILIZADORES DA INSULINA

Tendem a diminuir a resistência à insulina.

São medicamentos que tendem a aumentar a sensibilidade periférica (muscular e tecido gorduroso) e hepática à insulina.

- Biguanidas (Metformina): aumentam a ação da insulina no fígado, diminuindo a produção hepática de glicose e, secundariamente, elevando a captação muscular da glicose.
- Tiazolidinedionas (Glitasonas): rosiglitasona e pioglitasona – aumentam a captação e a utilização muscular da glicose e, secundariamente, diminuem a sua produção hepática.
- Outros ADO auxiliam indiretamente no tratamento da SM.

Ver mais detalhes no capítulo *Resistência Insulínica* (tratamento).

CAPÍTULO 41

Aterosclerose

A aterosclerose é uma doença metabólica cuja incidência era mais comum entre as pessoas mais idosas, proporcional, quase que exclusivamente, apenas à senilidade. Hoje em dia, com o grande avançar da incidência e prevalência da obesidade entre todas as faixas etárias, essa patologia vem tornando-se relativamente comum também entre todas as faixas etárias, inclusive entre crianças.

Em razão do processo hiperlipidemia/dislipidemia, verifica-se uma combinação de fatores altamente aterogênicos: o aumento dos triglicerídeos, a diminuição dos níveis sanguíneos do *colesterol bom, o HDL-colesterol,* e o aumento do *colesterol ruim,* o *LDL-colesterol.* Esse transtorno dislipidêmico junta-se, inclusive, à ocorrência de partículas pequenas e densas de LDL-c e HDL-c, próprias dessa dislipidemia, altamente aterogênicas.

TG ↑ HDL ↓ e LDL ↑

Dislipidemia + resistência insulínica proporcionam um processo inflamatório crônico subclínico, produção aumentada das citocinas inflamatórias (FNT-α, IL-6 e outros), baixa da concentração de óxido nítrico endotelial, conjunto esse que culmina em lesão endotelial aterosclerótica.

O LDL-colesterol, especialmente o LDL-c constituído por partículas pequenas e densas, vai penetrando na parede dos vasos sanguíneos arteriais, provocando um pequeno e crônico processo inflamatório com conseqüente deposição de elementos também inflamatórios no interior da parede vascular, macrófagos, fibroblastos, células inflamatórias, hemácias envelhecidas, estroma e formando as placas de ateroma, a aterosclerose, que é processo já irreversível. Os macrófagos do endotélio absorvem o LDL-c e não possuem um apurado processo de regulação desse colesterol, o que permite o acúmulo do mesmo no seu interior e, por conseguinte, no interior da parede arterial, formando a placa de ateroma.

O HDL-c derivado dessa dislipidemia, estando com sua concentração sanguínea baixa e também constituído por partículas pequenas e densas, não consegue desempenhar bem o seu papel no processo de transporte reverso do colesterol, contribuindo, nesse contexto, decisivamente para a dislipidemia e para a formação do processo aterogênico.

Esse processo aterosclerótico, instalado especialmente nas artérias do coração, as coronárias, e nas artérias do cérebro, propicia progressivos processos de obstrução vascular, dificultando o livre fluxo sanguíneo a esses órgãos tão vitais. A evolução desse processo obstrutivo pode culminar, como de fato freqüentemente acontece, na ocorrência de importantes doenças, como, no coração, a *DAC (doença arterial coronariana),* que pode conduzir ao infarto do miocárdio e, no cérebro, levar ao *AVE (acidente vascular encefálico) isquêmico* ou *hemorrágico*, ambos com sério risco de morte.

A aterosclerose sistêmica contribui, ainda, para o quadro de hipertensão arterial.

A aterosclerose nem sempre leva à morte propriamente dita, mas as lesões ateroscleróticas crônicas já fazem muito mal ao nosso organismo, prejudicando inúmeras funções orgânicas e comprometendo a qualidade de vida do paciente e o tempo de sobrevida.

CAPÍTULO 42

Hipertensão Arterial Própria do Excesso de Peso

Pressão arterial normal: até 120 × 80 mmHg.

Pré-hipertensão: sistólica entre 120 a 139 mmHg.

Diastólica entre 80 a 89 mmHg.

Hipertensão arterial: igual ou maior que 140 × 90 mmHg.

Classificação etiológica da hipertensão arterial, segundo o autor:

- Específica.
- Essencial.
- Própria do excesso de peso.

As doenças cardiovasculares decorrentes do excesso de peso seriam:

- Hipertensão arterial própria do excesso de peso.
- Doença aterosclerótica coronariana (DAC).
- Aterosclerose vascular sistêmica.
- Arritmia cardíaca.
- Cardiomegalia com insuficiência cardíaca.
- Parada cardíaca súbita.

A "simples" hipertensão arterial, chamada essencial, tem etiologia, fisiopatologia e tratamento distintos dessa elevação da pressão arterial que surge por excesso de peso gordo e que o autor chama de ***hipertensão arterial própria do excesso de peso*** – ver também capítulo *Teorias do Dr. Mansur* – entre outros motivos para diferenciar da hipertensão essencial.

Depois da dislipidemia e até em decorrência desta, a elevação da *pressão arterial própria do excesso de peso* é uma das complicações mais freqüentes no paciente obeso.

Evolução mais comum:

> Obesidade → Ob. abdominal → Resistência insulínica → Dislipidemia → Hipertensão arterial

A "*hipertensão arterial própria do excesso de peso*" é uma das co-morbidades mais freqüentes, especialmente na obesidade visceral. Cerca de 70% dos casos de hipertensão em homens e 61% em mulheres são ocasionados por obesidade.

A instalação da hipertensão está muito relacionada, também, com a velocidade de ganho de peso.

Um ganho de 10% já pode elevar os níveis tensionais em cerca de 7 mmHg.

Para cada 1 kg de peso ganho, a pressão arterial sistólica eleva-se em 1 mmHg.

Essa elevação dos níveis da *hipertensão arterial por excesso de peso* surge por múltiplos mecanismos sinérgicos, metabólicos, hormonais e simultâneos.

As causas mais diretas da elevação da pressão sanguínea são as seguintes:

- Resistência à insulina.
- Hiperinsulinemia.
- Aumento da atividade do sistema nervoso simpático, especialmente a nível renal.
- Redução dos níveis sanguíneos do fator natriurético atrial.
- Uma retenção hídrica renal.
- Transtorno das pressões físicas dos rins.
- Aumento da atividade do sistema renina-angiotensina.

No início, a elevação da *pressão arterial por excesso de peso* é insidiosa, discreta e, com o aumento do IMC e o decorrer do tempo de obesidade, três coisas vão ocorrendo:

- Os níveis dessa pressão vão tornando-se cada vez mais elevados.
- Essa pressão vai tornando-se cada vez mais rebelde aos medicamentos anti-hipertensivos.
- Se não perder peso logo, essa hipertensão arterial vai tornando-se um quadro definitivo e irreversível independente da posterior perda de peso, porque pressão alta gera pressão alta independente de peso corporal.

O ganho de peso de forma súbita é outro importante fator de surgimento de elevação da pressão arterial.

Tratamento

Quando o paciente se trata, qualquer perda de peso, por menor que seja, já proporciona significativa melhora não só na pressão arterial, mas o paciente passa a reagir melhor aos medicamentos anti-hipertensivos. Para cada 1 kg de peso perdido, a pressão arterial diminui de 0,3 a 1 mmHg.

Se o paciente tiver distribuição abdominal da obesidade, as melhoras decorrentes dessa perda de peso mínima inicial são bem mais evidentes e imediatas. Quando o paciente melhora de forma bem mais expressiva, freqüentemente o médico se vê na obrigação de rever para menos a posologia da terapêutica medicamentosa anti-hipertensiva – ver capítulo *Barriga Assassina*.

Tratamento não medicamentoso: perda de peso, dieta hipolipídica, exercícios físicos, estabilidade emocional.

Tratamento medicamentoso anti-hipertensivo

Os anti-hipertensivos são diversos, mas existem alguns desses medicamentos que, além de controlarem a pressão arterial, paralelamente, contribuem também no controle da SM e outros a prejudicam.

Os *inibidores da enzima conversora da angiotensina* (IECA) e os *bloqueadores dos receptores de angiotensina* (BRA) colaboram para a diminuição dos níveis de albuminúria, melhoram a resistência insulínica e favorecem a diferenciação para adipócitos II, insulino-sensíveis.

A) Inibidores da enzima conversora da angiotensina (IECA):
   - Captopril (12,5 mg, 25 mg e 50 mg), 2 a 3 × dia.
   - Enalapril (5, 10, 20 mg). Posologia de 10 a 20 mg × dia, em 2 ingestões.
   - Ramipril (*Naprix* e *Triatec* 2,5 e 5 mg).

B) Antagonistas dos receptores de angiotensina: Losartana (*Losartec* (25, 50 mg, 1 × dia), *Losatal, Cozaar, Redupress, Zartens*) e Valsartan *(Diovan 80, 160 mg, 1 × dia)*.

C) Bloqueadores do canal de cálcio: *Nifedipina, Anlodipina, Nimodipina, Verapamil.*

D) Diuréticos.

E) Betabloqueadores.

F) Vasodilatadores de ação direta.

Mais do que qualquer medicamento anti-hipertensivo, o emagrecimento é sempre o melhor e o principal elemento de tratamento dessa *hipertensão própria do excesso de peso*.

■ CARDIOPATIA

Nos grandes obesos, principalmente, pode ocorrer acúmulo de gordura subepicárdica, infiltração gordurosa nas fibras musculares cardíacas e, também, no sistema neurológico da condução nervosa cardíaca, sistema de Purkinje. A infiltração nas fibras cardíacas pode chegar ao quadro avançado de *adipositas cordis* ou *cor adiposum*, permitindo apresentar comprometimento da função mecânica contrátil do órgão. A infiltração do sistema neurológico de condução elétrica do coração pode levar a um comprometimento de ritmo cardíaco, com quadro de arritmia e até morte súbita por parada cardíaca.

CAPÍTULO 43

Diabetes Melito II

Quando ingerimos carboidratos, simples ou complexos, eles são absorvidos e metabolizados a **açúcares** na nossa corrente sanguínea. A **glicose** é o principal representante desses açúcares. Ela é uma importante fonte de energia orgânica que necessita ser transferida para o interior das células a fim de ser, de fato, utilizada em processo de queima calórica para fornecer energia ao nosso corpo.

A **insulina** é um hormônio produzido pelo **pâncreas**, cuja principal finalidade é, justamente, viabilizar o transporte da glicose para o interior das células.

A quantidade de insulina produzida pelo pâncreas é regulada homeostaticamente pelo nosso organismo em função da maior ou menor necessidade e da maior ou menor disponibilidade de glicose sanguínea (glicemia). Isto é, quanto maior a necessidade do nosso organismo por energia (glicose) e sua disponibilidade em nível sanguíneo, maior a produção de insulina para transportar essa glicose para dentro das células a fim de ser utilizada.

Quando a glicose não é devidamente transportada para o interior das células, ou porque falta insulina ou porque esta encontra-se hipoativa, surge o quadro de diabetes melito. DM, doença dos 3 Ps: **P**olidipsia, **P**oliúria, **P**olifagia.

Classificação do diabetes melito segundo a OMS:

- Diabetes melito tipo I (insulino-dependente).
- Diabetes melito tipo II (insulino não-dependente).
- Diabetes gestacional.
- Tipos específicos de diabetes.

Quando, por determinadas circunstâncias patológicas, falta a insulina, isto é, o pâncreas não produz a quantidade de insulina que o organismo necessita, a glicose sanguínea, não podendo ser transportada para dentro das células, acumula-se na corrente sanguínea, levando ao quadro de ***hiperglicemia com hipoinsulinemia*** característico do ***diabetes I***. Então, o diabetes melito I é um estado de hiperglicemia por falta da produção da insulina – HI-

PERGLICEMIA COM HIPOINSULINEMIA. Essa hipoinsulinemia, em geral, é de origem auto-imune.

O DM I é tratado com reposição de insulina.

Já o diabetes melito II, em 80% dos casos relacionados com a obesidade, é diferente; o pâncreas produz insulina normalmente e até a mais, porém o organismo não reconhece o mecanismo de ação biológica dessa insulina, como se ela não existisse; é a chamada resistência à ação da insulina, estimulando o pâncreas, por mecanismo *feed-back*, a produzir mais insulina para compensar a sua "teórica falta", levando ao quadro de hiperinsulinemia compensatória.

Essa resistência ocorre nas regiões periférica, muscular e de tecido gorduroso e na região visceral, especialmente a hepática.

No início, a hiperinsulinemia compensatória consegue compensar a resistência, evitando a hiperglicemia. Nesse caso, ainda não temos o diabetes propriamente dito, apenas um quadro de hiperinsulinemia. Com o avançar do quadro, a hiperinsulinemia compensatória não consegue mais compensar a resistência à ação da insulina, sendo, então, uma compensação insuficiente, eis então que se instala o diabetes melito II. Então, o **diabetes melito II** é um quadro de hiperglicemia por falência no mecanismo de ação da insulinemia – tem insulina, mas é como se não tivesse – HIPERGLICEMIA COM HIPERINSULINEMIA. Cerca de 90% dos diabéticos II apresentam evidente resistência insulínica.

O DM II é tratado com antidiabéticos orais (ADO).

Com o tempo e o avançar do quadro, esse mecanismo de hiperprodução compensatória de insulina leva o pâncreas à exaustão, passando a não conseguir produzir mais a quantidade de insulina necessária, instalando-se aí o diabetes melito I conseqüente ao II. Nesse caso, o DM I não ocorre por destruição auto-imune da células produtoras de insulina, mas por um mecanismo de exaustão.

Nos últimos anos, vários estudos vêm sendo realizados com o objetivo de evidenciar a correlação entre o diabetes e os diferentes subtipos de gordura. Nesse sentido, cientistas relatam que a alimentação com diferentes subtipos de ácidos graxos ocasiona diversos efeitos no organismo e pode promover alterações metabólicas responsáveis pelo desenvolvimento da síndrome metabólica.

■ EXAMES DE LABORATÓRIO

Glicemia jejum (GJ)

É o exame que dosa a quantidade de glicose na corrente sanguínea naquele momento e em estado basal. Quando se dosa a GJ, temos uma visão apenas momentânea da glicemia, que, por ser instável, pode mudar e, de fato, muda de um momento para o outro, tanto para mais como para menos, por inúmeros motivos. Então, a GJ, ou simplesmente glicemia, é uma dosagem apenas momentânea.

- *Valor de referência:* até 99 mg/dL.
- *Diabetes melito:* igual ou maior que 126 mg/dL, dosados em dois exames, em dias diferentes.
- Valores entre 100 e 126 mg/dL sugerem submeter o paciente ao *teste de tolerância à glicose*.

Teste oral de tolerância à glicose (TOTG)

São feitas duas dosagens, uma em jejum e outra após estímulo, sendo a segunda a principal para efeito de comparação.

É o exame que dosa a quantidade de glicose na corrente sanguínea naquele momento, não em estado basal, mas após estímulo do pâncreas com a administração de certa quantidade de um açúcar de fácil e imediata absorção oral, geralmente dextrosol 75 mg. Esse exame nos permite ter uma boa noção de como o pâncreas reage a situações de exigências, de demanda, além da basal, circunstância normal do dia-a-dia.

Normal: até 140 mg/dL.

Quadro 1
Diagnóstico laboratorial da tolerância à glicose

	Tolerância normal	*Tolerância diminuída*	*DM instalado*
Glicemia jejum	< 110	110 a 125	≥ 126
TOTG	< 140	140 a 199	≥ 200

Curva glicêmica

É uma espécie de TOTG mais acurado, em que se pode analisar mais detalhadamente a curva de comportamento da glicemia, ascensão e queda desta, em jejum e após estímulo com glicose oral.

São feitas 4 dosagens: Jejum, 30', 60' e 120'.

Hemoglobina glicada ou glicosilada

Diferentemente da GJ, a dosagem da hemoglobina glicada é a dosagem da glicose estável, que não varia de acordo com flutuações momentâneas do organismo, como no caso da dosagem da glicemia. A dosagem da hemoglobina glicada já nos fornece uma visão melhor de uma situação média de comportamento da glicemia nas últimas 4 (quatro) semanas. É um exame que nos auxilia melhor para monitorizar a evolução do tratamento do diabetes.

Normal: 4,1 a 6,5%, método HPLC.

Insulinemia de jejum

É a dosagem da quantidade de insulina presente na corrente sanguínea. É um bom exame para avaliar os quadros de hiperinsulinemia que antecedem a instalação do DM II e para sua monitorização.

Normal: 3,0 a 16,0 mcUI/mL.

HOMA IR

Útil para analisar a resistência periférica à insulínica.

HOMA β

Útil para analisar a integridade de produção hormonal insulínica das células β do pâncreas.

■ TRATAMENTO

No diabetes melito I, como o problema básico é a falta de insulina, seu tratamento medicamentoso principal resume-se em fornecer-se essa insulina.

Já no diabetes melito II, como o problema básico é um defeito na ação biológica da insulina, a qual de fato existe, o tratamento primordial é a adoção de atitudes que aumentem a sensibilidade ao efeito da insulina. Essas atitudes geralmente são um conjunto não-medicamentoso e outro medicamentoso.

O diabetes II melhora muito com a perda de peso e, no início, tem até cura, concomitante ao processo de estabilização de um peso ideal, e volta a piorar com o ganho de peso. Além do emagrecimento, programas de exercícios físicos são outro importantíssimo instrumento de tratamento do diabetes, tanto I como, principalmente, o II. Outros componentes do tratamento não-medicamentoso envolvem controle dietético hipoglicídico adequado, redução ao máximo do estresse e eliminação de outros fatores de risco, como o alcoolismo e o tabagismo.

Tratamento medicamentoso do DM II

O tratamento com hipoglicemiantes orais deve privilegiar medicamentos que melhorem a sensibilidade insulínica, aumentando a sensibilidade ao hormônio, como as *tiazolidinedionas* (pioglitazona e rosiglitazona) e as biguanidas *(metformina)*. Drogas secretagogas, como as sulfoniluréias e as meglitinidas, e drogas que diminuem a absorção de glicose, como a arcabose, também são as de preferência.

Quadro 2
Antidiabéticos orais (ADO)

Classificação	***Local de ação***	***Grupo***	***Droga***
Aumentam a sensibilidade	Sensibilidade Periférica	Tiazolinedionas (glitazonas)	Pioglitazona Rosiglitazona
Aumentam a sensibilidade	Sensibilidade hepática	Biguanidas	Metformina
Secretagogas de insulina	Secretam de forma menos rápida	Sulfoniluréias de segunda geração	Glibenclamida Glimeprida Glipizida Gliclazida Gliclazida MR
Secretagogas de insulina	Secretam de forma mais rápida	Meglitinidas	Repaglinida Nateglinida
Diminuem a absorção de glicose	Em nível intestinal	Arcabose	Arcabose

- *1º grupo* – **Medicamentos sensibilizadores de insulina**: são as primeiras drogas indicadas em RI.

São medicamentos que aumentam a ação da insulina, elevando a sua sensibilidade junto aos receptores: metformina e tiazolidinedionas.

A) **Biguanidas – Metformina:** melhoram o efeito da insulina na região hepática e, secundariamente, também, a insulina de forma periférica (muscular e gordura). Apresenta efeito cardioprotetor paralelo.

A **metformina** junto às tiazolidinedionas são as primeiras drogas de escolha no tratamento da hiperglicemia, da resistência insulínica e do DM II da SM.

Apresentação: 500, 850 e 1.000 mg. Dose média: 1.000 a 2.550 mg/dia. Iniciando com doses baixas e aumentos a cada 1 a 2 semanas.

Nomes comerciais: *Glifage®* e *Glucoformin®* (*500 e 850 mg*), *Dimefor®* e *Metformina* (*850 mg*).

XR, liberação estendida, administração noturna.

Associação: as biguanidas podem ser associadas a outros antidiabéticos orais, com mecanismos de ação diferente, como por exemplo: metformina + rosiglitasona ou metformina + glibenclamida micronizada.

B) **Tiazolidinedionas – ou Glitazonas**: efeito farmacológico principalmente de aumentar a sensibilidade insulínica em nível muscular, ativando o PPARγ e, secundariamente, em nível hepático.

Rosiglitazona. Apresentação: 4 e 8 mg. Posologia: 2 a 8 mg, 1 a 2 × dia.

Pioglitazona. Apresentação: 15, 30 e 45 mg. Posologia: 15 a 45 mg, 1 × dia. Exemplo: *Actos® 15, 30, 45 mg.*

Efeitos adversos: maior ganho de peso periférico, à custa de menor perda de peso central e certa anemia dilucional por retenção hídrica.

2º grupo – **Drogas secretagogas:** aumentam a secreção pancreática de insulina.

C) **Sulfoniluréias**: Glibenclamida 5 mg (2,5 a 20 mg/dia) – Daonil®, Aglucil®, Diaben®. 1 a 2 × dia.

Glimepirida (1 a 8 mg) – Amaryl® e Glimesec® (1, 2, 4 mg), Glimepil® (2 mg). 1 mg × dia.

Glipizida (2,5 a 20 mg) – Glipgen® e Minidiab® (5 mg), Glucotrol® XL (5, 10 mg).

Gliclazida (80 a 320 mg) – Diamicron® (8 mg).

Gliclazida MR (30 a 120 mg) – Diamicron® MR (30 mg), 1 × manhã.

D) **Meglitinidas (Glinidas):** apresenta início rápido de ação.

Repaglinida. Apresentação: 0,5, 1 e 2 mg. Posologia: 0,5 a 6 mg/dia, antes das refeições: *Novonorm®* e *Prandin®* (0,5, 1, 2 mg).

Nateglinida. Apresentação: 120 mg. Posologia: 360 mg/dia: *Starlix®* (120 mg).

3º *grupo* – **Drogas que atuam na absorção da glicose:**

Diminui a absorção intestinal de carboidratos, inibindo a ação da α-glicosidase.

A) **Arcabose:** Apresentação: 50 e 100 mg. Posologia: 150 a 300 mg/dia. Iniciar progressivamente com 25 mg.

Combinação de ADO.

Metformina + nateglinida: 500/120 mg, 850/120 mg.

Metformina + glibenclamida micronizada: 250/1,25 mg, 500/2,5 mg, 500/5 mg.

Metformina + rosiglitazona: 500/2 mg, 500/4 mg.

Essas drogas, em geral, além de diminuírem a glicemia, tendem a melhorar a lipemia, reduzindo concomitantemente os níveis de triglicerídeos, do colesterol total, de LDL e VLDL-colesterol e aumentando os níveis de HDL-colesterol, diminuindo, também, os níveis de PCR, de microalbuminúria e da tendência à agregação plaquetária.

Melhorando-se os níveis glicêmicos e insulinêmicos, melhoram a lipemia e, concomitantemente, todos ou quase todos os marcadores da SM.

O orlistat (Xenical®) auxilia na prevenção e tratamento do DM II à medida que diminui o aporte lipídico exógeno.

Não se usa insulina em casos de resistência insulínica ou em casos de DM II. Nessa última hipótese, em casos avançados de DM II, quando o pâncreas já se encontra suficientemente exaurido e as células de Langerhans não conseguem mais produzir o mínimo de insulina necessária à homeostase metabólica, inclusive após os recursos de ADO, aí sim impõe-se a insulinoterapia, que, a princípio, deve ser tentada em conjunto com os ADO, ou melhor, complementar aos ADO.

B) **Rimonabant:** é um bloqueador do receptor Canabinóide-1, que age *no hipotálamo*, aumentando os níveis de adiponectina, diminuindo os riscos cardiometabólicos do sobrepeso e obesidade, regulando o gasto energético e desempenhando um papel importante no controle do peso, auxiliando, paralelamente, na regulação do metabolismo dos lipídios, tendendo a recompor a dislipidemia, os níveis da glicemia e a resistência insulínica.

Rimonabant (**Acomplia®**) 20 mg.

CAPÍTULO 44

Esteatose Hepática

Esteatose hepática, denominada também *doença hepática gordurosa não-alcóolica* (DHGNA), é a infiltração de gordura no fígado, presente em 60 a 90% dos obesos, especialmente nos grandes obesos e nos obesos abdominoviscerais.

A esteatose hepática pode ser logo detectada por ocasião de biopsia hepática e, como faz o fígado aumentar de volume, pode ser diagnosticada de forma menos invasiva, pela ultra-sonografia abdominal, ou melhor, à tomografia ou à ressonância magnética.

Quando presente, a DHGNA passa a ser um dos integrantes da síndrome metabólica.

A evolução da esteatose hepática pode ser acompanhada por provas laboratoriais de função hepática.

Essa infiltração gordurosa do fígado pode prejudicar seu funcionamento metabólico, inclusive aumentando a resistência à insulina.

A simples infiltração gordurosa do fígado pode evoluir para quadros de insuficiência hepática, ou até para uma hepatite, a esteatoepatite, que pode evoluir para fibrose e até cirrose, inclusive com surgimento de tumores. Cada paciente pode evoluir de forma muito individual.

ESTEATOEPATITE NÃO-ALCOÓLICA (EHNA)

A EHNA é uma das conseqüências da obesidade, quase sempre subseqüente à esteatose hepática. A distribuição gordurosa preferencialmente abdominovisceral encontra-se particularmente associada a esse quadro de EHNA, em razão da maior circulação sanguínea de ácidos graxos (aumento do *turn over*), inclusive para o fígado, via sistema porta, com uma conseqüente hepatotoxicidade crônica.

A EHNA pode evoluir para fibrose tecidual, cirrose e carcinoma.

Diagnóstico

- Provas de função hepática:
  - Aminotransferases: ALT, AST.

  - δ-glutamiltranspeptidase (δ-GT).
  - Fosfatase alcalina.
  - Bilirrubinas.
  - Tempo de protrombina.
  - Albumina.
- Imagem: ultra-sonografia, tomografia computadorizada, ressonância magnética.
- Biopsia hepática.

Tratamento

- Emagrecimento.
- Exercícios físicos.
- Dieta hipolipídica e hipoglicídica.
- Medicamentos hipolipemiantes.
- Outros.

A evolução, em geral, é benigna e, antes que se instale a cirrose ou carcinomas, todo o processo pode ser revertido com a perda de peso e os demais tratamentos de suporte.

CAPÍTULO 45

Câncer e Obesidade

A gordura é a base metabólica de hormônios e enzimas, mas a obesidade cursa com processos inflamatórios crônicos subclínicos e é palco de transtornos metabólicos diversos, o que pode explicar o aumento da incidência de determinados cânceres, mais comum em obesos.

A incidência de câncer, em geral, é duas vezes mais freqüente em obesos.

Determinados cânceres têm evidente relação com o excesso de peso, o IMC.

Na *mulher*, a obesidade aumenta a incidência de câncer nos seguintes órgãos:

- Vesícula biliar.
- Colo de útero.
- Mama.
- Ovários.
- Endométrio.

No homem:

- Próstata.
- Intestino grosso.

O próprio aumento das taxas do PSA, quando ainda não existe câncer efetivamente instalado, tende a melhorar com a perda de peso.

CAPÍTULO 46

Síndrome dos Ovários Policísticos

Os ovários são as gônadas femininas que têm como principais funções a produção de hormônios femininos e a ovulação, e são órgãos císticos por excelência. Isto é, normalmente formam cistos que logo regridem após a ovulação.

A **síndrome dos ovários policísticos** (SOP) ou micropolicísticos, ou síndrome de Stein e Leventhal, é uma patologia em que os ovários formam pequenos cistos ovulatórios e estes não conseguem regredir normalmente por não conseguirem ovular e, como não regridem, permanecem como cistos funcionantes, produzindo irregularmente determinados hormônios, em especial androgênios, que prejudicam ainda mais o regular funcionamento orgânico.

A SOP cursa com importantes distúrbios metabólicos comuns à obesidade:

- Obesidade. A obesidade é causa e efeito da SOP.
- Significativo aumento da resistência periférica à insulina, com conseqüente hiperinsulinemia.
- As dislipidemias são mais freqüentes e mais aterogênicas quando a obesidade cursa concomitantemente à SOP.
- Hipertensão arterial.
- Aterosclerose precoce.

Nessa doença, ocorrem alterações hormonais como:

- Transtornos da regularidade dos ciclos menstruais, como períodos de amenorréia alternados com metrorragias.
- Infertilidade.
- Hiperandrogenismo, com hirsutismo e hipertricose (aumento da pilosidade).

Por causa desses distúrbios orgânicos acima mencionados, é natural se esperar que a SOP aumente os fatores de risco para doenças cardiovasculares.

A obesidade por si só já é fator de risco para doenças cardiovasculares, especialmente a abdominal. A SM é outro importante fator de risco cardiovascular que soma, ao piorar-se o prognóstico do obeso e, piora, ainda, o prognóstico quando junta-se à ocorrência de SOP. Isto é, é um somatório de fatores de risco para doenças cardiovasculares.

Estes são quadros clínicos que se desenvolvem ao final de longo tempo, e a infertilidade é um dos elementos mais importantes na clínica da SOP. O tratamento de perda de peso muitas das vezes "libera" os ovários a voltarem a ovular, e a paciente recupera a condição de engravidar, de forma que não é incomum pacientes mulheres surgirem grávidas durante ou após tratamentos de emagrecimento. Em nossos consultórios, temos alguns exemplos.

Tratamento

- Emagrecimento.
- Exercícios físicos.
- Eliminação de fatores de risco evitáveis.
- Metformina.
- Tiazolidinedionas: Rosiglitazona e Pioglitazona.
- Outros ADO.
- Medicamentos específicos para a SOP.

CAPÍTULO 47

Outras Doenças

Além das co-morbidades e dos cânceres, ambos abordados em capítulos próprios, a obesidade pode trazer uma série de outras doenças que ocorrem com maior ou menor freqüência em uma relação direta com o IMC. Essas doenças podem ocorrer em determinados pacientes e não ocorrer em outros, podem ser mais intensas em alguns pacientes e menos em outros.

Apnéia do sono. Durante o sono as vias aéreas superiores, que formam o caminho à passagem do ar, colapsam dificultando a passagem do ar com o vital oxigênio, podendo levar à *síndrome de hipoventilação pulmonar*, com suas conseqüências.

Artroses. O constante excesso de peso vai deteriorando gradativamente as articulações, especialmente as dos joelhos.

Asma. A ocorrência de crises de asma e atopias respiratórias aumentam proporcionalmente ao IMC.

Depressão. Sem dúvida, a depressão emocional é a primeira e mais freqüente patologia proporcionada pela obesidade, especialmente em mulheres. A obesidade é causa e efeito das depressões.

Dermatoses e dermatomicoses. O aumento do volume corporal proporciona dificuldades na hora do banho e de higienizações em geral, com suas naturais conseqüências dermatológicas.

Hemorróidas. Sua incidência guarda relação de proporcionalidade com o IMC, especialmente com a obesidade abdominal, possivelmente com o aumento de pressão intra-abdominal.

Hiperuricemia. É o aumento dos níveis de ácido úrico, podendo chegar à efetiva instalação da *gota*. Sua incidência está aumentada na obesidade.

Infertilidade. É a diminuição da natural taxa de fecundação. Ocorre especialmente em mulheres com excesso de peso.

Litíase biliar ou pedra na vesícula. É a formação de cálculos na vesícula biliar, que tem grande freqüência associada à obesidade, pelo maior *turn over* do colesterol. Proporcional ao IMC.

Lombalgias. O excesso de peso proporciona constantes dores lombares, podendo facilitar, inclusive, o surgimento de hérnias de disco.

Refluxo gastroesofágico e gastrites. É o refluxo de ácidos gástricos para o esôfago com sintomas de "queimação" retroesternal e epigástrica, por um aumento da pressão intra-abdominal.

Não-doenças

Xantomas e xantelasmas. Os xantomas e xantelasmas não são doenças propriamente ditas, mas sinal de doença, a dislipidemia.

Acantose *nigricans*. A acantose *nigricans* não é exatamente doença, mas sinal de doença. São manchas escuras na região retrocervical causadas por hiperinsulinemia.

Outras: outras doenças, as mais diversas, são mais comuns em obesos e geralmente proporcionais ao IMC.

- Varizes.
- Trombose venosa.
- Hérnia de hiato.
- Hérnias.
- Ginecomastia.
- Celulites.
- Irregularidades menstruais.
- Diminuição da libido.

CAPÍTULO 48

O que a Medicina Pode e o que Ela não Pode

Nesse tipo de problemática e seu tratamento, em que a mídia leiga adentra insistentemente, existem algumas inverdades que lançam dúvidas aos leitores.

Tratamento sem exercícios físicos. Não existe. Tratamento de emagrecimento sem envolver atividade física ativa e regular não existe. Qualquer programa de tratamento de emagrecimento sério deve envolver, obrigatoriamente, um correto e individual programa de exercícios físicos contínuo, o qual deve permanecer mesmo após se alcançar o Peso-Meta, para que não ocorra recidiva do peso.

Existem medicamentos que "tiram" peso. Não existe. Medicamentos moderadores de apetite ajudam muito a se fazer uma boa dieta, mas não "tiram" peso de ninguém. Os moderadores de apetite têm grande utilidade, porém, dentro de um contexto de tratamento, nunca isoladamente.

Remédios anunciados em TVs e revistas. Não existe. Drogas indicadas por pessoas não-médicas não podem ser confundidas com medicamentos. Medicamento é a droga prescrita por um médico, com todo critério técnico de sua escolha ideal, dose ideal e horários de tomadas, após a realização de uma consulta médica. Todo tratamento medicamentoso deve, obrigatoriamente, ser individual; não se pode prescrever medicamento em massa indistintamente, isso não existe.

Tratar compulsão alimentar só com medicamentos. Não existe medicamento que controle de forma ideal a compulsão alimentar. Esse controle é feito com determinadas medicações específicas, associadas, porém, à psicoterapia.

"*Doutor, quanto eu vou perder de peso nesse tratamento e em quanto tempo?*"

Essa é um pergunta constante em nossos consultórios, no início dos tratamentos. O quanto uma pessoa vai perder de peso durante determinado tratamento vai depender de alguns fatores como:

1. **Exercícios físicos:** o programa de exercícios físicos é um dos elementos mais importantes na quantidade e no tempo da perda de peso. É natural

imaginar que quem faz exercícios físicos perde peso com mais facilidade do que quem não os faz. A quantidade de peso que se vai perder e o tempo que a pessoa vai demorar para perder esse determinado peso vai depender, nesse caso, da quantidade e da regularidade dos exercícios físicos.

2. ***Ansiedades:*** as ansiedades fazem a pessoa apresentar a *fome por ansiedade*, que aumenta a hiperfagia e não é bem controlada por moderadores de apetite. Se no meio do tratamento a paciente tiver momentos importantes de distúrbios neurovegetativos (ansiedades), essa circunstância vai alterar as expectativas da quantidade de perda de peso. Por isso é que, em nossos consultórios, concedemos ao paciente os 30 (trinta) dias de livre revisão, para que, nessas circunstâncias, ele possa retornar ao consultório caso necessite. A quantidade de peso que uma pessoa vai perder em um período de tempo dependerá, então, do grau de estabilidade emocional que se estabeleça durante o tratamento.
3. ***Proximidade com o médico*:** a evolução do tratamento de emagrecimento é algo muito dinâmico, com certas instabilidades e variações; por isso, é importante orientarmos o paciente a manter estreita proximidade com o médico a fim de que este possa consertar eventuais desvios de rumo do tratamento, tirar mais dúvidas do paciente, rever condutas em função de intercorrência etc. Também por esse motivo concedemos ao paciente os 30 (trinta) dias de livre revisão.
4. ***Tendência genética*:** obviamente, as tendências pessoais de cada pessoa interferem, decisivamente, no tratamento e no resultado final. Uns perdem peso com mais facilidade e outros nem tanto. Essa permissibilidade em perder peso com mais ou menos facilidade decorre de predisposições genéticas manifestadas por meio dos processos que compõem a *taxa metabólica diária* – ver capítulo *Balanço Energético*.
5. ***Resistências adquiridas:*** independente da tendência genética de cada pessoa, se ela já fez tratamentos anteriores, obviamente ela apresentará alguma resistência ao processo de perda de peso. Quanto maior o número de tratamentos e quanto mais recente tiver sido o último tratamento, com mais resistência o paciente irá defrontar-se, e vice-versa. Essa resistência apresenta-se em duas frentes: resistência ao efeito anorético da droga e diminuição da resposta do corpo em perder peso de fato. A resistência à perda de peso intensifica-se com o avançar da idade, especialmente em mulheres após a menopausa.

Levando-se em consideração todas essas variantes acima descritas, em geral o paciente perde em média cerca de 5 a 10% do seu peso corporal já no primeiro mês de tratamento.

CAPÍTULO 49

Emagrecimento – Verdades e Mentiras

Dez princípios básicos de um bom tratamento de emagrecimento

1. Só fazer tratamento se orientado por **médico** e demais profissionais.
2. Conscientizar-se de **informações técnicas básicas** sobre a obesidade e o seu tratamento.
3. Só iniciar um tratamento caso esteja efetivamente certo de que irá **submeter-se aos critérios** do mesmo e pelo tempo necessário; INTENÇÃO sem AÇÃO = **NADA**.
4. Adotar efetivamente **novos hábitos alimentares**.
5. Adotar efetivamente **hábitos de prática de exercícios físicos**. Não usar moderadores sem exercícios.
6. Tratar paralelamente as **instabilidades emocionais**.
7. Não administrar moderadores de apetite como princípio básico de tratamento, apenas como **auxiliar**.
8. Não encerrar o tratamento sem a **manutenção**, seguida de alta médica.
9. Manter-se vigilante do peso pelo **resto da vida**.
10. Conscientizar outras pessoas – "**O mundo precisa parar de engordar**".

Dr. Mansur

- A maior verdade em qualquer tratamento de emagrecimento é que o tratamento acompanhado por médico já não é muito fácil, sem acompanhamento médico é quase impossível.
- Qualquer tentativa de tratamento leigo ou por conta própria, além de ser quase impossível dar certo, pode, inclusive, comprometer a saúde do paciente. O tratamento de emagrecimento acompanhado por médico nunca oferece riscos ao paciente, proporcionando até mais saúde ao mesmo, além do emagrecimento.
- Drogas anunciadas em mídia leiga não podem ser confundidas com medicamentos e nem sequer são medicamentos. Medicamento é aquele remédio analisado pela comunidade científica e prescrito por um profissional após uma consulta médica séria.
- NENHUM medicamento "emagrecedor" anunciado por qualquer mídia popular tem, de fato, o efeito mencionado.

- Tratamento de emagrecimento é aquele orientado por médico e, se possível, auxiliado por uma equipe multiprofissional com psicólogas e nutricionistas.
- "*A obesidade entra pela boca, mas sai pelos poros*". Tratamento de emagrecimento sem atividade física não existe.
- Quando uma pessoa ganha peso, ela ganha de "brinde" uma tendência a manter aquele maior peso. Quando apenas perde peso, não quer dizer que perdeu a *tendência*, o que é eliminado com o auxílio da manutenção.
- O tratamento de emagrecimento divide-se em duas metades, *emagrecimento + manutenção*. Se não fizer a manutenção, em geral, o peso recidiva.
- "Lipo" vai, "lipo" volta. Lipoaspiração, em geral, recidiva.
- Alguns pacientes acham que apenas medicamentos "tiram peso", quando, na realidade, o processo de emagrecimento é muito mais que apenas administrar medicamentos.
- Dieta nunca "tira peso". Colabora no tratamento de emagrecimento, diminuindo a ingestão de calorias, mas "tirar" não, até porque peso não sai pela boca. A boca é a porta de entrada do peso, nunca a porta de saída.
- Medicamentos moderadores de apetite não fazem mal à saúde, mas só devem ser usados com orientação médica, como qualquer outro medicamento.
- Em moderadores de apetite, as doses mais elevadas não são as que nos dão os melhores resultados.
- A função do moderador de apetite não é "tirar peso", apenas o apetite.
- Tendência a ganhar peso é um problema mais familiar que individual. As circunstâncias que levam uma pessoa a ganhar peso são quase sempre compartilhadas por outras pessoas de dentro da nossa casa, tanto que é bem comum encontrarmos outras pessoas com excesso de peso na mesma família.
- O reganho de peso após um tratamento de emagrecimento nada tem a ver com os medicamentos. Os remédios não tiram peso e muito menos fazem o paciente recidivar o peso. O problema é que o paciente tomou medicamentos, mas não mudou seu estilo de vida obesogênico. A base obesogênica continuou.
- Medicamentos moderadores de apetite não causam impotência sexual em homens.
- *Light, diet* e zero têm praticamente o mesmo significado no que diz respeito ao efeito de tratamento para a perda de peso.
- Pais com excesso de peso geram filhos com excesso de peso e, na maioria das vezes, isso nada tem a ver com genética, mas com a transmissão des-

cendente dos mesmos costumes dos pais que os fizeram ganhar excesso de peso.

- Dieta para tratamento de emagrecimento não é passar fome, não é comer menos, mas comer melhor, comer correto. O que engorda geralmente não é o quanto se come, mas o que se come e como se come.
- Evite gorduras saturadas e gorduras trans.
- Não confundir fome biológica, de comida propriamente dita, com fome por ansiedade ou compulsão alimentar. Parecem iguais, mas são bem diferentes. Seus tratamentos também são bem diferentes.
- O fato de o paciente ser idoso ou hipertenso, ou com diabetes ou outras patologias, não impede seu tratamento. Para cada grupo de pacientes, há tratamentos apropriados.

CAPÍTULO 50

Fases do Tratamento de Emagrecimento

Todo tratamento de emagrecimento passa, obrigatoriamente, por duas fases, a chamada ***fase mais rápida* de perda de peso**, seguida, invariavelmente, da ***fase lenta* de perda de peso.**

A terceira fase do tratamento de emagrecimento é a manutenção.

A quarta fase desse tratamento é a vigilância do peso pelo resto da vida.

A) **Fase Rápida**: a **fase mais rápida** de perda de peso é a primeira do tratamento, na qual mais peso é eliminado de forma maior rápida e com maior facilidade. Durante um tratamento médico de emagrecimento, essa fase deve ser bem trabalhada para ser aproveitada da melhor forma possível, mas também não se pode permitir perdas de peso acima de determinadas quantidades, a fim de que sejam evitadas grandes elevações da lipemia e/ou perda de massa muscular.

O quanto cada paciente, perder de peso nessa fase, assim como o quanto vai perder também na fase lenta, dependerá não só do tratamento, mas das circunstâncias pessoais do paciente, como prática de exercícios físicos, tendência genética, resistência pessoal ao tratamento, instabilidades emocionais etc. Quando o paciente nunca fez tratamento de emagrecimento, é comum ele apresentar essa fase rápida mais fácil e mais expressiva.

O médico, sabendo trabalhar bem essa fase, mesmo que ele não deva "tirar muito" peso rápido, pode prolongá-la para manter por mais tempo o processo de emagrecimento, com maior facilidade, preservando sempre em primeiro lugar a saúde do paciente, o que chamamos de tratamento de emagrecimento ganhando saúde.

Um bom programa personalizado de exercícios físicos proporciona ao paciente que ele permaneça perdendo uma quantidade de peso ideal por longo tempo durante a fase mais rápida do tratamento de emagrecimento, preservando a massa magra, em especial a massa muscular, e evitando importantes elevações lipêmicas, especialmente de ácidos graxos livres. Costumo orientar os pacientes no meu consultório a não tomarem sequer um comprimido dos medicamentos que auxiliarão no processo de emagrecimento se já não estiver fazendo exercícios físicos regulares.

B) **Fase Lenta**: a **fase lenta** de perda de peso é parte inevitável no tratamento de emagrecimento e, embora menos rápida, ela é necessária e muito útil ao tratamento, na medida em que dá ao organismo a oportunidade de ir acostumando-se ao novo peso e adaptando-se homeostaticamente à nova massa corporal, além de evitar inconvenientes de emagrecimentos muito rápidos.

Nessa fase, a prática de exercícios físicos passa a ser elemento ainda mais importante no sucesso da continuidade de eliminação do peso, na medida em que não permite diminuir muito o ritmo de eliminação de peso e aumenta a massa muscular metabolicamente ativa na queima calórica, via trabalho muscular.

Às vezes, alguns pacientes mostram-se muito ansiosos por emagrecer rápido e não aceitam muito bem essa segunda fase, achando que o tratamento é que não está dando certo; às vezes, interrompem o tratamento intempestivamente e por conta própria, sem orientação profissional, prejudicando-o muito e, subseqüentemente, os futuros tratamentos.

C) **Manutenção** – ver capítulo *Manutenção*.
- Imediata.
- Mediata.
- Remota.
- Vigilância do peso.

D) Vigilância do novo peso, que deve ser pelo resto da vida.

CAPÍTULO 51

CPTO-SM no Tratamento

O CPTO-SM *(Centro de Prevenção e Tratamento da Obesidade e Síndrome Metabólica)* é um dos maiores serviços privados de prevenção e tratamento da obesidade. É dirigido pelo autor, que durante suas quase três décadas de experiência e estudos nesse âmbito, vem sugerindo alterações de algumas definições e posturas técnicas de tratamento, as quais vêm ajudando-nos um pouco mais nessa batalha contra as perversidades da obesidade. Seguem algumas dessas propostas:

I. Abordamos muito a **fome por ansiedade**: o CPTO-SM é um dos serviços médicos que mais empresta a devida importância ao fator emocional dentro das causas da obesidade, tendo em vista um melhor tratamento, mais realístico e mais resolutivo. Nas anamneses realizadas em nossos consultórios, procuramos diagnosticar as instabilidades emocionais, analisar sua especificidade e graduar sua intensidade e sua influência nos processos de hiperfagia compulsiva, bem como propor tratamento específico. Criamos critérios técnicos para melhor monitorar sua evolução durante o tratamento.

   Para melhor acompanhar e tratar esse aspecto do tratamento contamos, no CPTO-SM, com apoio de psicólogas especializadas para os pacientes.

II. Utilizamos a **terapia medicamentosa escalonada** (TME): o que é a terapia medicamentosa escalonada? Quando vamos fazer um tratamento de emagrecimento, necessitamos, muitas vezes, controlar seu apetite acima do normal. Nesses casos, muitas vezes utilizamos moderadores de apetite e, para tanto, precisamos individualizar a dose desses medicamentos. Mas sabemos, por outro lado, que esses medicamentos perdem um pouco o seu efeito anorético – efeito tolerância – em um determinado prazo e, portanto, precisamos manter, de alguma forma, o efeito anorético do medicamento por algum tempo para alcançarmos nosso objetivo terapêutico. Nós, no CPTO-SM, buscamos, então, iniciar uma posologia individualizada na menor dose possível, mas que produza o melhor efeito anorético ideal – *dose ideal mínima* – para aquele paciente. Essa dose ideal mínima é a chave inicial da terapia medicamentosa escalonada (TME), mas, embora seja mínima, ela deve ser resolutiva, diminuir efetivamente o apetite. Nesse caso, uma vez que iniciamos com dose baixa, podemos ir ascendendo a dose paulatinamente, obtendo as sucessivas doses ideais mínimas para cada momento do tratamento, dentro dos limites de toda posologia terapêutica e, assim, driblando o efeito tolerância e mantendo o efeito anorético emagrecedor pelo tempo necessário a cada caso, individualmente, dentro do plano terapêutico estabelecido para cada paciente.

> Individualização da obesidade (pela consulta) → Plano terapêutico → Dose mínima → Tratamento escalonado → Melhor resolutividade terapêutica

III. Administramos o **quadripé do tratamento de emagrecimento:** ver capítulo específico: o quadripé do tratamento é um conjunto dos quatro elementos básicos do tratamento de emagrecimento da obesidade essencial:
   - Dieta.
   - Exercício físico.
   - Emocional.
   - Moderador de apetite (quando necessário).

IV. Buscamos realizar o **tratamento sustentado** – ver capítulo específico: tratamento sustentado é o tratamento de emagrecimento criteriosamente feito com base no quadripé do tratamento, tendo em vista a não-recidiva do peso. Pretendemos fazer um tratamento que sustente o resultado alcançado. No tratamento sustentado, priorizamos a adoção de novos hábitos, em especial, privilegiamos, também, o costume da prática contínua de programas de exercícios físicos e a adoção de novos hábitos alimentares, além de enfocarmos a mesma abordagem, porém não-medicamentosa, para a família do obeso como foco de tratamento. Isto é, tratamos o paciente; mas em uma visão como originário de uma família obesogênica.

V. Oferecemos o **período de acompanhamento médico não-pago por 30 dias:** O tratamento de emagrecimento não é procedimento estático, é circunstância muito dinâmica, passível de diversas variações dentro de seu curso. Circunstâncias estas que podem mudar de uma hora para outra, como, por exemplo, a estabilidade emocional, o efeito tolerância, o efeito e/ou efeitos incômodos dos medicamentos. A cada mudança dessas circunstâncias, é bom que o médico esteja próximo do paciente para as devidas correções. Portanto, diversos aspectos podem determinar melhor resultado final de emagrecimento, e um deles é *a proximidade do paciente com o médico*, e vice-versa.

Em nosso serviço, o paciente, após cada consulta, dispõe de 30 dias subseqüentes para retornar ao médico sem ter que pagar nova consulta, o que facilita muito o tratamento, tanto para o paciente como para o médico, permitindo um acompanhamento melhor e mais franco e a obtenção dos melhores resultados.

VI. **Educação em saúde para a Família:** partindo-se do princípio de que a obesidade origina-se, em grande parte, dentro da casa do paciente, onde ele adota seu Estilo de Vida Obesogênico, motivo pelo qual, inclusive, é freqüente encontrarmos outras pessoas na mesma família com excesso de peso (ver capítulo *Obesidade Familiar – Família Obesogênica*), em nossos consultórios direcionamos a anamnese e as orientações de educação em saúde antiobesidade também para toda a família do paciente. Aqui não nos referimos apenas à familia genética, mas aos que convivem com o paciente e compartilham com ele os mesmos hábitos obesogênicos. Não adianta muito tratar uma só pessoa que é produto de todo um meio obesogênico, que lhe é muito íntimo, é a origem do seu estilo de vida obesogênico.

VII. **Disponibilidade concomitante de psicólogos e nutricionistas:** uma vez que sabemos serem as instabilidades emocionais são fatores dos mais importantes nas causas de excesso de peso, não poderíamos nos furtar de oferecer apoio psicológico especializado na área de emagrecimento aos nossos pacientes, além do eventual tratamento medicamentoso. E, de fato, é o que o CPTO-SM oferece em nossos consultórios, tratamento medicamentoso que diminua as ansiedades paralelamente à psicoterapia.

Em nossos consultórios, dispomos de um grupo de excelentes psicólogos especializados no tema obesidade/emagrecimento e com grande experiência e preparo para lidar com o assunto em todas as faixas etárias, até porque toda a equipe discute, reiteradamente, os casos em nossas reuniões de trabalho, aumentando o *know-how* da cada um.

A psicoterapia numa abordagem multiprofissional em um tratamento de emagrecimento:

Objetivos básicos da psicoterapia:

- Diagnosticar instabilidades emocionais e suas ligações com o nível de baixa auto-estima e subseqüentes processos de hiperfagia compulsiva.
- Recuperar a auto-estima do paciente, inclusive para manter sua determinação no tratamento pelo tempo que se fizer necessário.
- Conscientizar o paciente sobre o que é fome por ansiedade × fome biológica.
- Solidificar uma consciência de novo estilo de vida não-obesogênico.
- Diagnosticar e auxiliar o paciente em todo e qualquer outro problema emocional, melhorando a estabilidade emocional em geral.

VIII. **Palestras:** o CPTO-SM, com o médico e os demais profissionais da equipe multidisciplinar, realiza regularmente palestras em escolas, empresas, igrejas e eventos de toda espécie sobre o tema obesidade/emagrecimento. Essas palestras costumam ser muito interessantes pela liberdade de discussão, pelos debates acalorados, pelas trocas de experiências, pela exploração dos bons resultados e por muita descontração, sendo, portanto, bastante produtivas para os participantes e seus familiares.

IX. **Jornal Emagrecer:** o nosso consultório publica, periodicamente, um jornal chamado "Jornal Emagrecer", exclusivamente sobre o tema obesidade/emagrecer, com discussões muito interessantes sobre diversos aspectos nesse âmbito, e sempre muito atualizado.
Qualquer pessoa pode obter exemplares desse jornal gratuitamente em nossos consultórios, sem qualquer compromisso com consultas.

X. ***Site:*** o CPTO-SM mantém um *site* de domínio próprio, fácil de ser acessado e de ser interpretado, no qual explicamos e discutimos assuntos sobre emagrecimento e síndrome metabólica, tiramos dúvidas, respondemos perguntas, oferecemos informes muito atualizados e interagimos com os visitantes a fim de esclarecermos suas dúvidas.

CAPÍTULO 52

Quadripé do Tratamento

Qualquer tratamento de emagrecimento sustentado (com a finalidade de ser definitivo), tecnicamente acompanhado, envolve, a princípio, 4 elementos básicos, a saber: dieta + atividade física + emocional + moderador de apetite, este quando necessário.

Pode haver um quinto elemento de tratamento quando se detecta uma doença específica que cursa com a obesidade – ver capítulo *Causas da Obesidade*.

Teoricamente, nenhum desses elementos de tratamento, isolado, resolve em definitivo o problema da obesidade. É necessário o conjunto completo e bem concatenado e programado de forma bem pessoal para cada paciente individualmente. Da mesma forma que não existem duas obesidades iguais, também não existem dois tratamentos de emagrecimento iguais; por esse motivo, de nada adianta uma pessoa tomar medicamento sem orientação médica ou de outra pessoa, mesmo que na outra pessoa tenha feito um bom resultado. Esse bom resultado com determinado tratamento ou medicamento é daquela pessoa dentro de suas particularidades, não de qualquer outra.

A devida coordenação do quadripé de tratamento bem feito nos proporciona a possibilidade de melhor resultado e, seguido da manutenção, com perspectivas de ser definitivo.

DIETA

A dieta como componente do quadripé do tratamento de emagrecimento não tem apenas o objetivo de ser uma dieta hipocalórica que venha a proporcionar perda de peso, mas, acima de tudo, a adoção, de fato, de um novo hábito alimentar para que seja realmente adotado pelo paciente a fim de se perpetuar. Por isso, dizemos que a dieta no CPTO-SM tem de "agradar para perpetuar".

Dieta, disciplina alimentar, fechar a boca e outros nomes são a mesma coisa, isto é, alimentação hipocalórica equilibrada que proporcione balanço energético negativo bem calculado, redundando em emagrecimento com preservação ou melhora da saúde do paciente.

A dieta deve ser sempre individualizada, ajudando a perda de peso e paralelamente proporcionando mais saúde ao paciente, repondo déficits nutricionais, especialmente dos micronutrientes (vitaminas e sais minerais).

Não nos esqueçamos que dieta, por si só, não "tira peso", ela é só a restrição da quantidade de calorias ingeridas. Dieta refere-se à quantidade de calorias ingeridas, não diz respeito às calorias gastas.

■ ATIVIDADE FÍSICA

"A obesidade entra pela boca, mas sai pelos poros". Frase do autor.

A atividade física dentro da filosofia do quadripé do tratamento de emagrecimento não deve ser vista apenas como um objetivo imediato, mas, na realidade, como a adoção de novo estilo de vida não-obesogênico, baseado no costume da prática de exercícios físicos rotineiros.

Não existe tratamento de emagrecimento que não envolva um programa de exercícios físicos, ainda que mínimo. Dentro do contexto de todo tratamento de emagrecimento, o exercício físico é o elemento que aumenta o gasto calórico. Mesmo quando se faz uma simples dieta e perde-se peso, na realidade, não é a dieta que está "tirando o peso", mas sim as atividades físicas diárias e os eventuais exercícios físicos.

Quando a perda de peso baseia-se no quadripé do CPTO em que se enaltece devidamente a atividade física, perde-se massa gorda, preservando massa magra, especialmente a muscular.

Todo programa de exercícios físicos deve ser individual e precedido por exame médico específico, em particular a capacidade ou a limitação cardiovascular para realizá-lo e em que nível.

■ EMOCIONAL

Instabilidades emocionais são uma outra forma de boa parte das pessoas, especialmente mulheres, comerem não por fome propriamente dita, mas por circunstâncias de fragilidade emocional que são interpretadas "como se fome fosse". É o que chamamos de *segunda fome*, ou fome emocional, ou compulsão alimentar. É uma segunda forma de certas pessoas ingerirem calorias, estas sempre em excesso, pelo fato de o organismo não estar, nesse momento, necessitando de nutrientes.

MODERADORES DE APETITE (VER CAPÍTULO *MODERADORES DE APETITE*)

Os moderadores de apetite, quando bem indicados, podem fazer parte do contexto de tratamento de emagrecimento sustentado, completando o quadripé do tratamento de emagrecimento, mas vistos como auxiliares do tratamento, e não como o elemento "salvador da pátria".

Os moderadores de apetite não "tiram peso", "tiram apenas o apetite" e, quando bem indicados e utilizados dentro da filosofia do tratamento posológico escalonado bem individualizado, são excelentes auxiliares no contexto do tratamento, possibilitando ao paciente não só reduzir o apetite, mas, também, fornecendo-lhe uma oportunidade para rever os seus hábitos alimentares, a fim de adotar novo estilo de vida alimentar não mais obesogênico.

Fatores que nos fazem indicar o tratamento medicamentoso da obesidade:

- Tentativas anteriores de perder peso, malsucedidas, com terapias tradicionais.
- Número de condições relacionadas com a obesidade.
- Gravidade das condições relacionadas com a obesidade.
- Histórico familiar de patologias concomitantes relacionadas com a obesidade.
- IMC ≥ 30 kg/m^2 ou ≥ 27 kg/m^2 na presença de patologias concomitantes.

CAPÍTULO 53

Tratamento Sustentado

Importante noção deve ser o fato de que, quando um paciente ganha peso, na realidade, ele não ganha apenas o peso, ele ganha também a tendência em manter esse novo peso maior. Quando ele se submete a um tratamento de emagrecimento e perde peso, não pode esquecer que ainda mantém a tendência. Precisa eliminar essa tendência para que o tratamento seja, de fato, um bom tratamento sustentado e para que o peso não recidive.

Quando um paciente vem ao nosso consultório, costumo dizer que ele quase sempre vem muito atrás de um único determinado objetivo, emagrecer. Mas, na realidade, o médico deve saber que ele necessita de três objetivos: emagrecer, com saúde e que o peso não lhe retorne, o que é bem diferente do que só emagrecer.

Tratamento de emagrecimento com objetivo de o peso não recidivar, o que chamo de ***tratamento sustentado***, é coisa bem diferente do que simplesmente somente emagrecer. O tratamento sustentado de emagrecimento divide-se em três partes, a saber:

- Primeiro, o emagrecimento propriamente dito, mas, na realidade, reeducando paralelamente com a adoção, de fato, de novo estilo de vida não-obesogênico.
- Segundo, a manutenção para, além de emagrecer, também eliminar ou diminuir a tendência de recuperar peso.
- Terceiro: Manter-se vigilante do peso pelo resto da vida.

Um *tratamento de emagrecimento verdadeiramente sustentado*, com vistas ao peso não recidivar, é coisa bem diferente do que simplesmente emagrecer.

> Emagrecer é só emagrecer, *o emagrecer sustentado* é, antes, mudança de postura.

Esse tratamento sustentado tem de ser feito e conduzido de maneira certa desde o início, pois os erros no início irão tornar-se grandes problemas no final. Mas os erros no início do tratamento, embora advertidos pelo médico, às vezes não são levados muito a sério por alguns pacientes por estarem perdendo peso de forma que lhe é satisfatória, pois o paciente comumente só vê a perda de peso e dificilmente a sustentabilidade do tratamento todo. Ledo engano, equívoco fatal. Pois, quando ele perceber que a partir de determinado momento a velocidade de perda de peso diminui, por ingressar na *fase lenta de perda de peso*, aí esse paciente percebe que deveria seguir as condutas de forma mais técnica e disciplinada desde o início, mas agora ele está impreterivelmente na fase lenta de perda de peso e ainda com parte do peso que deveria ter sido já eliminado na *fase rápida de perda de peso*, mas não perdeu. Passar a fazer tudo certo ajuda, mas não tanto como ajudaria antes, desde o início.

Costumo dizer que, para o médico, o mais importante não é só quanto de peso o paciente perde, mas **como ele perde**. Se de forma não-sustentada não há muita vantagem, visto que esse peso possivelmente vai recidivar. Quando o paciente perde peso dentro dos critérios de um bom tratamento sustentado, na realidade, o paciente não estará apenas perdendo peso, mas também adotando um novo estilo de vida que dará sustentabilidade ao novo peso.

O tratamento sustentado envolve quatro elementos básicos (quadripé): atividade física, controle das ansiedades, disciplina alimentar (dieta) e, quando necessário, moderador de apetite.

Atividade física. Novo estilo de vida fisicamente ativo.

É talvez o elemento mais importante no tratamento sustentado de perda de peso. Não existe tratamento de emagrecimento sem atividade física. O hábito da prática de exercícios físicos deve ser absorvido conscientemente, não só para a pessoa perder peso pelo gasto calórico correspondente, mas para acostumar-se a essa prática regular saudável, abandonando, assim, o sedentarismo; esse ***novo estilo de vida fisicamente ativo*** é mais um elemento de tratamento sustentado de emagrecimento.

Controle das ansiedades. Estabilidade emocional livre de compulsão alimentar.

É relativamente comum o paciente que se encontra acima do peso apresentar graus variados de instabilidades emocionais como causa e efeito da obesidade. Como causa seria a *fome por ansiedade* ou *compulsão alimentar*, que é uma fortíssima sensação de fome de origem emocional.

As instabilidades emocionais também fragilizam muito o paciente nos esforços de emagrecimento.

No tratamento de emagrecimento sustentado, a psicoterapia busca "resolver" as causas das ansiedades do paciente "em definitivo" para que o tratamento seja definitivo. No tratamento sustentado, a psicologia insere-se, também, como "solução definitiva" para que o paciente não tenha instabilidades emocionais.

Disciplina alimentar. Estilo de vida alimentar não-obesogênico.

Também chamado de dieta, mas, na teoria do tratamento sustentado, preferimos chamar de disciplina alimentar para tomar a conotação de passar a ser um novo hábito alimentar definitivo, dentro de nova filosofia de vida não-obesogênica, em vez de ser uma dieta apenas momentânea. Contrário ao que muita gente imagina, uma dieta de emagrecimento não é nada muito sacrificante e, em geral, o paciente não precisa diminuir o quanto come, mas corrigir o que come e, para ser definitivo, deve o paciente definitivamente adotar esses novos e corretos hábitos alimentares.

Moderadores de apetite. Auxílio temporário para se adotar novo hábito alimentar.

No caso do tratamento sustentado, o uso de medicamentos moderadores de apetite tem dupla finalidade: primeiro, diminuir o apetite do paciente com a exclusiva finalidade de se obter redução de peso e, segundo, e principal, dar ao paciente uma oportunidade para que, uma vez menos impulsivo ao alimentar-se, possa realmente adotar novos hábitos alimentares não-obesogênicos para a sua rotina de vida e, assim, auxiliar que esse tratamento de emagrecimento venha a ser um tratamento sustentado e definitivo.

Dos quatro elementos básicos de emagrecimento sustentado, os medicamentos moderadores de apetite são a única parte que não continua após o tratamento, isto é, não se incorpora à vida do paciente como novo estilo de vida, os medicamentos são gradativamente suspensos tão logo que possível. Os três outros elementos devem integrar-se de forma definitiva ao novo estilo de vida do paciente.

Estes quatro elementos básicos do tratamento sustentado são mais amplamente discutidos nos capítulos correspondentes.

CAPÍTULO 54

Tratamento Escalonado

O chamado ***tratamento escalonado*** refere-se exclusivamente aos medicamentos moderadores de apetite. Com o tratamento escalonado, evitamos os eventuais incômodos de efeitos colaterais e, principalmente, driblamos o inconveniente do *efeito tolerância*.

Efeito tolerância. Os medicamentos moderadores de apetite são diferentes da grande maioria dos medicamentos em geral. É regra desenvolverem o inconveniente do efeito de tolerância, no qual o organismo vai acostumando-se com o medicamento e, assim, diminuindo seu efeito anorético. Mas, na realidade, o organismo acostuma-se é com a dose e nem tanto com o medicamento em si; isto é, aquela dose anterior, com o tempo, passa a ser insuficiente. Esse efeito tolerância é um inconveniente de todo moderador de apetite invariavelmente, porém um pouco menos expressivo, exclusivamente com a sibutramina.

Filosofia da terapia com os moderadores de apetite. Os medicamentos moderadores de apetite não “tiram o peso”, apenas o apetite. Portanto, a dose ideal tem de ser necessária e suficiente apenas para reduzir o apetite do paciente, e não o peso – *dose ideal mínima*. Portanto, ao iniciarmos com uma dose baixa, não estaríamos comprometendo o emagrecimento, muito pelo contrário, garantiríamos o seu sucesso final.

Dose ideal mínima (DIM). A dose ideal mínima deve ser a ***menor dose que lhe traga o maior efeito anorético.*** Ela é a chave inicial do tratamento escalonado, em que se busca iniciar o plano terapêutico de determinado paciente com a menor dose de determinado moderador de apetite. Mas que este resolva o problema a que se propõe: diminuir o apetite. Durante a anamnese e o exame físico, o médico tem condições de avaliar com grande segurança essa DIM. A partir daí, as demais doses serão devidamente escalonadas de acordo com a sensibilidade de cada caso individualmente.

Mecanismo do tratamento escalonado. Devemos, então, iniciar todo tratamento medicamentoso DIM e, a partir daí, como os medicamentos, ou melhor, as suas doses sofrerão o efeito tolerância, mensalmente será possível escalonar progressivamente essas doses, com a devida habilidade, de forma apenas a vencer esse inconveniente sobre aquela dose anterior utilizada, resguardando futuras progressões das novas doses e, assim sucessivamente, dentro, é claro, dos limites de doses mínimas e máximas de cada droga.

Esse procedimento escalonado preserva o paciente de doses elevadas inconvenientes e desnecessárias e lhe confere maior resolutividade final, uma vez que, procedendo dessa maneira, poderemos contar com um bom efeito anorético pelo tempo necessário do plano terapêutico.

Benefícios do tratamento escalonado

- Dispensa-se doses elevadas.
- Menor ocorrência de efeitos colaterais.
- Preservação da saúde do paciente.
- Efeito anorético por longo período de tempo.
- Melhor adaptação do paciente ao novo peso.

Com essa conduta simples, porém decididamente benéfica, conseguimos um efeito mais personalizado e, por isso, com menor incidência de inconvenientes colaterais e, principalmente, o que mais buscamos, ficamos mais tempo reduzindo ainda mais o apetite e, conseqüentemente, o peso do paciente.

Com a adoção dessa conduta em nossos consultórios, os resultados têm sido acima das melhores expectativas, não só pela quantidade de peso efetivamente eliminada, como pela maneira progressiva de sua eliminação, dando sustentação ao resultado.

CAPÍTULO 55

Plano Terapêutico

Nos capítulos referentes ao tratamento, discutiu-se quadripé do tratamento de emagrecimento, tratamento escalonado, tratamento sustentado, moderadores de apetite, desmistificando os moderadores de apetite, dieta e exercícios físicos. No tratamento de emagrecimento de qualquer paciente, devemos, agora, utilizar todo esse conhecimento, mas de forma individualizada, de acordo com as circunstâncias pessoais desse paciente em si. Da mesma forma que não existem duas obesidades iguais, não existem também dois tratamentos iguais, motivo pelo qual devemos traçar um plano de tratamento individualizado para cada paciente de acordo com todo o conhecimento teórico acima mencionado e mais, de acordo com os diversos fatores pessoais de cada paciente individualmente. E, ainda, o plano de tratamento deve ser preparado de forma que se saiba que um mesmo tratamento, pela sua dinâmica, pode precisar ser revisto e modificado mais de uma vez durante seu curso, pode ser necessário ter seu plano de tratamento revisto mais de uma vez de acordo com as naturais variações das circunstâncias pessoais de cada um, como, por exemplo, surgimento de ansiedades, circunstâncias de desemprego, desavenças pessoais, efeitos colaterais etc.

PLANO TERAPÊUTICO INDIVIDUAL

Exercícios físicos

Os exercícios físicos devem ser bem individualizados para perdurarem, começando pela efetiva conscientização da sua necessidade, especificidade, regularidade, intensidade, duração, progressão, horários, limitação cardiovascular e outras limitações.

É comum o paciente dizer que não tem tempo para realizar exercícios físicos. Tempo é assunto do paciente e não do médico, não é o médico que tem de arrumar tempo para o paciente. Se o paciente não tem tempo para fazer exercícios físicos, na realidade ele não tem tempo para tratar-se e não pode "jogar nos ombros do médico" essa responsabilidade.

Hábito alimentar

Todo novo hábito alimentar não-obesogênico deve **"agradar ao paladar para perdurar".**

O hábito alimentar só será definitivo e resolutivo se for muito individualizado de acordo, acima de tudo, com a afeição do paciente, as suas necessidade mínimas calóricas e nutricionais, os seus horários, as suas crenças religiosas etc. Tudo isso pode ser devidamente concatenado com uma alimentação hipocalórica. Uma dieta pode ser hipocalórica, mas não necessita ser, obrigatoriamente, insossa.

Em nossos consultórios, os nutricionistas buscam oferecer um VET (valor energético total) hipocalórico, mas individualmente palatável para o paciente, e não para si mesmo.

Estabilidade emocional

Em boa parte dos pacientes, especialmente do sexo feminino, o plano terapêutico médico deve caminhar em sincronia com o plano terapêutico da psicologia, pois os progressos médicos nesses casos estão diretamente relacionados com os progressos da psicoterapia.

Esse aspecto, então, teoricamente dispensaria dizer que o plano terapêutico deve ser individualizado, até porque perfil emocional é circunstância altamente pessoal, mas a título descritivo, essa estabilidade deve envolver estabilizar-se emocionalmente, independente dos problemas íntimos estritamente pessoais, problemas conjugais, domésticos, sociais, de ambiente de trabalho; sabendo-se que estes problemas e o quanto eles afetam as pessoas é algo muito dinâmico, mudando o quadro constantemente, o qual deve ser revisto com freqüência. O plano terapêutico médico deve prever essas instabilidades e o plano terapêutico da psicologia deve evitá-las.

Dose do moderador de apetite

A dose do moderador de apetite é um dos elementos do tratamento que mais deve ser individualizado por ser de utilização limitada no tempo; isto é, com o tempo, essa arma vai acabar para esse paciente nesse tratamento. As doses esgotam-se progressivamente pelo efeito tolerância. Então, se temos que emagrecer um determinado paciente com muito peso, devemos programar a relação DOSE × TEMPO DE TRATAMENTO, para não ficarmos sem o arsenal medicamentoso no meio do caminho, antes de "tirarmos o peso" que necessitaríamos "tirar" – plano de escalonamento das doses dos moderadores de apetite. Mas, para que as doses tenham sido de fato efetivas na eliminação do peso ao final do tratamento, os demais elementos do quadripé do tratamento devem estar bem concatenados e resolutivos a fim de não se fazer pesar a responsabilidade do tratamento só nos moderadores de apetite, o que seria um grave erro no plano de tratamento.

Esses quatro elementos do chamado quadripé do tratamento de emagrecimento devem ser muito bem individualizados e deve ser um conjunto muito bem concatenado entre si, a fim de surtirem o melhor efeito possível, e não procedimentos isolados, menos resolutivos. É como um time de futebol que tem de jogar bem entrosado.

CAPÍTULO 56

Desmistificando os Moderadores de Apetite

Generalidades. O tratamento sustentado de emagrecimento é um complexo de elementos que devem ser bem concatenados entre si, o quadripé dos elementos do tratamento sustentado. Os moderadores de apetite são muito úteis dentro desse complexo de elementos, mas desde que vistos como auxiliares do tratamento e nunca como únicos salvadores da pátria. Os moderadores de apetite usados isoladamente, ou fora de um programa médico de tratamento individualmente escalonado, não surtem o efeito final de emagrecimento sustentado. Tratamento de emagrecimento só com remédios é algo que simplesmente não existe. No início, até se emagrece um pouco, mas logo pára-se de emagrecer, o peso vai recidivar e, pior, prejudicará um futuro tratamento sério por causa do efeito resistência.

Não existem muitos moderadores de apetite; eles são poucos e com mecanismos de ação muito semelhantes, devendo ser usados apenas quando bem indicados e no estrito limite da necessidade posológica e terapêutica. Seu uso, efeito, o que faz, o que não faz e tudo mais deve ser bem explicado ao paciente, para que ele se sinta mais seguro, para que não sofra a fortíssima influência da mídia leiga, e também e muito importante, para que não crie falsa idéia ou expectativas impossíveis com esses auxiliares. Não existe moderador de apetite anunciado na televisão ou nas revistas, só o médico conhece e sabe manipular o seu uso com segurança e resolutividade.

O uso de moderadores de apetite só deve ser indicado dentro de um objetivo: fazer um tratamento definitivo em que o peso não recidive, evitando-se, sempre que possível, sua reutilização.

Nunca se deve utilizar moderadores de apetite para perdas de peso por objetivos temporários.

Moderadores de apetite não trazem risco de vida ao paciente; desde que bem indicados e utilizados, não trazem qualquer inconveniente à saúde do paciente e não causam impotência sexual.

SUSCETIBILIDADE INDIVIDUAL AO EFEITO ANOREXÍGENO

Uma coisa é o efeito anorexígeno teórico de cada moderador de apetite, outra coisa é a suscetibilidade individual de cada paciente, resultando em um determinado efeito efetivamente experimentado por esse paciente em particular.

Essa suscetibilidade pessoal é muito variável de paciente para paciente. Uns pacientes apresentam grande efeito anorético com baixas doses de determinada droga, outros não apresentam o mesmo efeito, até com doses mais elevadas, mas às vezes apresentarão esse efeito almejado com outra droga, e até com doses menores.

A escolha do moderador de apetite ideal para determinado paciente e também a dose que lhe seja ideal – "***a menor dose que lhe traga o maior efeito anorético* – CPTO-SM**" – é a grande busca da anamnese e do exame físico aliada à experiência profissional nessa área.

Na escolha do medicamento inicial e respectiva graduação da dose ideal mínima (DIM), a experiência profissional na área é fator decisivo.

O estado emocional interfere muito na sensação de fome do paciente, principalmente nos mais instáveis emocionalmente, modificando teoricamente o efetivo efeito anorético. Nesses casos, auxílios medicamentosos que diminuam a compulsão e o auxílio multidiciplinar psicoterapêutico costumam ajudar muito.

Efeito completo. Os moderadores de apetite servem não só para diminuir o apetite do paciente, mas também para, ao diminuir esse apetite, ajudar o paciente a repensar e reorganizar sua forma de comer, com mais racionalidade e menos compulsão. Isto é, ao cessar o uso de moderador de apetite, o paciente se reeducou de forma definitiva nos seus hábitos alimentares. Mudou realmente seu estilo alimentar. Essa mudança definitiva envolve, inclusive, orientação, conhecimentos na área e reeducação de paladar.

Mecanismo de ação. O mecanismo de ação dos moderadores de apetite é um pouco semelhante entre eles. Agem em uma neuroglândula que temos na base do cérebro chamada de hipotálamo, onde se localiza o centro do apetite, diminuindo a sensação de fome. Moderador de apetite age no apetite, não age no peso. Moderador de apetite não age no peso nem para perder como também não para eventual recidiva.

Efeito tolerância. Os moderadores de apetite, assim como outros poucos medicamentos no mundo farmacoterapêutico, desenvolvem o inconveniente chamado efeito tolerância, o qual proporciona no paciente uma certa resistência ao efeito anorético do medicamento. Isto é, com a continuidade do uso o medicamento vai encontrando certa resistência em diminuir o apetite do paciente. O organismo tolera a droga sem apresentar o efeito anorético desejado, mas, nesse caso, não deixando de apresentar os efeitos colaterais. O erro, nesse caso, é aumentarmos a dose do moderador a fim de buscar o efeito anorético ao ponto de permitir o surgimento dos efeitos colaterais, o que por si só já prejudica o emagrecimento.

Tratamento escalonado. Em razão do inconveniente efeito tolerância dos moderadores de apetite, utilizamos em nosso serviço, com grande experiência acumulada, o tratamento medicamentoso com posologia escalonada, no qual iniciamos com a menor dose que nos dê o melhor resultado anorético, chamada *dose mínima ideal* (DIM), e vamos ascendendo mensalmente de forma individualmente escalonada sempre o suficiente para diminuir o apetite e superar o efeito tolerância e, assim, tirando todo mês o apetite e, conseqüentemente, peso do paciente, o que não seria tão fácil caso fossem usadas posologias em doses absolutas, especialmente as comerciais.

A filosofia do tratamento escalonado propicia melhores resultados finais e ausência quase completa de efeitos colaterais incômodos.

Efeitos colaterais. Os efeitos incômodos colaterais (ansiedades, tremores de extremidades, cefaléia, e outros) estão diretamente ligados à dose e não ao medicamento propriamente dito. Esses incômodos são mais freqüentes quando se utilizam doses elevadas ou drogas comerciais que já vêm com doses elevadas, circunstância em que também não se pode individualizar a dose. Quando manipulamos a dose e se utiliza o *tratamento escalonado* bem individualizado, esses efeitos colaterais são praticamente inexistentes e facilmente contornados por breve orientação médica.

RESISTÊNCIAS AO TRATAMENTO

Existem, basicamente, dois tipos de resistências, a saber:

A) Resistência ao efeito do medicamento, no que se refere ao efeito anorexígeno especificamente:
   - Resistência imediata.
   - Resistência tardia.
   - Resistência direta.
   - Resistência cruzada.

B) Resistência do corpo do paciente ao efeito final de emagrecer.

Quando o paciente nunca usou drogas de fundo dopaminérgico, a franca tendência dessa primeira administração é responder bem ao efeito anorexígeno da droga e, também, responder bem ao efeito final emagrecedor do contexto do tratamento. Quando, ao contrário, o paciente alguma vez já fez uso desses medicamentos, a regra, a princípio, já é o paciente apresentar algum grau dos dois tipos de resistência concomitantes.

Esse efeito indesejável é visto com mais freqüência com as monodrogas adrenérgicas (anfepramona, fenproporex e mazindol) e menos intenso e menos freqüente com a sibutramina.

Resistência ao efeito do medicamento

A resistência específica quanto ao efeito anorexígeno da droga também pode ocorrer no paciente virgem de tratamento com drogas catecolaminérgicas, mas a regra é o surgimento de algum mínimo grau dessa resistência no paciente que em alguma época da vida já tenha se submetido ao uso desse tipo de medicamento.

Tanto é fato esse tipo de efeito indesejável que diferentemente de uma antibioticoterapia, por exemplo, em que a dose calculada para determinado paciente é a mesma até o final desse tratamento, já para os moderadores de apetite freqüentemente inicia-se o tratamento anorexígeno com uma dose relativamente baixa e de, logo depois, às vezes já no mês seguinte, temos de aumentar a dose para se obter o mesmo efeito que se obtinha com a dose menor anterior, e assim progressivamente, até determinado teto de dose máxima, que também vai perdendo o efeito anorexígeno.

Resistência imediata

É a resistência que o paciente desenvolve já na seqüência de um tratamento, isto é, inicia um mês com uma dose de determinado moderador de apetite e, às vezes, já no mesmo mês, observa-se uma diminuição do efeito anorexígeno da droga. É freqüente no mês seguinte já termos de aumentar a dose.

Resistência imediata ou tardia

Esse efeito indesejável explica-se melhor no paciente que em alguma época anterior da vida tenha usado anorexígenos catecolaminérgicos e, tempos depois, anos mais tarde, reinicia outro tratamento com estas drogas. Esse paciente com grande freqüência vai apresentar os dois tipos de resistência, tanto a resistência ao efeito anorexígeno da droga, como resistência ao efeito emagrecedor do tratamento.

Resistência do corpo do paciente ao efeito final de emagrecer

Uma coisa é o resultado variável do paciente ao efeito anorexígeno da droga, outra coisa é o resultado também variável do corpo do paciente ao efeito emagrecedor do contexto do tratamento, independentemente do efeito anorexígeno da droga.

Salvo o pequeno efeito termogênico, os anorexígenos não têm efeito direto na perda de peso. Quando o paciente se submete, pela primeira vez, a algum tratamento de emagrecimento com anorexígenos catecolaminérgicos, geralmente é nesse primeiro tratamento que o paciente apresenta a maior e melhor perda de peso.

Já nos meses seguintes do mesmo tratamento, a perda de peso diminui e, no terceiro mês de tratamento, a perda de peso cai ainda mais, e assim sucessivamente, até manter um determinado patamar de sucessivas perdas de peso a depender do gasto calórico proporcional à atividade física.

■ RITMO DE PERDA DE PESO

O ritmo de perda de peso de todo paciente é diretamente relacionado com diversos fatores bem conhecidos:

- Quantidade de atividade física efetivamente realizada.
- Equilíbrio psicoemocional durante o período de tratamento.
- Proximidade com o médico para reiterada orientação e apoio e eventuais correções do curso do tratamento.
- Eventuais resistências a algum tratamento medicamentoso anterior.
- Tendências inatas (p. ex., genética), há perda de peso maior ou menor. É muito individual.

Os fatores conhecidos que influenciam a perda de peso são, em primeiro lugar, a intensidade da atividade física – ver capítulo *Atividade Física* – e a individualização de uma dieta hipocalórica com relação às atividades diárias daquela pessoa.

Os fatores individuais ainda não bem esclarecidos ou mensurados dentro da literatura médica envolvem genética, tipo de obesidade, ginecóide e andróide, metabolismo basal, controle homeostático do corpo etc., que variam muito de paciente para paciente e ainda não se encontram devidamente esclarecidos e mensurados na literatura médica.

O ritmo de perda de peso de cada paciente dentro do tratamento é muito pessoal, assim como a resposta ao efeito anorexígeno de cada moderador de apetite, dificilmente sendo o mesmo ritmo e/ou a mesma resposta anorética entre dois pacientes aparentemente com as mesmas características.

■ CRONOLOGIA DA MEDICAÇÃO

O horário de tomada da medicação de cada paciente é muito individual. É muito fácil preconizar o vulgarmente conhecido 10 e 16 horas; é muito prático, mas antibiológico para os pacientes, pois os horários de refeições, de dormir e de acordar, o ciclo circadiano e os horários em que mais surgem as sensações de fome são muito individuais e, às vezes, até ligados a circunstâncias sociais como horário em que fica sozinha em casa, horário que chega em casa etc. e, assim, individualizada também deve ser a preconização dos horários de tomada das medicações.

Em nosso consultório, na anamnese, busca-se saber e registrar o horário do almoço, a que horas acorda, a que horas o paciente vai dormir e em qual parte do dia o paciente sente mais sensação de fome, se pela manhã, à tarde ou à noite.

Somente estando dentro desses horários de cada paciente poderemos ajustar melhor a individualização do cronograma de administração das medicações, principalmente pelo fato de que os moderadores de apetite têm horários de pico de efeito distintos que devem ser levados em consideração e, é natural e mais producente, que se busque coincidir o pico de efeito do moderador de apetite com as horas das principais refeições de cada paciente, individualmente, e momentos de mais fome para que o paciente se alimente de forma mais racional e menos impulsiva e, com isso, se adestre a novo estilo de alimentação não-obesogênico.

É muito mais produtivo, também, buscar coincidir e distribuir melhor a medicação que controla a compulsão alimentar com os horários que esta sensação mais ocorre, pela manhã, pela tarde ou à noite. Por exemplo, para a paciente que pela manhã, após o marido ir para o trabalho levando os filhos para o colégio, fica em casa, sozinha, ansiosa, entediada, cercada pela geladeira, pela dispensa, televisão e sofá, com isso precipitando a sensação emocional de fome (compulsão alimentar), pouco adianta administrar essa terapêutica à tarde quando os fatores sociais estimulantes da instabilidade emocional já não mais estiverem incidindo.

Busca-se, ainda, racionalizar o aproveitamento dessa medicação que controla a compulsão alimentar como um freio dos eventuais efeitos colaterais adrenérgicos dos moderadores de apetite, administrando estes pouco tempo antes dos moderadores de apetite.

Posologia. A dose preconizada de cada medicamento deve ser a menor possível para que se obtenha o efeito buscado, diminuição do apetite – *dose mínima ideal*. A dose terapêutica ideal de cada paciente é algo muito pessoal e, também, muito dinâmica, momentânea, circunstancial. Se iniciarmos por uma dose menor, poderemos aumentar a fim de individualizar a dose; difícil é diminuir.

Monodroga é um termo utilizado com moderadores de apetite que não devem ser associados a outras drogas e referem-se a dietilpropiona, fenproporex, mazindol e sibutramina.

Dietilpropiona, também chamada anfepramona. É um dos medicamentos anoréticos mais utilizados pela sua facilidade e praticidade de se trabalhar. Apresenta ótimo efeito anorético na maioria dos pacientes. Mecanismo dopaminérgico, agindo no hipotálamo e diminuindo a sensação de fome.

Fenproporex ou **Proprionitrilo**. É o segundo moderador de apetite mais utilizado. Bom efeito anorético. Mecanismo dopaminérgico, agindo no hipotálamo e diminuindo a sensação de fome.

Mazindol. É um moderador de apetite muito potente, porém apresentando maior ocorrência de efeitos colaterais quando se ultrapassa a dose ideal. Pode ser aplicado como recurso quando o paciente já nos vem com resistências pelo uso anterior de moderadores. Mecanismo dopaminérgico, agindo no hipotálamo e diminuindo a sensação de fome.

Sibutramina. É um moderador de apetite com mecanismo de ação diferente dos anteriores. Mecanismo serotoninérgico, que tende a apresentar menor incidência de efeitos colaterais, mais usado entre jovens e idosos ou cardiopatas. Potência anorética menos intensa que os anteriores.

Orlistat (Xenical®). Não é moderador de apetite, mas uma droga que diminui a absorção de parte (2/3), da gordura ingerida na dieta alimentar. Não interfere na gordura do nosso corpo, apenas na gordura ingerida. Como parte da gordura ingerida não é absorvida, ela é eliminada pelas fezes, tornando-as inconvenientemente amolecidas e oleosas, ao ponto de poder incomodar o paciente.

Fluoxetina. Este medicamento foi criado inicialmente como um antidepressivo. Com a experiência do seu uso, vislumbrou-se outros efeitos muito melhores dessa droga do que simplesmente efeito antidepressivo. Hoje, existem medicamentos antidepressivos muito mais modernos. Em nosso caso, usa-se a fluoxetina com a finalidade de controlar a compulsão alimentar. É um dos poucos medicamentos utilizados com essa finalidade. Melhora as ansiedades, diminui a fome por ansiedade, a síndrome compulsiva alimentar noturna. Não é droga sedativa, mas costuma melhorar o bem-estar psicológico do paciente com a finalidade de melhor enfrentar as angústias do tratamento emocionalmente desgastante.

Sertralina. É uma segunda linha de opção quando não se pode usar a fluoxetina.

CAPÍTULO 57

Moderadores de Apetite

A potência anorética dos moderadores de apetite varia muito, desde fitoterápicos que apresentam potência anorética mais branda, passando por medicamentos serotoninérgicos, que apresentam potência anorética intermediária, até os adrenérgicos, que são os moderadores de apetite com potência anorética mais intensa. Cada um desses grupos de moderadores de apetite tem sua ação, função e indicação, da mesma forma que, dentro de cada grupo, a escolha específica do medicamento deverá ter seus motivos técnicos bem definidos.

Segundo classificação do CPTO, os moderadores de apetite dividem-se nos três a quatro grupos (se considerarmos os desabsortivos), como se segue:

1. Fitoterápicos.
2. Serotoninérgicos.
3. Adrenérgicos.
4. Desabsortivos*.

*As drogas desabsortivas, por uma questão de praticidade, estão sendo inseridas nessa classificação, mas não são "moderadores de apetite" propriamente ditos, pois não interferem no apetite.

1. ***Fitoterápicos:*** são moderadores de apetite à base de princípios da flora medicinal, apresentam potência anorética mais branda, porém também apresentam efeitos adversos menos intensos e menos freqüentes, porém um pouco incertos por não serem devidamente refinados.
   São indicados em alguns casos de tratamento, mas têm especial indicação na fase de manutenção.
   Um dos representantes mais expressivos é o Ma Huang (*Efedra sp.*) – ver capítulo *Ma Huang*.

2. ***Serotoninérgicos*** (Monodroga): são moderadores de apetite com potência anorética intermediária. Apresentam efeitos anoréticos mais intensos que os fitoterápicos e mais refinados que estes, porém menos intensos que os adrenérgicos. Esse grupo de medicamentos tem me-

canismo de ação diferente, é "serotoninérgico", por diminuir a recaptação da serotonina, demorando mais a desenvolver tolerância e apresentando menor ocorrência de efeitos colaterais. Esses medicamentos são reservados para indicações específicas. Um grande problema prático com a utilização deles é o elevado preço, que vem diminuindo.

A fluoxetina, usada para diminuir os casos de fome por ansiedade, representa um outro subgrupo dentro das drogas serotoninégicas, por ser também um bloqueador seletivo da recaptação da serotonina.

3. ***Adrenérgicos*** (Monodroga): dividem-se em adrenérgicos diretos e indiretos. Quando indicada a utilização de moderadores de apetite, estes são os mais comumente utilizados na maioria dos pacientes. Apresentam efeitos anoréticos mais intensos, mas também podem apresentar incômodos colaterais se as doses forem acima do ideal e, como todos os outros, esses medicamentos podem desenvolver efeito tolerância com a constância do uso.

4. ***Desabsortivos*** (não é monodroga; não modera apetite): os medicamentos desse grupo não atendem, propriamente, à categoria "*moderadores de apetite*", por não interferirem no apetite propriamente dito, mas, por questões didáticas dessa obra, ficarão aqui inclusos.

   Essa categoria envolve um grupo de medicamentos que não diminuem o apetite, mas, de uma forma ou de outra, dificultam a absorção de nutrientes calóricos em nível intestinal. Diminuem o aporte calórico por reduzirem a absorção intestinal parcial de carboidratos ou, principalmente, de gorduras, podendo, determinados medicamentos, reduzir até cerca de 30 a 35% da absorção de gorduras.

   Por exemplo: orlistat e quitosana.

   Mas, contrário ao que muita gente imagina, eles não interferem em nada na gordura já acumulada no organismo, servem somente para não ganhar mais.

   É proscrita a associação de dois moderadores de apetite, mas possível a associação de moderador de apetite propriamente dito com drogas desabsortivas.

   Salvo as drogas desabsortivas, todos os demais moderadores de apetite e, em especial, as monodrogas aumentam a taxa metabólica basal ou queima calórica.

GENERALIDADES

Moderadores de apetite são armas muito úteis no conjunto de elementos do tratamento de emagrecimento desde que vistos, realmente, apenas como moderadores do apetite e não com funções outras que não são próprias desses medicamentos. Moderadores de apetite não podem ser vistos como o único elemento do tratamento que emagrece, mas apenas como um bom auxiliar.

Outro aspecto extremamente importante na aplicabilidade dos moderadores de apetite é a experiência e a habilidade na sua indicação, na definição da posologia de cada paciente e na monitoração do uso, dos efeitos e dos eventuais efeitos adversos. A sensibilidade profissional para indicar e dosar esses medicamentos deve ser tamanha que chega a ser uma arte sua utilização, para que se extraiam os melhores resultados com a menor ocorrência possível dos eventuais incômodos. Usando-se esses medicamentos sob rigorosos critérios técnicos, eles são, inequivocamente, poderosas armas no auxílio dos objetivos do tratamento de emagrecimento.

Quando falamos em moderadores de apetite utilizados por profissionais médicos, certamente não estamos nos referindo a inúmeras drogas anunciadas pela mídia leiga que confunde o paciente. A conduta medicamentosa médica nunca é anunciada na mídia.

Os moderadores de apetite apresentam, basicamente, 3 efeitos benéficos no processo de emagrecimento:

A) **Efeito anorético:** efeito anorético é o principal efeito buscado nesses medicamentos, é o efeito de diminuição ou moderação do apetite. Eles agem no centro neurológico hipotalâmico, que é o sítio de regulação do apetite no cérebro, diminuindo essa sensação de fome, em alguns pacientes mais e em outros nem tanto.

B) **Efeito sacietógeno:** os moderadores de apetite, além de reduzirem o apetite, também apresentam um efeito sacietógeno secundário pelo qual o paciente, uma vez com fome, sacia-se com pequenos volumes de alimentos. Isto é, os moderadores de apetite, além de reduzirem o apetite, também fazem com que o paciente sinta-se saciado, satisfeito com pequenos volumes de alimentos.

C) **Efeito termogênico:** os moderadores de apetite propriamente ditos (salvo os desabsortivos), além de reduzirem o apetite e paralelamente oferecerem o *efeito sacietógeno* acima mencionado apresentam, ainda, um *efeito termogênico,* secundário por meio do qual ocorre aumento da taxa metabólica basal (gasto calórico) pelo seu mecanismo adrenérgico – ver capítulo *Balanço Energético*.

■ COMERCIAIS × MANIPULADOS

Esses medicamentos são oferecidos no mercado sob a forma manipulada, dando-nos uma condição melhor de buscar a dose ideal para cada paciente, individualmente; são um pouco mais baratos e, por outro lado, as indústrias comercializam estes mesmos medicamentos sob um nome comercial patenteado, onde as doses já são previamente determinadas pelo fabricante, o que não nos permite individualizar as doses. Essas diferenças entre manipulados e patenteados acaba numa disputa por mercado e coloca a mídia contra os medicamentos manipulados, que são os mesmos medicamentos comerciais, apenas sob nomes comerciais de fantasia patenteados.

■ QUAL O MELHOR MODERADOR E QUAL A MELHOR DOSE?

Não existe esse ou aquele medicamento sempre certo para esse ou aquele paciente, da mesma forma que não existe uma dose predeterminada. Suas aplicabilidades, doses e efeitos são muito individuais e muito dinâmicos; o melhor medicamento hoje, certamente não será o de amanhã, a dose ideal hoje, provavelmente não será ideal amanhã. Por exemplo, se a paciente estiver passando temporariamente por problemas emocionais, o medicamento que lhe tirava o apetite muito bem, já deixa de fazê-lo, deixa de oferecer o excelente efeito anorético que vinha apresentando até então. O médico precisa ter o equilíbrio e a experiência com a instrumentação dessas drogas e a sensibilidade, pois, na realidade, não está ocorrendo efeito de tolerância do moderador de apetite, e sim a "sensação de fome" por estado de ansiedade, que não é bem combatida por moderadores de apetite, mas por um reequilíbrio da instabilidade emocional, senão o profissional vai aumentando as doses do medicamento, podendo incomodar o paciente e não resolvendo a "fome".

■ EFEITO TOLERÂNCIA

É o "costume" do organismo com o medicamento, diminuindo os efeitos anoréticos deste. Esses medicamentos muito dificilmente desenvolvem dependência, mas certamente sempre desenvolvem rapidamente tolerância. O efeito tolerância, na realidade, é primeiro sobre a dose e não bem sobre o medicamento em si. Essa tolerância desenvolvida é muito pessoal e atinge não só o medicamento que o paciente está usando, como também desenvolve tolerância cruzada aos outros moderadores de apetite.

A tolerância obriga o médico a aumentar criteriosamente a dose administrada, buscando manter dose efetiva até o limite permitido por cada droga; é o chamado tratamento medicamentoso escalonado.

Essa tolerância diminui com o tempo após a suspensão do uso desses medicamentos, podendo recomeçar sua reutilização de forma novamente resolutiva após cessar ou diminuir a indesejada tolerância.

■ ESCALONAMENTO DA DOSE (VER CAPÍTULO *TRATAMENTO ESCALONADO*)

É muito comum o paciente leigo, no consultório médico, achar que as maiores doses é que vão dar os melhores resultados. Trágico equívoco. Se administramos doses acima do ideal, primeiro ocorre a possibilidade de incomodar o paciente com efeitos adversos e, depois, certamente atrapalha-se e muito o resultado final do tratamento. Como esses medicamentos sempre desenvolvem tolerância, se o médico iniciou um tratamento com dose elevada, logo o organismo desenvolverá tolerância à dose e esse tratamento, obrigatoriamente, será descartado; a conduta terapêutica rapidamente ficará desprovida de arsenal terapêutico antes de o paciente emagrecer tudo que deveria. Isto é, queimou-se, desnecessariamente, importantes etapas medicamentosas que seriam úteis e necessárias na ulterior fase lenta de perda de peso. No final do tratamento, nos últimos quilos, é que vamos necessitar mais dessas armas, portanto, não podemos queimá-las desnecessariamente no início. No início do tratamento, tudo é mais fácil, podemos obter bons resultados com doses menores, guardando as armas mais poderosas para a fase lenta de perda de peso.

■ EFEITOS COLATERAIS

Todo e qualquer medicamento, se for usado abaixo da dose ideal, não apresentará os efeitos terapêuticos desejados e, se for utilizado acima da dose ideal, poderá apresentar efeitos colaterais indesejados. Com os moderadores de apetite não é diferente, o médico tem de acertar a dose terapêutica ideal, só que com esse grupo de medicamentos acontecem determinadas particularidades que vão exigir muita destreza profissional. Primeiro que, nessas drogas, o espaço entre dose insuficiente e dose acima do ideal é muito estreito, não há espaços para erros, que seriam naturais, uma vez que o médico pode avaliar tecnicamente, mas não adivinhar qual a sensibilidade de cada paciente; segundo, a sensibilidade de cada paciente ao moderador de apetite é muito individual, variando muito de paciente para paciente, isto é, a dose ideal de um paciente é insuficiente ou elevada para outro, e vice-versa; terceiro, a dose do moderador de apetite não é calculada e acertada uma vez, servindo para todo o tratamento; muito pelo contrário, as doses têm de ser reiteradamente revistas de acordo com a evolução do tratamento, com a sensibilidade momentânea do paciente, com o resultado de emagrecimento que se esteja obtendo e, por fim, de acordo até com o seu estado emocional momentâneo. Claro que a escolha do medicamento de eleição e da dose ideal também deve levar em consideração outros fatores como idade, quantidade de peso a ser perdido, patologias preexistentes e outros medicamentos que o paciente, eventualmente, esteja utilizando.

Os incômodos efeitos colaterais ou efeitos adversos, que não são incomuns ocorrerem com esses medicamentos, estão ligados mais à dose do que ao medicamento em si. A busca desenfreada e freqüentemente inabilidosa pelo efeito anorético leva, às vezes, à utilização de doses que são mais incômodas do que terapêuticas. Não se conseguirá sucesso e muito menos sucesso duradouro, sustentado, aumentando-se a dose de medicamentos para suprir deficiência de cooperação do paciente nos demais elementos do tratamento. Da mesma forma que se a dose for insuficiente, abaixo da dose terapêutica, pouco ou nada se obterá de efeito anorético. É necessário acertar a dose terapêutica de cada paciente individualmente – *dose mínima ideal*.

A solução desses efeitos incômodos é imediata e está na revisão da dose, ou até mesmo, em alguns casos, na suspensão da droga ou na troca por outra que melhor se ajuste àquele paciente.

Esses efeitos colaterais diminuem com a continuidade do uso e/ou sob simples intervenção do médico.

■ INTERRUPÇÃO DO TRATAMENTO × RECUPERAÇÃO DO PESO

Entre pessoas leigas, existe uma certa crença de que, quando se usam moderadores de apetite e se suspende o tratamento, recupera-se o peso perdido. Isso é um equívoco popular que exige algumas explicações. Na realidade, toda e qualquer doença dentro da medicina, quando iniciado seu tratamento, este deve ser levado até o final; se suspendemos o tratamento intempestivamente no meio, à revelia, a doença retorna ao paciente e, às vezes, mais difícil ainda de ser tratada. Com a utilização dos moderadores de apetite não é diferente, ou se trata ou não se trata. Se o paciente interrompe o tratamento antes da sua conclusão e da alta médica, o que não é incomum na prática clínica diária, o peso poderá recidivar e esse tipo de tratamento não termina simplesmente quando se alcança o peso desejado, mas ao término da manutenção – ver capítulo *Manutenção*.

O medicamento nada tem a ver com a recidiva do peso até porque ele não age no peso. O medicamento modera o apetite, mas não interfere no peso.

MINHA AMIGA ESTÁ PERDENDO MAIS PESO QUE EU COM OUTRO TRATAMENTO

Quando um paciente inicia um tratamento de emagrecimento, no início, ele percorre pela fase rápida de perda de peso, passando depois, obrigatoriamente, para a fase de perda de peso menos rápida ou lenta – ver capítulo *Fases de Perda de Peso*. É comum, nessa segunda fase, em que o peso é eliminado de forma mais lenta, o paciente ir ficando desestimulado e, eventualmente, encantado por tratamentos de outros pacientes que agora estão apresentando efeitos mais espetaculares que o seu nesse momento e, não é incomum, o paciente, nesse momento, abandonar o tratamento. O paciente "esquece" que teve sua fase de perda de peso rápida e que agora faz parte do seu tratamento a fase de perda de peso lenta.

É um imenso equívoco comparar o tratamento de um paciente com outro. Os organismos são diferentes. Os esforços são diferentes, assim como as tendências genéticas, os estados emocionais, os momentos dos tratamentos, os hábitos alimentares, as resistências individuais aos tratamentos, as capacidades pessoais de lipólise, de adipogênese e de lipogênese e, especialmente, o empenho de cada paciente no conjunto dos elementos do tratamento. Costumo dizer que os tratamentos de emagrecimento de duas irmãs gêmeas univitelinas nunca são iguais. A obesidade é igual à face, às impressões digitais, à íris; todos são parecidos, mas nunca existem duas obesidades iguais. Portanto, não há como comparar o tratamento de um paciente com o tratamento de outro.

TERAPIA ANCILAR

Existem certas drogas autodenominadas "emagrecedoras", mas que não apresentam o efeito a que se propõem ou não têm qualquer efeito técnico realmente demonstrável em nenhuma literatura médica séria, sendo, portanto, banidas dos tratamentos sérios.

Da mesma forma, devemos evitar as promessas miraculosas difusamente anunciadas. Nesse tipo de tratamento, só a determinação resolve.

MIDIOTERAPIA

Outro grande cuidado deve ser dispensado aos modismos, nos quais determinadas drogas são lançadas como se fossem descobertas novas, revolucionárias. A mídia contratada agrega inúmeras qualidades hipotéticas, em vista da busca leiga por milagres, enriquecem muita gente e, na realidade, não existem estudos sérios na literatura médica, da mesma forma que não existe aceitação pelos profissionais da área a respeito destas drogas. São os modismos, drogas que vêm e da mesma forma desaparecem por não estarem lastreadas por estudos sérios e resultados comprovados.

CAPÍTULO 58

Não-Monodrogas

Não-monodrogas são determinados medicamentos de efeito bem mais brando que as monodrogas, que podem, de outra forma, auxiliar paralelamente outros aspectos dentro do tratamento de emagrecimento.

A) Faseolamina.
B) Advantra Z.
C) Cassiolamina.
D) Agrin ext seco.
E) Chitosan.
F) Erva do Bugre.
G) Knospherine.
H) Garcínia cambogia.
I) Quitosana.
J) Colágeno.

FASEOLAMINA

Descrição

Extraída da planta *Phaseolus vulgaris*, a *Faseolamina* é uma glicoproteína que funciona como um inibidor de amilase e possui efeitos clinicamente comprovados para inibir a digestão e absorção do amido, diminuindo o peso que os carboidratos exercem no ganho de calorias da alimentação.

Propriedades

A *Faseolamina* atua de forma inteiramente diferente, ligando-se à enzima alfa-amilase, inibindo a digestão do amido que, dessa forma, não é absorvido, deixando de adicionar calorias à dieta. Cada grama de *Faseolamina* neutraliza 2.250 calorias de amido, *in vitro*.

Estudo clínicos

Estudos clínicos constataram que o inibidor de alfa-amilase provocou a inativação de amilases salivares, intraduodenal e intra-ileal, *in vitro,* e diminuiu a ingestão de amidos sólidos de forma dose-dependente. A perfusão do inibidor no duodeno de humanos rapidamente inibiu de 94 a 99,9% da atividade intraluminal. Em outro estudo, quatro voluntários saudáveis receberam 50 g de amido de arroz com placebo e, no segundo dia, amido com inibidor de amilase. Comparado ao placebo, o inibidor reduziu significativamente a atividade da amilase em mais de 95% por 1 a 2 horas. Verificou-se um aumento nos carboidratos pós-prandiais. Outro estudo, que utilizou marcadores para os carboidratos e uma monitoração por tubo oroileal, também constatou que o inibidor de amilase reduziu significativamente a absorção do reflexo de carboidratos do íleo terminal. Um estudo feito em ratos concluiu que o inibidor de amilase altera a quantidade e o padrão da absorção de alimentos e reduz o ganho de peso.

Diabetes melito (DM II)

Um estudo constatou que a ingestão do inibidor com 50 g de amido reduziu substancialmente os aumentos pós-prandiais nas concentrações plasmáticas de glicose e insulina, tanto nos voluntários saudáveis como nos diabéticos, apresentando resultados promissores no tratamento de diabetes melito. Redução significativa nos aumentos pós-prandiais na glicose plasmática, peptídio C e polipeptídio inibidor gástrico, também foi constatada em outro estudo, no qual 8 pessoas receberam o inibidor de amilase junto a uma refeição contendo amido, gorduras e proteínas. A *Faseolamina* tem um efeito benéfico em pacientes com diabetes ou que sofrem de obesidade.

Principal indicação

Em dietas de emagrecimento, para reduzir a absorção de calorias provenientes do amido. Além disso, mostrou-se benéfica no tratamento do diabetes melito, em pacientes não-dependentes de insulina, o chamado DM II.

Posologia

Conforme orientação médica.

Tomar as cápsulas imediatamente antes da ingestão dos alimentos contendo amido. Para melhor resultado, recomenda-se reduzir o consumo de gorduras e açúcares.

■ ADVANTRA Z

Generalidades

É um extrato padronizado feito a partir da laranja-amarga, é a maneira natural de perder peso. A *Advantra Z* aumenta o mecanismo natural do corpo que queima as gorduras, sem os efeitos colaterais indesejáveis de outros fármacos e sem afetar a taxa de batimentos cardíacos e/ou alterar a pressão sanguínea.

Farmacologia

Recentemente, descobriu-se que certos estágios de amadurecimento do fruto *Citrus Aurantium* continham uma rara composição de cinco aminas adrenérgicas: *sinefrina, N-metilyramina, hordenina, octopamina, tyramina.*

A chave para a eficácia da *Advantra Z* é a sua propriedade de estimular receptores beta-3, que são os sítios específicos na célula, onde se regula a perda de gordura. *Advantra Z* faz isso sem afetar os receptores alfa-1, beta-1 e beta-2, que estão relacionados com a pressão sanguínea e com os batimentos cardíacos.

Hoje em dia, pesquisas preliminares confirmaram que *Advantra Z* estimula tão-somente o receptor beta-3, evitando efeitos colaterais negativos no sistema cardiovascular.

O extrato *Citrus Aurantium (Advantra Z)* causa a liberação de adrenalina e noradrenalina perto dos sítios de receptores beta-3. Esses sítios são principalmente encontrados nos tecidos adiposos e no fígado. O estímulo aos receptores beta-3 desencadeia o processo de quebra da gordura, a chamada lipólise.

Simultaneamente, esse estímulo causa um aumento na taxa metabólica (termogênese), o que queima uma quantidade maior de caloria. Assim, pessoas que utilizam *Advantra Z* podem acelerar a remoção de depósitos de gordura indesejáveis. Além disso, como a administração de *Advantra Z* aumenta a disponibilidade de gorduras para oxidação (respiração celular), o corpo tem acesso a maiores quantidades de energia.

Isso é importante, porque, quando uma pessoa realiza exercícios físicos regulares, um aumento de energia disponível pode reduzir a massa muscular. E, durante os exercícios aeróbicos, a maior quantidade de energia vai facilitar melhor desempenho físico.

Quando *Advantra Z* é utilizada em combinação com uma dieta alimentar rica em proteínas e com poucos carboidratos e, também, com um programa moderado de treinamento físico, o corpo aumenta sua disponibilidade de aminoácidos, estes, que são, assim, incorporados em proteínas para formação de massa muscular.

Todos esses processos físicos – queima de gorduras, aumento do desempenho físico, aumento da massa muscular – são conseguidos com maior eficácia e segurança, acompanhados de *Advantra Z* do que qualquer outro agente de perda de peso ou de forma física.

Efeito termogênico

Advantra Z aumenta a queima de calorias logo após as refeições, potencializando o efeito térmico dos alimentos. Além disso, atua como simpaticomimético, aumentando a liberação de catecolaminas pré-sinápticas. Isso significa que *Advantra Z* ativa os componentes necessários para estimular certos receptores responsáveis pela perda de gordura.

Efeitos colaterais *Citrus Aurantium* × *Ma Huang (Ephedra sp.)*

A administração de Ma Huang em altas doses pode causar efeitos colaterais parecidos com os induzidos por anfetaminas (como PA algo elevada, pequenos tremores, sono leve ou insônia, boca seca, leve palpitação precordial, nervosismo e outros menos importantes).

Esses efeitos colaterais podem ocorrer porque as aminas na *Ephedra sp.* são lipofílicas, sendo atraídas pela gordura. Tomadas em doses maiores, cruzam a barreira hematoencefálica, causando efeitos colaterais nos sistemas cardiovascular e nervoso central.

Como as aminas de *Advantra Z* não estão imediatamente disponíveis para cruzar a barreira hematoencefálica, os efeitos negativos não são manifestados quando se tomam as dosagens apropriadas.

Observação. Pacientes com tendência à insônia não devem fazer uso do medicamento à noite. As cápsulas deverão ser tomadas todas durante o dia, sem prejuízo da atividade terapêutica.

Posologia

Conforme orientação médica.

■ CASSIOLAMINA

A *Cassiolamina* é um inibidor da digestão de gorduras, ajudando a promover a perda de peso de modo seguro e eficaz. É extraída dos frutos *Cassia nomame*, uma planta da família das *Fabácias* que contém cinco compostos *flavonóides*, os quais possuem a capacidade de inibir a enzima *lipase*, responsável pela quebra das moléculas de gordura. Sem a *lipase*, as gorduras não são digeridas, e, portanto, não são absorvidas pelo organismo.

Propriedades

Em um estudo efetuado em 1997 e publicado na revista Phytochemistry, cientistas da Universidade Okayama, no Japão, perceberam que extratos da planta *Cassia nomane* mostraram um potente efeito inibitório da *lipase*. Um dos constituintes *flavonóides* oligoméricos foi o que mostrou a ação inibitória mais poderosa com aproximadamente 30%, cerca de 1/3 das moléculas de gordura, permanecendo não digeridas nos testes de laboratório. O produto possui um mínimo de *fenóides*. Os extratos do fruto da *Cassia nomane* portaram-se da mesma maneira que muitas drogas populares prescritas nesses estudos. Os dados disponíveis sobre a inibição da *lipase* sugerem que bloquear a absorção de gorduras ajuda as pessoas em dietas a perderem peso e mantê-lo, evitando que o peso perdido seja novamente adquirido.

Benefícios da inibição da lipase

- Redução da pressão sanguínea, dos níveis de colesterol sérico, do ácido úrico e dos níveis sanguíneos de açúcares.
- Efeito benéfico em alguns casos de insônia.
- Reduz a incidência de casos em que o peso perdido é ganho novamente.

Principais indicações

- Como auxiliar nas dietas para perda de peso.
- Nas dietas para redução de lipídios séricos.
- Na supressão das aberrações cromossômicas induzidas por patógenos.

Posologia

Conforme orientação médica.

Acompanhando as principais refeições, podendo-se ingerir a cápsula 1 minuto antes das refeições.

Precauções

Assim como todos os inibidores da *lipase,* a *Cassiolamina* pode inibir a absorção de certas vitaminas lipossolúveis, como o betacaroteno, as vitaminas A e E e outros. Os níveis séricos não foram suficientemente afetados para que isso seja causa de preocupação, mas, assim como outros bloqueadores da lipase (como o Orlistat), recomenda-se uma suplementação das mesmas, incluindo a vitamina D. Os suplementos devem ser ingeridos pelo menos 2 horas antes, ou após o uso dos inibidores da lipase.

■ AGRIN EXT SECO

O *agrin* é usado há milhares de anos. É um produto natural preparado sem aditivos químicos, obtido pela adição de bactérias acéticas. Sofre uma série de reações químicas, convertendo o seu teor em ácido acético, obtendo-se assim o *agrin*.

O *agrin* possui, em sua composição, vários aminoácidos e sais minerais, como potássio, cálcio, magnésio, fósforo, sódio, vitaminas A, B, C e F, enzimas, betacaroteno, ácido málico e, principalmente, pectina.

A pectina é uma fibra solúvel que, além de facilitar a digestão de gorduras e proteínas, ajuda a regular a digestão de açúcares, diminuindo a sensação de fome e reduzindo o armazenamento de gorduras.

O *agrin* é utilizado nas fórmulas de emagrecimento para digerir as gorduras e as proteínas, fazendo uma pré-digestão de vários alimentos, como a carne, ajudando a controlar o peso e desempenhando, ainda, importante papel regulador da flora intestinal.

O *agrin* não deve ser associado a antiácidos na mesma fórmula, pois sua atividade está ligada ao pH ácido do meio ambiente.

As doses variam de 125 a 250 mg e podem ser associadas aos mais diversos fármacos e fitoterápicos utilizados nas fórmulas de emagrecimento. Duas doses por dia são úteis e necessárias para se obter um bom resultado.

Posologia

Conforme orientação médica.

■ CHITOSAN

Chitosan é uma forma deacetilada da quitina, este um componente natural das carapaças das ostras, que apresenta efeitos hipocolesterolêmicos pronunciados, por meio da diminuição da absorção de lipídios na luz intestinal.

Mecanismo de ação

Chitosan dissolve-se no estômago, formando uma emulsão com as gotículas lipídicas presentes na luz estomacal. Essa emulsão, então, precipita-se na luz do intestino delgado.

Dada a estrutura polissacarídea de *Chitosan*, a emulsão agrega-se formando matrizes complexas, que são absorvidas e excretadas pelas fezes,

Estudos mostram que *Chitosan* aumenta o peso das fezes em cerca de 1,5 vezes. Por intermédio de reações entre os esteróides de caráter ácido e os esteróides neutros na luz intestinal, a absorção de lipídios diminui, ao passo que a excreção dessas substâncias aumenta.

Redução do colesterol

A despeito de todas as suas propriedades, o *Chitosan* apresenta uma aplicação clínica interessante que é a redução dos níveis de colesterol.

Pesquisadores japoneses em trabalho original reportam o efeito hipocolesterolêmico do *Chitosan* em humanos. Quando administrado entre 2 a 3 gramas diárias a 40 homens adultos, o nível de colesterol diminui significativamente. O colesterol sérico HDL teve seus níveis incrementados.

A quantidade de ácidos biliares primários, ácido cólico e ácido quenodeoxicólico, excretada nas fezes, aumentou significativamente com a ingestão de *Chitosan*.

Esses resultados sugerem que *Chitosan* combina-se com os ácidos biliares no trato gastrointestinal e que o produto assim combinado é excretado nas fezes.

Indicações

- Auxiliar em regimes de emagrecimento.
- Diminuir a absorção de gorduras.
- Diminuir o colesterol.
- Auxiliar nos processos digestivos.

Vantagens

- Aumenta a eliminação de gorduras.
- Maior aumento do bolo fecal com relação à celulose.
- Produto natural de obtenção ecologicamente correto.
- Por causa de sua origem natural, não é tóxico e não apresenta efeitos colaterais.
- A dose letal em animais é maior que 16 g/kg.
- Aparentemente não altera a absorção de proteínas, e seus efeitos ocorrem, especificamente, sobre os lipídios.

Posologia

Conforme orientação médica.

■ ERVA DO BUGRE

A *Erva do Bugre* é uma planta nativa do Brasil já amplamente utilizada para outros fins, inclusive como cardiotônico. Sua utilização nos tratamentos da obesidade é relativamente novo e tem alcançado resultados notáveis.

Seus princípios ativos mais conhecidos são:

- Cotinina, Paracotinina, Hidrocotinina.
- Sendo também rica em cafeína.

Uma de suas principais características é inibir o apetite e impedir o depósito de gordura nas veias. O mecanismo de ação para inibir o apetite parece ocorrer na *Tiger Zone* (Zona do Gatilho), onde está localizado o centro da fome. Outro fator importante na utilização da *Erva do Bugre* é a sua ação diurética muito útil nas fórmulas de obesidade.

Não sendo um produto controlado, pode ser associado a outros fármacos sem as contra-indicações dos inibidores de apetite clássicos.

Outras vantagens: não provoca excitação ou depressão do sistema nervoso; assim, não há necessidade, a não ser nos casos específicos, da incorporação de ansiolíticos e antidepressivos. Pode ser associada a outros agentes diuréticos, laxativos e fibras vegetais sem contra-indicações.

Num momento em que os anorexígenos clássicos passam por uma grave restrição por parte das autoridades sanitárias, a *Erva do Bugre* desponta como uma das melhores opções como substância inibidora do apetite.

Posologia

Conforme orientação médica.

■ KNOSPHERINE

Knospherine é um biopolímero marinho ativado, da família das glicosaminas, enriquecido com catecolaminas. É apresentado na forma de grânulos esféricos pretos de liberação programada a longo prazo, que liberam as fibras ativadas de glicosaminas no trato gástrico.

A fibra usada em *Knospherine* é obtida por ultrapurificação biotecnológica. Essa fibra, que normalmente é instável em seu estado natural, é ministrada com outras fibras para ser estabilizada e otimiza suas qualidades de absorção de gorduras.

As outras fibras utilizadas são fruto-oligossacarídeos de cadeias curtas, encontrados em muitas plantas comestíveis (p. ex., beterraba, chicória, alcachofra etc...) e podem representar até 25% do peso seco do produto.

Propriedades

Atua ligando-se às gorduras de origem alimentar, propiciando sua alimentação. Dessa forma, é um coadjuvante seguro para perda de peso.

Knospherine neutraliza a maior parte das gorduras encontradas nos alimentos, tanto as visíveis (alimentos fritos, manteiga etc.), como as invisíveis (em carnes magras, laticínios), por meio da criação de uma ligação do tipo covalente.

Knospherine parte do princípio do uso de um aminopolissacarídeo ultrapurificado para capturar moléculas de gordura. O produto é ativado pela associação às fibras, que agem como um microcatalisador e ajudam a melhorar o trânsito intestinal.

As catecolaminas do *Green tea* promovem a saúde do sistema cardiovascular e reduzem os níveis de colesterol sérico em animais de laboratório e em humanos por causa das suas propriedades derivadas dos polifenóis. Sua ação antioxidante aprisiona os radicais peroxila. Além disso, as catecolaminas reduzem o radical Alfa Tocoferil para regenerar o Alfa Tocoferol. Disponível nos intestinos durante 26 horas em razão da sua estrutura peculiar, *Knospherine* somente é eliminado após ligar-se às gorduras.

Com propriedades bifidogênicas, as fibras de *Knospherine* são saudáveis e permitem a reestruturação do equilíbrio da flora intestinal. Possuem baixo teor calórico e são enriquecidas com catecolaminas extraídas do *Green tea,* com ação lipolítica.

O potencial da fibra em atrair gordura é aumentado pela ativação como um catalisador natural, que acentua a ação e aumenta fortemente a velocidade da reação entre as fibras e as moléculas lipídicas.

O catalisador escolhido foi o negro de carbono alimentar, um grafite micronizado ultrapurificado que confere às microcápsulas a cor negra característica.

Os frutos – oligossacarídeos – não são digeridos ou absorvidos pelo estômago. No entanto, após passarem pelo estômago e pelo intestino delgado, e, também, por um processo de fermentação no cólon, eles estimulam seletivamente o crescimento de *Bifidobacterium sp., Lactobacillus sp.,* organismos benéficos à saúde do cólon. Graças ao equilíbrio que proporcionam à flora intestinal, os fruto-oligossacarídeos fortalecem o sistema imunológico e aumentam a biodisponibilidade de minerais ao corpo humano. Outro efeito indireto é reduzir a taxa de triglicerídeos na corrente sanguínea.

Mecanismo de ação

Os grânulos de *Knospherine* são acondicionados em cápsulas gelatinosas duras. Durante a absorção dessas cápsulas, cada dose libera os grânulos no trato digestivo.

Primeiramente, a água dissolve os fruto-oligossacarídeos que compõem os grânulos, abrindo os poros. A quitosana dissolve-se lentamente, aprisiona os ácidos graxos e flocula-se instantaneamente.

Os triglicerídeos neutros de ésteres, do tipo alquil-éster, são absorvidos pelo negro de carbono. O sistema quitosana/ácido graxo se ativa e transforma parte dos lipídios em fibras não-assimiláveis. Os fruto-oligossacarídeos tornam o trânsito intestinal mais fácil.

Com pH de 6,2, a quitosana reduz, ao mesmo tempo, a acidez gástrica e limita a hidrólise de triglicerídeos, enquanto o negro de carbono oculta os resíduos de alquil-ésteres e limita a hidrólise enzimática.

Posologia

Conforme orientação médica.

■ *GARCINIA CAMBOJA* – CITRIMAX (ÁCIDO HIDROXICÍTRICO – HCA)

O composto chamado ácido hidrocítrico ou hidroxicitrato (HCA) não apenas fornece mais energia enquanto atenua o apetite, mas também previne a formação de gorduras a partir dos carboidratos consumidos na alimentação.

O Citrin extract *(Garcinia Camboja)* obtido de frutos exóticos de plantas do Sul da Ásia e África tropical (Tailândia, Camboja e Coréia), as plantas do gênero *Garcinia sp.* contêm o ácido hidroxícitrico como princípio ativo.

Esse foi o primeiro composto natural para perda de peso e consegue realizar isso sem afetar o sistema nervoso ou causar ansiedade. O HCA, quimicamente muito semelhante ao ácido cítrico, é extraído a partir da casca seca do fruto de várias espécies de árvores asiáticas do gênero *Garcinia*.

Utilizada para temperar pratos de peixe e de porco nas áreas costeiras do sul da Índia, o extrato cru é usado para melhorar a digestão e para tornar as refeições mais satisfatórias. Extratos também são usados medicinalmente no sul da Ásia, incluindo o tratamento da angina.

O ácido hidroxicítrico (na forma de hidroxicitrato) é um inibidor efetivo da síntese de ácidos graxos. Isto se dá pela interrupção do fornecimento de acetil coenzima A (ACoA), elemento essencial na biossíntese de ácidos graxos (unidade fundamental dos triglicerídeos e lipídios polares) e colesterol.

Durante o processo natural, a ACoA é formada na mitocôndria, mas não passa através da migra ao citosol da célula (fora da mitocôndria), sendo clivado pela enzima citrato liase em ACoA e oxaloacetato. Dessa forma, o oxaloacetato novamente retorna à mitocôndria na forma de certos intermediários e a ACoA transportada para o exterior da mitocôndria, fica disponível entre outras coisas, à síntese lipídica, quando sob condições nutricionais de uma dieta rica em carboidratos. Isso resulta em acúmulo excessivo de triglicerídeos no tecido adiposo e no sangue, causando distúrbios como obesidade e hipertrigliceridemia, respectivamente.

Na presença de Citrin extract (*garcinia-hidroxicitrato*), diminui significativamente a clivagem reversa do citrato no citosol, para gerar ACoA. O hidroxicitrato, em decorrência da similaridade estrutural com o citrato, "ancora-se" à citrato liase (mecanismo de repetição), mas não pode ser clivado como o citrato, permanecendo no sítio ativo da enzima e bloqueando sua atividade. Sendo assim, nenhum citrato é clivado e, conseqüentemente, nenhuma ACoA é sintetizada; portanto, não ocorre a síntese de ácidos graxos, evitando o acúmulo indesejado.

O Citrin extract *(Garcinia Camboja)* causa, também, uma efetiva redução de apetite. Isso deve-se à alteração do fluxo metabólico, resultante do desvio de carboidratos (da dieta) e dos seus metabólitos da síntese lipídica, como descrito acima. Portanto, o Citrin extract *(Garcinia Camboja)* apresenta uma vantagem inédita, pois atua em nível metabólico e não em nível do sistema nervoso central, ao contrário dos anorexígenos clássicos.

Descrição

O ácido orgânico, conhecido como ácido hidroxicítrico (HCA), é o ácido primário encontrado na casca dos frutos de *Garcinia Camboja*, *Garcinia atroviridis e G. indica*, árvores que têm frutas parecidas com limões ou laranjas. A maior concentração de HCA é encontrada na espécie *Garcinia Camboja*, correspondendo a 10 a 30% do peso do pericarpo seco. Ao contrário do ácido cítrico, o HCA é extremamente raro na natureza. O extrato é padronizado para conter 60% de HCA e apresenta-se como um pó cuja coloração varia do branco ao bege claro, com odor característico. Como em todo insumo fitoterápico, podem ocorrer variações na coloração do produto. Essas alterações são naturais e não interferem em sua qualidade.

Indicações

- Redução da conversão de carboidratos em gorduras, inibindo a lipogênese.
- Redução na produção de LDL colesterol e triglicerídeos.

- Aumento na produção de glicogênio no fígado, fornecendo uma energia maior e mais duradoura a pessoas que têm problemas de armazenamento de glicogênio.
- Supressão de apetite, assim reduzindo o consumo de alimentos.
- Aumento na produção corporal de calor, em reação ao consumo de alimento, ativando a termogênese (McCarty, Medical Hipotheses, 1994).

Constituintes

O HCA possui quatro isômeros, sendo cada um com diferenças suaves em seus efeitos sobre o corpo humano. As espécies de *Garcinia* contêm a erytro-Ls-ácido hidroxicítrico. Esse ácido está presente na natureza na forma de lactonas.

Mecanismo de ação

- Inibição ou bloqueio da enzima ATP liase, levando à diminuição da oferta de acetil CoA para a lioneogênese hepática.
- Diminuição na formação de malonil CoA, inibindo a liberação de insulina glicose-induzida.
- Aceleração da recaptação da serotonina nas sinapses.

O extrato de *Garcinia* impede ativamente a transformação dos carboidratos em gorduras. Somente a forma ácida do hidroxicitrato e os vários sais de HCA podem inibir a formação de gordura. A lactona mostrou-se ineficaz para esse propósito. O HCA funciona enganando o organismo, fazendo-se passar pelo ácido cítrico. Para tanto, o HCA deve estar em uma forma que se assemelha intimamente à forma em que o citrato é realmente encontrado nas células.

Se a lactona é consumida, ela precisa ser reconvertida à sua forma ácida pela reincorporação de água, por meio de hidrólise, antes que possa estar ativa. A exposição da lactona para uma base química é necessária para esse processo. No entanto, esse processo não ocorre com eficiência no corpo humano. A forma mais eficaz de se conseguir o HCA é, portanto, torná-lo em sua forma ácida, como suplemento.

Bloqueando a enzima ATP-citrase liase

O HCA reduz a conversão das calorias dos carboidratos em gorduras, inibindo as ações do ATP-citrato liase, a enzima que converte o citrato em ácidos graxos e colesterol, no caminho bioquímico primário de síntese de gorduras no corpo humano. O HCA aumenta a produção e armazenamento de glicogênio (que é encontrado no fígado, intestino delgado e músculos), enquanto reduz o apetite e o ganho de peso. O HCA também faz com que as calorias sejam queimadas num ciclo de energia similar à termogênese.

Inibindo a lipogênese

Inibindo as ações ATP-citrato liase, o HCA reduz a disponibilidade do acetil-CoA, matéria básica para a síntese de ácidos graxos e colesterol. Isso também pode fazer o corpo remover algumas lipoproteínas de baixa densidade (LDL) do sangue. A redução na síntese do colesterol é maior que a redução na síntese de ácidos graxos. Estudos em animais resultaram na redução de triglicerídeos, colesterol, consumo de alimentos e ganho de peso. Dois estudos preliminares em seres humanos produziram resultados similares quando o cromo foi adicionado ao HCA na dieta.

Suprimindo o apetite

Testes para estabilizar os efeitos supressores do apetite do HCA permitiram descobrir que uma dose oral única, ou dividida em duas doses, totalizando 1/7 do tamanho da dose única, resultaram em redução de 10% ou mais no consumo de alimentos, em animais experimentais alimentados com dieta com alto teor de açúcares. O resultado permaneceu durante várias semanas com a ingestão de HCA. Por exemplo, o HCA não altera o gosto, nem causa indisposição gástrica ou enfermidade. Porém, o controle advém da produção aumentada de glicogênio e da estimulação concomitante de glucorreceptores no fígado, o que resulta em saciedade precoce, decorrente de sinais enviados ao cérebro através do nervo vago. Dois experimentos preliminares sugerem que o HCA pode trabalhar melhor quando combinado ao cromo e/ou outros potenciadores da insulina.

Estimulando a termogênese

O efeito termogênico foi postulado como um dos fatores responsáveis pela perda de peso encontrada em experimentos usando o HCA. Outros métodos conhecidos por aumentarem a termogênese na obesidade, como a suplementação de quantidades suficientes de GLA (ácido gama-linolênico), potássio e magnésio, talvez possam ser usados em conjunto com o HCA, sem causar estimulação indesejada ao SNC.

Toxicidade

O HCA é seguro. Esse composto, de ocorrência natural, talvez seja mais seguro que o acido cítrico encontrado no suco de laranja, que é utilizado extensivamente na produção comercial de alimentos. Testes demonstraram que a dose letal DL 50 é maior que 2.000 mg/kg, para administração intraperitoneal, e maior que 4.000 mg/kg para administração oral.

Efeitos colaterais e interações

O HCA não atua sobre o SNC. Portanto, não é um estimulante, não interfere no sono, nem causa mudanças nas taxas de batimento cardíaco e de pressão arterial. Estudos do laboratório Hoffmann-La Roche não mostraram efeitos colaterais a dosagens que suprimiam o apetite. Estudos conduzidos na Universidade do Arizona não indicaram efeitos adversos.

O único efeito colateral decorrente de superdosagem seria a intolerância no estômago, a qual pode ser revertida por intermédio da redução da dose. No entanto, esse problema não foi observado em estudos com animais em dosagem suficientes para reduzir o apetite.

Não usar o HCA durante a gravidez ou durante a lactação.

Posologia

Conforme orientação médica.

Ensaios clínicos vieram ratificar a utilidade da *Garcinia Camboja* ou do ativo hidroxicitrato no tratamento da obesidade ou excesso de peso.

Preuss *et al.* avaliaram 60 pacientes obesos, em um estudo randomizado e duplo-cego, durante 8 semanas. Os resultados foram francamente positivos, com redução do IMC entre 5 e 6%.

Em outro estudo Lim *et al.*, avaliaram a capacidade do HCA em acelerar o metabolismo e a oxidação lipídica em mulheres sem condicionamento físico. O tempo para exaustão física aumentou muito no grupo efetivamente tratado, assim como a taxa metabólica dos lipídios. O resultado desses estudos foi proposto como sendo a diminuição na utilização do glicogênio hepático.

■ QUITOSANA

A *Quitosana* é uma fibra natural derivada da quitina, um polissacarídeo encontrado no exoesqueleto de crustáceos.

Ao ser ingerida, a quitosana transforma-se em uma espécie de gel que captura a gordura presente na alimentação, impedindo sua digestão e absorção pelo organismo.

O complexo quitosana-gordura é eliminado pelas fezes.

É fonte natural de fibras que ajudam a regular o intestino.

Auxilia na redução do LDL-colesterol.

Contra-indicações

Hipersensibilidade a peixe e produtos marítimos.

Posologia

Conforme orientação médica.

■ COLÁGENO

O *Colágeno*, que representa cerca de 33% do total de proteína dos mamíferos, é uma proteína estrutural básica. É um componente essencial dos tecidos e sistema esquelético, encontrado também como constituinte da pele, dos tendões, das cartilagens, ossos e tecido conectivo.

Qualquer organismo animal em condições normais necessita de colágeno para manter as tonicidades de estruturas orgânicas, como a muscular e a firmeza da pele.

A necessidade média diária é de aproximadamente 1 g por quilo de peso corporal.

Apesar das necessidades constantes dessa importante molécula no processo de rejuvenescimento e reparação tecidual, por volta dos 30 anos de idade em diante, o organismo começa a diminuir a produção de colágeno. Por volta dos 50 anos de idade, o corpo só produz cerca de 35% do colágeno necessário. As pesquisas nos fazem supor que esta seja uma das principais causas do envelhecimento. Com a diminuição do colágeno orgânico, algumas estruturas tendem a "murchar", os músculos tendem a ficar mais flácidos, reduz-se a densidade dos ossos, articulações e ligamentos perdem a elasticidade e a força. A cartilagem que envolve as articulações fica frágil e porosa.

O chamado colágeno hidrolisado é um tipo especial de gelatina que auxilia contra os processos de flacidez tecidual acima descritos, funcionando, inclusive, como reserva orgânica nos processos de regeneração e revitalização.

Posologia

Conforme orientação médica.

CAPÍTULO 59

Fórmulas Anorexígenas sem Monodrogas

(Qualquer medicamento só pode ser prescrito por médico e após uma consulta médica)

O tratamento medicamentoso de emagrecimento pode ser feito com o uso de "monodrogas" ou não. Os produtos seguintes são todos formulações com fins de emagrecimento, sem monodrogas, mas algumas dessas fórmulas destinam-se a pacientes com algumas particularidades, como constipação intestinal, diabetes, depressão ou ansiedade, entre outras.

A) Faseolamina.
B) Advantra Z.
C) Casiolamina.
D) *Agrin ext seco.*
E) *Chitosan*.
F) Erva do Bugre.
G) *Knospherine*.
H) Garcinia Camboja.
I) *Ma Huang.*
J) Guaraná.

■ FASEOLAMINA

Advantra Z	150 mg
Chitosan	150 mg
Erva do Bugre	50 mg
Faseolamina	250 mg
Excipiente	q.s.p. 1 cápsula

■ Em caso de **retenção hídrica**

Ma Huang	150 mg
Garcinia Camboja	100 mg
Furosemida	15 mg
Faseolamina	250 mg
Excipiente	q.s.p. 1 cápsula
Faseolamina pura	250 mg

■ Em caso de **constipação intestinal**

Passiflora edulis	150 mg
Bisacodil	1 mg
Cynara scolimus	80 mg
Boldo do Chile	50 mg
Faseolamina	250 mg
Excipiente	q.s.p. 1 cápsula

■ Em caso de **depressão**

Fluoxetina	10 mg
Advantra Z	100 mg
B. colina	50 mg
Aloína	10 mg
Faseolamina	250 mg
Excipiente	q.s.p. 1 cápsula

■ Em caso de **diabético não-insulino-dependente**

Glibenclamida	2,5 mg
Faseolamina	100 mg
Excipiente	q.s.p. 1 cápsula

■ Em caso de **diabético não insulino-dependente**

Metformina	500 mg
Faseolamina	150 mg
Excipiente	q.s.p. 1 cápsula

■ ADVANTRA Z

Em caso de **constipação intestinal**

Aloína	50 mg
Erva cidreira	30 mg
Betaína	30 mg
Thiomucase	250 UTR
Cáscara sagrada	50 mg
Advantra Z	200 mg
Valeriana	30 mg
Espirulina	q.s.p. 1 cápsula

■ Atração por doces e fome aumentada

Citrin extract	150 mg
Benzocaína	150 mg
Advantra Z	q.s.p. 1 cápsula

■ Retenção hídrica e gordura localizada:

Advantra Z	200 mg
Furosemida	20 mg
Thiomucase	250 UTR
Picolinato de cromo	100 mcg
Espirulina	q.s.p. 1 cápsula

■ Processo digestivo comprometido:

Advantra Z	200 mg
Bromoprida	10 mg
Betaína	50 mg
Pancreatina	50 mg
Carqueja	q.s.p. 1 cápsula

■ Ansiedade e depressão

Advantra Z	q.s.p. 1 cápsula
Kawa kawa	50 mg
Valeriana	100 mg
Passiflora	100 mg

CASSIOLAMINA

Cassiolamina	200 mg
Ma Huang	100 mg
Faseolamina	150 mg
Furosemida	10 mg
Fluoxetina	20 mg

Cassiolamina	200 mg
Passiflora	100 mg
Cáscara sagrada	100 mg

Cassiolamina	250 mg
Picolinato de cromo	100 mg
B. colina	50 mg
Piruvato de cálcio	100 mg
Hidroclorotiazida	15 mg

Constipação intestinal

Cassiolamina	150 mg
Sene	100 mg
Cáscara sagrada	100 mg
Garcinia	50 mg

AGRIN EXT SECO

Agrin	q.s.p. 1 cápsula
Ma Huang	50 mg
Bisacodil	1,5 mg
Bumetamida	1 mg
Fluoxetina	10 mg
Fucus	50 mg

Bulimia

Agrin	q.s.p. 1 cápsula
Metoclopramida	10 mg
Passiflora adulis	100 mg
Clortalidona	20 mg
Sene	50 mg
Phitolaca	50 mg
B. colina	80 mg

Gordura localizada

Agrin	125 mg
Bromazepan	1,5 mg
Uva ursis	50 mg
Cáscara sagrada	50 mg
Thiomucase	50 UTR
Hialuronidase	4 mg
Garcinia	q.s.p. 1 cápsula

Bulimia nervosa

Benzocaína	300 mg
Ma Huang	80 mg

Agrin	100 mg
Furosemida	20 mg
Phitolaca	50 mg
Picolinato de cromo	150 mg
Metionina	100 mg
Excipiente	q.s.p. 1 cápsula

CHITOSAN

Thiomucase	1.000 UTR
Picolinato de cromo	150 mcg
Uva ursis	100 mg
Fucus vesiculosus	100 mg
Chitosan	500 mg
Excipiente	q.s.p. 1 cápsula

Hipercolesterolemia

Benzafibrato	100 mg
Chitosan	500 mg
Excipiente	q.s.p. 1 cápsula

Má digestão

Bromoprida	10 mg
Metionina	100 mg
Chitosan	500 mg
Excipiente	q.s.p. 1 cápsula

Ateromas

Chitosan	750 mg
Excipiente	q.s.p. 1 cápsula

ERVA DO BUGRE

Hialuronidase	4 mg
B. colina	50 mg
Thiomucase	250 UTR
Aloína	30 mg
Erva do Bugre	q.s.p. 1 cápsula

Kawa kawa	100 mg
Jarsin extract	100 mg
Furosemida	10 mg
Erva do Bugre	q.s.p. 1 cápsula

Benzocaína	150 mgg
Ephedra	100 mg
Bromoprida	10 mg
Garcinia	100 mg
Erva do Bugre	q.s.p. 1 cápsula

Erva do Bugre	
Excipiente	q.s.p. 1 cápsula

KNOSPHERINE

Knospherine	400 mg

OUTROS

Anorexígeno ansiolítico

Fluoxetina	20 mg
Vitamina B6	100 mg
Goma-guar	q.s.p. 1 cápsula

Queima de gorduras (mecanismo anti-radicais livres), repositor de minerais, prevenção do envelhecimento celular.

Aspartato de magnésio	100 mg
Manganês glicina	5 mg
Sèlênio quelado	50 mcg
Vitamina E	200 UI (400 mg)
Excipiente	q.s.p. 1 cápsula

Queima de gorduras (mecanismo anti-radicais livres), repositor de minerais, prevenção do envelhecimento celular. Com atividade vasodilatadora cerebral e periférica.

Aspartato de magnésio	100 mg
Manganês glicina	5 mg
Selênio quelado	50 mcg
Ginkgo Biloba	40/80 mg
Excipiente	q.s.p. 1 cápsula

Ansiedade

Melissa office	20 mg
Passiflora	20 mg
Valeriana	20 mg
Camomila	20 mg
Hipericum	100 mg
Excipiente	q.s.p. 1 cápsula

Queimadores de gordura

Garcinia	500 mg
Cromo picolinato	100 mg
Excipiente	q.s.p. 1 cápsula

Anticelulítica

Focus vesiculosus	100 mg
Uva ursis	50 mg
Centella asiática	200 mg
Ginkgo Biloba	40 mg
Excipiente	q.s.p. 1 cápsula

Plenitude gástrica

Glucomanam	500 mg
Excipiente	q.s.p. 1 cápsula

Calmante

Kawa kawa	150 mg
Passiflora	100 mg
Valeriana	100 mg
Hipericum perfuratum	150 mg
Excipiente	q.s.p. 1 cápsula

Constipação intestinal

Fucus vesiculosus	90 mg
Rhamnus purshiana	90 mg
Baccharis trip.	90 mg
Cynara scolymus	90 mg
Gelatina	q.s.p. 1 cápsula

Queimadores de gordura, diurético e constipação intestinal

Furosemida	15 mg
Aloína	20 mg
Citrus aurantium	200 mg
L-triptofano	200 mg
Vitamina B6	100 mg
Excipiente	q.s.p. 1 cápsula

■ Calmante

Ginkgo Biloba 24%	80 mg
Alprazolan	0,75 mg
Fluoxetina	10 mg

■ Outros:

Benzoadipinona	5 mg
Aloína	20 mg
Hidroclorotiazida	10 mg
Glucagon	q.s.p. 1 cápsula

Clordiazepóxido	10 mg
Hidroclorotiazida	10 mg
Cáscara sagrada	200 mg
Fucus vesiculosus	120 mg
Ágar-Ágar	100 mg
Metiarina	
Excipiente	q.s.p. 1 cápsula

Cáscara sagrada	120 mg
Ágar-Ágar	100 mg
Tiamina	10 mg
Fucus vesiculosus	120 mg
Furosemida	40 mg
Clordiazepóxido	10 mg

■ Depressão

Fluoxetina	20 mg
Piridoxina	200 mg

CAPÍTULO 60

Dietilpropiona

(Qualquer medicamento só pode ser prescrito por médico após uma consulta médica)

ANFEPRAMONA, cloridrato de

Também chamado **Dietilpropiona** ou **Alfabenzoiltrietilamina.**

PROPRIEDADES

A anfepramona é um moderador de apetite dos mais importantes.

É uma amina simpaticomimética, cuja ação principal ocorre no hipotálamo, onde se encontra o centro neurológico de controle do apetite. Acredita-se, também, que o apetite é controlado por meio da transmissão química catecolaminérgica nervosa intersináptica.

A anfepramona sofre biotranformação e degradação no fígado.

Duração do efeito ou meia-vida (T 1/2): 4 horas para o comprimido comum e 12 horas para o comprimido de liberação lenta, podendo ser mais longa dependendo de cada paciente individualmente.

A excreção da droga ocorre por via renal e pode alterar a cor da urina do paciente.

INDICAÇÕES

Mais bem utilizada na obesidade exógena, como moderador de apetite, e também indicada em razão do seu efeito sacietógeno secundário.

A anfepramona deve ser usada por tempo restrito e em associação à dieta hipocalórica, ao costume de exercícios físicos e à mudança definitiva de hábitos alimentares.

■ CONTRA-INDICAÇÕES

Arteriosclerose avançada, hipertireoidismo, hipersensibilidade à droga, glaucoma, alguns estados de agitação psicomotora, miastenia *gravis*, uso de inibidores da MAO (monoaminoxidase).

Crianças, gestação e lactação.

Alcoolismo ativo ou em remissão. Abuso ou dependência de drogas ou história pregressa de dependência química e hipertensão arterial grave.

■ REAÇÕES ADVERSAS

Desde que usada criteriosamente sob as teorias do **CPTO**: "*Teoria da menor potência terapêutica para obtenção do maior e melhor efeito anorético*" e a "*Teoria da terapêutica medicamentosa escalonada*", a utilização desse medicamento torna-se muito segura e muito resolutiva. As reações adversas, quando ocorrem, são na sua maioria pouco freqüentes, de pouca intensidade, muitas das vezes meramente sintomáticas e geralmente regridem com a continuidade do tratamento ou com alguma pequena intervenção do médico. Essas eventuais reações são representadas por algum grau dos seguintes sintomas: palpitação ou taquicardia, pequena elevação da PA, nervosismo transitório, sensação de agitação, insônia ou sono leve, angústia, momentos de depressão, episódios de cefaléia e tremores e sintomas gastrointestinais como náuseas.

O uso crônico pode causar resistência temporária – *Teoria da dupla resistência ao tratamento*.

■ INTERAÇÕES MEDICAMENTOSAS – DOSE-DEPENDENTE

Em doses elevadas, a anfepramona pode aumentar os efeitos pressores dos vasoconstritores (epinefrina, norepinefrina, levonordefrina), utilizados em anestesia dental.

Em associação direta com o álcool, pode aumentar os riscos de efeitos incômodos no sistema nervoso central.

Pode exigir acertos de doses de antiácidos orais e insulina.

Pode diminuir os efeitos de anti-hipertensivos.

Pode ter efeitos aditivos estimulantes do sistema nervoso central com medicamentos que produzem estimulação do sistema nervoso central e hormônios tireoidianos.

Pode desencadear crises hipertensivas com IMAO (inibidores da monoaminooxidase, incluindo furazolidona, procarbazina e selegilina). Com

IMAO, não usar, esperar pelo menos 14 dias de intervalo entre a interrupção do uso de IMAO e o início do supressor do apetite.

A anfepramona pode ter sua ação antagonizada por fenotiazinas.

■ NOMES COMERCIAIS

Um dos grandes problemas em utilizar esses medicamentos com o nome comercial é que, nestes, as doses já vêm previamente fixas, não se pode contar com a inestimável arma de escalonar a posologia individualmente.

■ POSOLOGIA

Ver *Teoria da menor potência terapêutica para obtenção do maior e melhor efeito anorético,* e a *Teoria da terapêutica medicamentosa escalonada*. Dr. Mansur.

CAPÍTULO 61

Fenproporex

(Qualquer medicamento só pode ser prescrito por médico e após uma consulta médica)

■ FENPROPOREX, OU PROPIONITRILA

Portaria 344/98 – Lista B2.

Cloridrato de *Fenproporex* é um agente simpaticomimético com as ações similares da dexafetamina. É utilizado como anorético, como adjunto para medidas dietéticas e de exercícios físicos no tratamento da obesidade moderada a grave. A administração oral é seguida de metabolização em derivados anfetamínicos. Fenproporex também tem sido dado como base difenilacetato.

O nome químico do fenproporex é *cloridrato de n-2-cianoetilanfetamina,* ou cloridrato de propionitrila. Pó branco ou levemente amarelado de sabor amargo e ácido, muito solúvel em água.

■ FARMACOCINÉTICA

Após administração oral, o fenproporex é metabolizado para derivado anfetamínico. É ampla e facilmente absorvido pelo tubo digestivo e é distribuído a todos os tecidos, encontrando-se maiores concentrações em nível do SNC.

A via de excreção é a urinária. A eliminação é pH-dependente, sendo aumentada na urinária ácida.

■ PROPRIEDADES

O fenproporex é um agente simpaticomimético com ação similar a dexafentamina. O sítio da ação é o centro hipotalâmico lateral.

Em razão da sua ação anorexígena, é utilizado como terapia coadjuvante no contexto do tratamento da obesidade. Proporciona redução do apetite e, também, diminuição da acuidade pelo sabor e odor, o que leva à redução da ingestão de alimentos.

Propicia aumento da atividade física, contribuindo, ainda, para a perda de peso. Apresenta efeito sacietógeno secundário, *Teoria do efeito sacietógeno secundário dos moderadores de apetite*".

■ CONTRA-INDICAÇÕES

Distúrbios cardiovasculares importantes, incluindo hipertensão moderada a grave, também em pacientes com hipertireoidismo, glaucoma e alterações extrapiramidais.

É contra-indicado em mulheres grávidas e em período de amamentação, em pacientes com distúrbios psiquiátricos, epilepsia e alcoolismo crônico.

■ PRECAUÇÕES

O controle diabético deve ser monitorizado quando o fenproporex ou seus sais são usados para o controle da obesidade.

Não deve ser administrado a pacientes com história de abuso de drogas, a gestantes e a mulheres em período de amamentação. O risco-benefício deve ser avaliado na administração a pacientes com hipertensão leve. Administrar com cautela para pacientes com disfunção renal e personalidade instável.

A retirada do medicamento deve ser gradual quando o uso for prolongado e com altas doses.

■ EFEITOS COLATERAIS

As reações adversas que se seguem, sempre dose-dependentes, são na sua maioria pouco freqüentes, de pouca intensidade, em geral meramente sintomáticas, e regridem com a continuidade do tratamento:

- *Sistema nervoso central*: vertigem, tremores, irritabilidade, reflexos hiperativos, fraqueza, tensão, insônia, confusão mental, ansiedade e dor de cabeça.
- *Sistema cardiovascular*: calafrios, palidez, rubor das faces, palpitação, alguma arritmia cardíaca, dor anginal, pequena hipertensão ou hipotensão e raramente colapso circulatório.
- *Trato gastrointestinal*: boca seca, gosto metálico na boca, náuseas, vômitos, diarréias e cãibras abdominais.
- *Sistema endócrino*: alteração da libido.

O uso crônico pode causar resistência temporária – *Teoria da dupla resistência ao tratamento*.

Interações medicamentosas: o lítio e a metiltirosina podem antagonizar os efeitos do fenproporex.

■ POSOLOGIA

"*Teoria da menor potência terapêutica para obtenção do maior e melhor efeito anorético*" e a "*Teoria da terapêutica medicamentosa escalonada*". Dr. Mansur.

Superdosagem: em caso de superdosagem, deve-se administrar cloreto de amônio a fim de que ocorra acidificação da urina e aumento da excreção do medicamento.

CAPÍTULO 62

Mazindol

(Qualquer medicamento só pode ser prescrito por médico e após uma consulta médica)

É um agente anorexígeno que não possui o anel anfetamínico em sua fórmula.

O mazindol é completa e facilmente absorvido no tubo digestivo e é metabolizado no fígado.

Dispõe de meia-vida (T½) de 12 até 30 horas, variando muito individualmente.

Pode ocorrer tolerância ao medicamento que, nesse caso, deve ser suspenso e não aumentado além da sua dose máxima.

Terapia longa com o mazindol não é recomendada. Se uma boa perda de peso não é obtida ao final de 4 a 6 semanas, o tratamento deve ser interrompido.

■ EFEITO

Salivação tem sido relatada como uma técnica simples para avaliar o efeito anorexígeno do mazindol.

De todos os moderadores de apetite, o mazindol é o que tem o espaço mais estreito entre a dose terapêutica e a dose tóxica e é o que apresenta, também, maior inconstância de efeitos terapêutico e adverso. Ao passo que em alguns pacientes apresenta um ótimo efeito anorético sem qualquer incômodo colateral, por outro lado, em outros pacientes, com a mesma dose, eles relatam menos efeito anorético e alguns efeitos colaterais indesejáveis.

■ FARMACOCINÉTICA

Significativa perda de peso pode ocorrer com até 2 semanas de tratamento com mazindol.

■ CONTRA-INDICAÇÕES

- Estado de agitação psicossomática.
- Utilização concomitante ou recente (até 14 dias) de IMAO.
- Glaucoma.
- Uso de drogas alucinógenas.
- Hipersensibilidade ao mazindol.
- Cardiopatas, especialmente arritmia e/ou taquicardia.

■ PRECAUÇÃO

- Hipertensão arterial.
- Cardiopatias.
- Diabetes melito.

■ REAÇÕES ADVERSAS

Não produz euforia, mas estimula o SNC e pode provocar sintomas psicóticos.

Em altas doses pode proporcionar palpitações, algum grau de hipertensão pulmonar, boca seca, retenção urinária e reação dermatológica têm sido relatado.

Pode causar ejaculação precoce.

1. *Cardiovascular*: os efeitos cardiovasculares do mazindol são menos intensos que os da dextroanfetamina. Palpitação e taquicardia podem ser percebidas.
   Todavia, o mazindol não deve ser a primeira linha de tratamento em pacientes hipertensos e com cardiopatia sintomática.
2. *Sistema nervoso central*: os efeitos adversos do mazindol no SNC assemelham-se aos da anfetamina, embora, quando ocorram, o sejam menos freqüente e menos intensos.

■ POSOLOGIA

"*Teoria da menor potência terapêutica para obtenção do maior e melhor efeito anorético*" e a "*Teoria da terapêutica medicamentosa escalonada*". Dr. Mansur.

CAPÍTULO 63

Sibutramina

(Qualquer medicamento só pode ser prescrito por médico e após uma consulta médica)

SIBUTRAMINA, cloridrato monoidratado.

■ FARMACODINÂMICA

Mecanismo serotoninérgico básico, por diminuição da recaptação desse neuro-hormônio.

A sibutramina diminui a ingestão de alimentos, pelo aumento da função da 5-HT e da noradrenalina central, e aumenta a taxa metabólica basal, pelo incremento da função da noradrenalina periférica.

■ FARMACOCINÉTICA

Atinge um bom nível plasmático em 1 e 30' hora, com meia-vida de cerca de 8/10 horas.

Os metabólitos são farmacologicamente ativos. T. máx. 3 horas. E, meia-vida de eliminação de 14 a 16 h.

■ CONTRA-INDICAÇÕES

Alergia, anorexia nervosa, bulimia nervosa, gravidez, lactação.

■ REAÇÕES ADVERSAS

Em doses elevadas pode ocorrer dor de cabeça, secura da boca, insônia, taquicardia, hipertensão, palpitação, obstipação, náuseas, vertigens, parestesias.

■ PRECAUÇÃO

Não é recomendada em pacientes menores de 14 ou maiores de 65 anos ou concomitante com inibidores da MAO. Pode ser usado com cautela em pacientes hipertensos leves ou com epilepsia. Pode alterar o desempenho psicomotor e/ou cognitivo.

■ POSOLOGIA

"*Teoria da menor potência terapêutica para obtenção do maior e melhor efeito anorético*" e a "*Teoria da terapêutica medicamentosa escalonada*". Dr. Mansur.

CAPÍTULO 64

Orlistat

(Qualquer medicamento só pode ser prescrito por médico após uma consulta médica)

ORLISTAT (Xenical®)

A *lipistatina* é um composto produzido por um fungo, o *Streptomyces toyitricini*, que, isolado e purificado, gerou o Orlistat (tetraidrolipistatina).

■ MECANISMO DE AÇÃO

Orlistat é um inibidor potente e seletivo das *lipases intestinais*, que são as enzimas-chave envolvidas na digestão para subseqüente absorção da gordura dos alimentos. O Orlistat não age nas lipases bucal e gástrica.

As *lipases* são enzimas que catalisam a remoção hidrolítica dos ácidos graxos dos triglicerídeos alimentares, para resultar em ácidos graxos livres e monoglicerídeos na região intestinal. Esses sim são subseqüentemente absorvidos pela mucosa da parede intestinal.

O Orlistat inibe irreversivelmente a hidrólise dos triglicerídeos através de uma ligação covalente no sítio de atividades das *lipases*. Conseqüentemente, cerca de 1/3 dos triglicerídeos permanecem não-hidrolizados, não-digeridos e, conseqüentemente, não-absorvidos e atravessam o trato gastrointestinal, sendo excretados pelas fezes. A porcentagem de 30% de não-absorção de gordura alimentar é fixa, portanto, a excreção de gordura nas fezes relaciona-se com a quantidade de gordura ingerida. Orlistat não apresenta qualquer efeito inibitório sobre as outras hidrolases intestinais, conseqüentemente, não afeta a hidrólise normal necessária à absorção de carboidratos, proteínas ou fosfolipídios.

O Orlistat não age na gordura corporal já existente na forma de obesidade.

O Orlistat não possui efeito sobre circuitos neuronais reguladores do apetite.

A perda de peso indireta que ocorre com Orlistat, como todo emagrecimento, resulta diretamente em reduções significativas da pressão arterial.

■ OUTROS MECANISMOS

- Não atua por via sistêmica e apresenta absorção mínima pelo trato gastrointestinal.
- Obviamente dá melhor resultado se associado a hábito alimentar menos calórico e atividade física.
- Reduz significativamente a recuperação do peso na fase de estabilização da perda de peso.
- Reduz a circunferência abdominal – que está intimamente relacionada com o acúmulo de tecido adiposo intra-abdominal – risco cardiovascular direto.
- Reduz significativamente o colesterol total e o LDL-colesterol.
- Estimula a adesão à ingesta menor de gordura alimentar.

■ EFEITO COLATERAL

Os efeitos colaterais com Orlistat são, em sua maioria, leves e transitórios. São de natureza gastrointestinal e relacionados com o próprio efeito do medicamento, como aumento da freqüência de evacuações oleosas, flatulência, urgência fecal e, eventualmente, incontinência fecal.

Todos são reversíveis e mais bem controlados com uma dieta com pouca gordura.

Uma diminuição de absorção das gorduras poderia prejudicar a absorção das vitaminas lipossolúveis, motivo pelo qual se aconselha uma suplementação multivitamínica e com as lipossolúveis (A, D, E, K) e beta-caroteno, à noite.

Matéria consultada.

CAPÍTULO 65

Ma Huang

(Qualquer medicamento só pode ser prescrito por médico após uma consulta médica)

Ma Huang, também chamado *Efedra sp.* ou *Efedra Chinesa* ou *Efedra sinica,* é um extrato da planta contendo cerca de 8% de alcalóides (efedrina, norefedrina, metilefedrina e pseudo-efedrina). O extrato contém também taninos, saponinas, flavonas e óleo essencial.

■ AÇÃO FARMACOLÓGICA

É droga simpaticomimética (alfa e beta-adrenérgica), com ação estimulante dos centros nervosos hipotalâmicos com efeito anorexígeno e outros efeitos, especialmente quando administrada em altas doses, como efeito broncodilatador, cardiotônico, estimulante do SNC, ergogênico e, principalmente, termogênico.

■ INDICAÇÕES

- No tratamento coadjuvante da obesidade como moderador de apetite e como agente termogênico.
- Por seu efeito secundário na lipólise – queima de gordura.
- No tratamento coadjuvante de atopias respiratórias e broncoespasmos como asma, bronquite e outras alergias respiratórias, rinite, congestão nasal e outras.

■ EFEITOS ADVERSOS

Nas doses terapêuticas, é pouco provável a ocorrência de efeitos colaterais; no entanto, a superdose pode causar cefaléia, nervosismo, palpitação, insônia, náuseas, dor no peito, tonteiras, disúria, elevação da pressão arterial.

■ CONTRA-INDICAÇÕES

Gravidez e lactação.

Glaucoma, hipertensão grave, hipertireoidismo, tireotoxicose, feocromocitoma, hiperplasia prostática com retenção urinária residual, trombose coronariana e isquemia cerebral.

■ INTERAÇÕES MEDICAMENTOSAS

- Com glicosídeos cardíacos pode ocorrer arritmias.
- Com guanetidinas pode ocorrer aumento do efeito simpaticomimético.
- Com IMAOs pode surgir aumento do efeito simpaticomimético da efedrina.
- Derivados do alcalóide do esporão de centeio: hipertensão.
- Cafeína do café, guaraná, dos chás, da cola – pode ocorrer sinergismo.

■ POSOLOGIA

"*Teoria da menor potência terapêutica para obtenção do maior e melhor efeito anorético*" e a "*Teoria da terapêutica medicamentosa escalonada*". Ambas desenvolvidas pelo Dr. Mansur.

■ DURAÇÃO DO TRATAMENTO

A duração do tratamento deve ser curta para se evitar a taquifilaxia e a farmacodependência.

■ ESTUDOS

Boozer *et al.*, partindo de 67 pacientes com sobrepeso (IMC $\geq$ 29 e $\leq$ 35 kg/m^2), avaliaram a eficácia e segurança de uma mistura contendo 72 mg de extrato do Ma Huang e cafeína por dia. Ao final de 8 semanas os autores concluíram que houve significativa perda de peso e de gordura, respectivamente, –4 kg e –2,1%.

Daly *et al.*, em um estudo com 167 pacientes com excesso de peso, administraram uma fórmula fitoterápica contendo o equivalente a 90 mg de efedrina (Ma Huang) e 192 mg de cafeína. A duração do tratamento foi de 6 meses, e o modelo seguiu os padrões internacionais, duplo-cego e randomizado. Ao final do tratamento os resultados observados apontaram significativa perda de peso para o grupo tratado, com relação ao grupo placebo (5,3 kg contra 2,6 kg). Houve, também, decréscimo do LDL-colesterol e aumento do HDL-colesterol.

CAPÍTULO 66

Thiomucase

A *Thiomucase* é uma enzima sintética do grupo das hialuronidases que tem como uso terapêutico reduzir a viscosidade dos tecidos e aumentar sua permeabilidade, promovendo a reabsorção de fluidos subcutâneos ou intramusculares.

Por ter essa propriedade, a Thiomucase é utilizada no tratamento da celulite e sua eficácia é maior em nível local, por meio de aplicações subcutâneas.

A Thiomucase é conhecida como fator de difusão enzimática condroitinásico e hialuronidásico. Age sobre o tecido conjuntivo subcutâneo quebrando as pontes que impedem a liberação de água e facilitando as trocas metabólicas, resultando em um aumento da permeabilidade dos tecidos por reduzir a viscosidade e a quantidade de água retida no meio intercelular, promovendo a reabsorção de água no organismo, além de atuar sobre a difusão de nutrientes e metabólitos entre as células e o sangue.

Associada ao *Ágar-Ágar*, ajuda a combater a flacidez, a celulite, fortalece as unhas e os cabelos, tornando-os macios e com brilho e, paralelamente, reduz os excessos de líquidos do organismo. É também usada como coadjuvante nos regimes de emagrecimento a fim de combater a flacidez.

Efeitos colaterais podem ocorrer como, por exemplo, reações alérgicas, devendo, portanto, ser utilizada sob orientação médica.

Sugestões de fórmulas
Uso local: creme ou gel base.

Thiomucase	1.500 UTR%
Cânfora	1,5 g
Mentol	1,5 g
Thiomucase	1.500 UTR%
Aminofilina	2,0%
Thiomucase	10.000 UTR%
Ext. glic. centella	10%
Parafina	10%
Escínia	0,3%
Triacana	0,1%
Nicotinato de metila	0,1%

Obs.: Loções de, no máximo, 0,02% a 0,05%.

Matéria consultada.

CAPÍTULO 67

Atividades e Exercícios Físicos

> *"A obesidade entra pela boca, mas sai pelos poros".*
> *Dr. Mansur*

"*Eu falo pernas, o paciente escuta boca*". Essa é uma das brigas constantes dentro dos nossos consultórios. Eu falo *exercícios físicos*, o paciente escuta *dieta*. Eu falo que ele deve fazer exercícios físicos, ele responde que, com o medicamento, está fazendo uma boa dieta. O paciente faz "ouvido de mercador" para a orientação de atividades físicas, ele prefere ligar-se, exclusivamente, à dieta, achando que apenas isso vai resolver seu problema.

Quando insisto em atividades físicas, é comum o paciente evitar o tema, é freqüente dizer que não tem tempo. Uma desculpa tentando empurrar para o médico a limitação de tratá-lo sem atividade física, quando a inatividade foi exatamente o que o fez engordar. Tempo é questão de prioridade. Respondo que arrumar tempo para se tratar é problema do paciente e não do médico. Quem não tem tempo para realizar exercícios físicos, na realidade, não tem tempo para se tratar e não vai se curar. Eu seria o médico mais famoso do mundo e o mais rico do mundo se resolvesse o problema de tempo das pessoas.

Experimente dar para o nosso próprio corpo a desculpa de que ele deve emagrecer, mas não se tem tempo para a prática de exercícios físicos necessários. Ele vai escutar? Vai atender? Vai emagrecer? Certamente que não.

Dentro da fórmula do Balanço Energético, o exercício físico é praticamente a única parte que efetivamente subtrai calorias, que reverte o processo de acúmulo de peso.

O programa de exercícios físicos é o grande divisor de águas nos tratamentos de emagrecimento. Quem faz, obtém bons resultados e resultados sustentados, quem enrola e não faz, o oposto se faz verdade.

E tem mais, pouco não resolve. Pouco é para quem quer simplesmente manter a forma física e, quem quer emagrecer, certamente não quer manter a forma física em que se encontra, quer recuperar uma forma física ideal.

Exercícios físicos para recuperar forma física é coisa bem diferente do que simplesmente manter, deve ser mais intenso e sistemático. Até porque, nos primeiros minutos, o corpo não queima tanto gorduras; queima, preferencialmente, os carboidratos, que também são energias de reserva imediata, para circunstâncias de emergência; depois, quando acaba essa primeira reserva (250 a 500 g), o organismo passa a lançar mão da segunda reserva energética, as gorduras, que são reservas para uso preferencialmente imediato. Tem de ser um programa de exercícios físicos muito bem programado e sistematicamente feito para manter o ritmo de perda de peso, recuperação de saúde e aumento de massa muscular metabolicamente ativa.

Em termos de programa de exercícios físicos para perda de peso, e especialmente sem recidiva, a regularidade é absurdamente mais importante que intensidades pontuais.

> ***Atividade física*** é qualquer movimento do nosso corpo como andar, falar, comer, mover-se simplesmente etc. ***Exercício físico*** já significa um programa específico de atividades físicas como correr, nadar, praticar esportes etc.

Dentro dos componentes do balanço energético o exercício físico é o elemento em que o paciente mais pode controlar intencionalmente e modificar o resultado final desse balanço para maior gasto, exercitar-se ou menor gasto, sedentarismo. A participação do gasto energético para realização de atividades físicas (GERAF) como parte da taxa metabólica diária pode variar de 100 kcal/dia em indivíduos sedentários a 3.000 kcal/dia em indivíduos dos mais ativos. A lipólise, também, aumenta até 10 vezes, concomitantemente, com significativa diminuição da lipogênese.

Quando a atividade física é superior a determinado nível mínimo, esta proporciona, inclusive, redução de apetite e, quando realizada pouco antes ou após uma refeição, ela aumenta seu efeito térmico.

Os professores de educação física no Brasil fazem parte dos melhores do mundo; eles sabem bem que o paciente necessita, basicamente, de duas formas de exercício físico, a contra-resistência ou musculação, e o aeróbico. O programa de exercícios físicos chamados de aeróbicos são os que mais gastam calorias, mas necessitamos, também, da musculação, que é uma espécie de melhor preparação para a parte aeróbica. Todo mundo sabe que as mulheres não querem ficar musculosas, mas a musculação não desenvolve apenas o tecido muscular, que é o tecido metabolicamente mais ativo, isto é, que queima mais calorias por desenvolver trabalho muscular ativo e, conseqüentemente, gasto calórico significativo; a musculação desenvolve, também, a resistência, ligamentar, boa para a prática contínua de exercícios físicos, além de aumentar as reservas de capacidade orgânicas em geral, especialmente a cardiovascular.

Qualquer exercício físico é melhor do que nada. O paciente deve fazer o programa de exercício físico que melhor se adapte à sua realidade, podendo ser caminhada de rua, bicicleta ergométrica, esteira, academia, hidroginástica, esporte etc; desde que seja um programa sistemático. Exercícios eventuais, além de perigosos, não redundarão em resultados sustentados.

Todo programa de exercício físico deve ser individualizado e precedido por exames médicos prévios específicos para este fim, principalmente de avaliação da condição cardiovascular, especialmente se o paciente tiver idade avançada e/ou já apresentar co-morbidades.

O ideal, quando possível e indicado, é que se chegue a programas de até 50/60 minutos de atividades físicas aeróbicas até 2 vezes por dia, uma vez que os primeiros minutos consomem apenas os carboidratos de reserva, estocados na forma de glicogênio, de cerca de 250 a 500 gramas em pessoa de cerca de 70 kg.

Se a pessoa faz um programa de exercícios físicos devidamente bem realizados, a quantidade de energia consumida nesse trabalho biológico poderá vir, preferencialmente, da oxidação dos triglicerídeos em 30 a 80%.

Para se ter uma idéia melhor da utilidade do exercício físico para o obeso, independente do benefício do emagrecimento, é só compararmos, hipoteticamente, dois pacientes com o mesmo peso corporal, mesmo IMC. Aquele que faz exercícios físicos rotineiramente terá um prognóstico, qualidade e quantidade de vida bem melhores do que o sedentário, e vice-versa.

Os triglicerídeos, tanto exógenos (da alimentação) como os endógenos (do metabolismo interno), poderão tomar dois caminhos distintos, encaminharem-se para os depósitos gordurosos, na forma de gordura, ou encaminharem-se para o tecido muscular para serem utilizados na forma de energia para trabalho biológico. Quem faz essa distribuição é, basicamente, uma enzima chamada *lipase lipoprotéica*. Essa enzima desenvolverá tão mais sua concentração local e, conseqüentemente, suas distintas funções nesses tecidos, dependendo das duas orientações básicas, hábito de repouso ou hábito de exercícios físicos. Em outras palavras, a enzima *lipase lipoprotéica* é que vai decidir se os ácidos graxos serão depositados na forma de gordura ou se vão ser encaminhados aos músculos para queima, e essa divisão das águas da enzima depende do hábito de sedentarismo ou de atividades físicas.

Esquema da dupla ação da enzima LIPASE LIPOPROTÉICA:

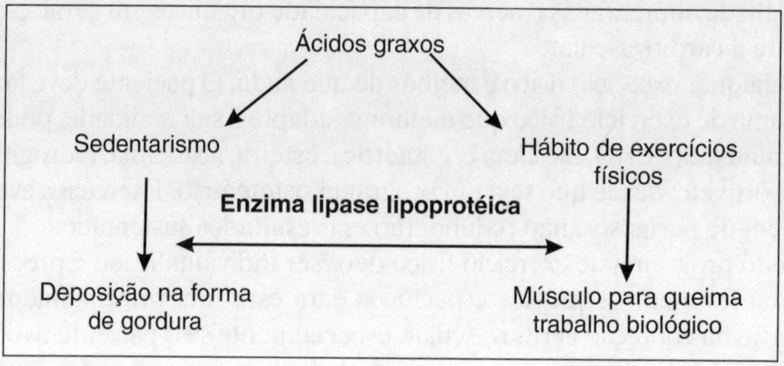

Programas de exercícios físicos elevam a concentração muscular de mitocôndrias, que são organelas celulares diretamente envolvidas nas queimas calóricas, aumentam também a enzima ATP citrato sintetase em até 100%, assim como também aumentam a expressão de outras enzimas igualmente envolvidas no Ciclo de Krebs (queima calórica) e no processo de oxidação, preferencialmente muscular, em detrimento do depósito gorduroso.

O exercício físico crônico aumenta a circulação sanguínea para o músculo, promovendo aumento na lipólise pela ação da enzima *lipase hormônio sensível*.

Os programas de exercícios físicos devem levar em consideração a sua intensidade, freqüência e duração e, o mais importante, a regularidade, tudo sob dependência da condição e limitação física e orgânica de cada pessoa, individualmente.

O exercício físico moderado, acompanhado de reeducação alimentar, tende a diminuir a concentração plasmática de lipídios, colesterol, LDL-colesterol, triglicerídeos, glicose e a porcentagem de gordura corporal; aumentar as concentrações de HDL-colesterol, a massa magra e a taxa metabólica basal.

A prática diária de exercício físico mostra-se mais resolutiva em pacientes do sexo masculino.

A perda de peso induzida por dieta + exercícios físicos direciona reduções tanto na gordura subcutânea como visceral.

■ EXERCÍCIO, TAXA METABÓLICA DE REPOUSO E MASSA ADIPOSA

O exercício físico regular de média intensidade, associado a uma dieta hipocalórica equilibrada, são efetivos em aumentar a taxa metabólica com diminuição de massa adiposa.

Após os 40 anos de idade, a taxa metabólica diminui 2 a 3% por década.

O aumento da lipólise (queima de gordura) durante o exercício é resultado de aumento das catecolaminas circulantes, de atividade do sistema nervoso simpático e do aumento de secreção de hormônio do crescimento.

EXERCÍCIO E EFEITO TÉRMICO DA REFEIÇÃO

O exercício realizado antes ou após uma refeição aumenta o efeito térmico (gasto calórico) desta.

INTENSIDADE DO EXERCÍCIO AERÓBICO

Carboidratos e lipídios são as principais fontes energéticas utilizadas pelo trabalho muscular. O uso desses substratos requer mobilização de reservas endógenas presentes no tecido adiposo, fígado e músculo, seguida de utilização pela mitocôndria muscular através das vias oxidativas. Cada indivíduo possui uma capacidade pessoal de aproveitamento médio dessas vias oxidativas, relacionada com a determinação genética e o nível de exercício físico.

O melhor exercício para "queima calórica" é o aeróbico de média intensidade, realizado acima de 30 (trinta) minutos 2 vezes ao dia.

Não se indica o exercício intenso. A relação custo-benefício é absolutamente desfavorável.

Predileção das queimas calóricas, carboidratos/lipídios:

- *Baixa intensidade*: queima quase preferencialmente carboidratos.
- *Média intensidade*: queima basicamente lipídios. Além de ser o que mais aumenta o HDL-colesterol.
- *Alta intensidade*: queima carboidratos, lipídios e lactatos.

A prática regular de exercícios físicos aeróbicos de baixa a média intensidade e longa duração aumenta progressivamente a utilização de ácidos graxos como substrato energético, a sua disponibilidade e a capacidade oxidativa das fibras musculares.

O organismo humano possui uma reserva de 250 g a 500 g de carboidratos para queima imediata. O carboidrato excedente que não for queimado poderá, por meio de reações bioquímicas complexas, vir a ser transformado e estocado na forma de gordura. Já os lipídios são estocados na sua própria forma de gordura com mais facilidade.

A oxidação lipídica diminui cerca de 0,5 g por ano entre as idades de 30 e 70 anos para as pessoas sedentárias.

Sugere-se que, com o avançar da idade, as pessoas realizem atividade física regular e reduzam a ingestão diária de lipídios a fim de prevenir o acúmulo de gordura excessiva no organismo e atenuar o aumento nos triglicerídeos e colesterol séricos que ocorrem associados à terceira idade.

■ EFEITOS BENÉFICOS DO TREINAMENTO CRÔNICO

Exercício e regulação da ingestão alimentar

Estudos consagrados já demonstraram que a prática regular de exercícios físicos durante períodos de 30 a 60 minutos diários diminui a médio prazo a ingestão alimentar.

Nesses mesmos estudos, demonstrou-se que atividades físicas de pouca intensidade e freqüência não diminuíam a ingestão alimentar e não contribuíam para perda de peso.

O exercício físico, além de promover melhora no quadro dislipidêmico, também pode prevenir, adiar ou melhorar o desenvolvimento de diabetes tipo II nas pessoas com risco dessas doenças.

Outro efeito benéfico do exercício físico crônico é o auxílio na atenuação do quadro de hipertensão arterial, contribuindo, inclusive, para a redução no risco de doenças coronarianas e morte súbita.

Exercício Físico

- *Na composição corporal*: aumenta a quantidade de tecido muscular, principal responsável pelo gasto calórico. Gasta calorias de forma racional.
- *Na taxa metabólica*: aumenta todas as taxas metabólicas, de repouso, alimentar e, obviamente, de atividades físicas.
- *Na gordura*: aumenta a circulação sanguínea no tecido gorduroso, que facilita a mobilização e, conseqüentemente, a queima de calorias a partir das gorduras.
- *Nas co-morbidades*: diminui, ou até elimina, as co-morbidades.
- *Sobre a lipemia*: tende a reinverter a dislipidemia, aumentando os níveis de HDL-colesterol e diminuindo o LDL-colesterol.
- *Diabetes melito II*: diminui a resistência periférica à insulina, aumentando nitidamente a sensibilidade à insulina, reduzindo os níveis glicêmicos.
- *Pressão alta*: de imediato diminui a pressão arterial de repouso e, a médio prazo, diminui a PA mesmo durante a atividade física.
- *No emocional*: melhora o estado emocional, por proporcionar secreção de endorfina e serotonina.
- Aumenta a reserva orgânica geral.
- Aumenta o tempo e a qualidade de vida.
- Inúmeros outros benefícios.

■ EXERCÍCIO FÍSICO NO CONTROLE DE PESO

Uma vez instalada, a obesidade associa-se a uma menor utilização dos lipídios corporais como fonte energética. Esse fato contribui para desenvolvimento e manutenção progressivos de maiores estoques de gordura corporal. Isso pode explicar porque pessoas obesas submetidas à restrição alimentar são mais resistentes ao tratamento dietético hipocalórico, e até mesmo a um programa de exercícios físicos.

Tipo de exercício físico: aeróbico ou musculação

Os exercícios físicos aeróbicos, como a caminhada, favorecem a perda de peso.

Os exercícios físicos como a musculação contribuem para aumentar a massa muscular que é lipolítica/termogênica, isto é, é a que gasta caloria nos exercícios aeróbicos.

Ambos os exercícios, portanto, trazem consigo um grande potencial para a otimização da composição corporal.

Freqüência do exercício

Em pacientes hígidos, sem qualquer limitação cardiorrespiratória ou outra qualquer, a freqüência ideal é cerca de 50 a 60 minutos de exercícios físicos moderados todos os dias da semana.

Exercício e restrição alimentar

Quando a perda de peso está associada a um programa de exercícios físicos, a massa muscular fica preservada bem mais do que quando exclusivamente por dieta hipocalórica.

■ EFEITOS DO TREINAMENTO DE RESISTÊNCIA AERÓBICA

O exercício físico, especialmente o aeróbico, é elemento-chave tanto para perda como para manutenção do peso alcançado, auxiliando muito também na prevenção e diminuição da incidência das co-morbidades, principalmente nos casos de obesidade abdominal.

Em repouso, 60% das necessidades energéticas são providas pela oxidação de ácidos graxos plasmáticos derivados dos triglicerídeos do tecido adiposo, enquanto 30% provêm da oxidação da glicose plasmática de origem hepática. No exercício físico de intensidade moderada, estas taxas de oxidação de glicose e gordura aumentam de 5 a 10 vezes. Dependendo da duração da atividade física e do período de treinamento, 30 a 80% da energia para o trabalho biológico poderão ser provenientes da oxidação dos triglicerídeos.

O exercício físico aumenta a oxidação de gorduras durante e após o exercício. A capacidade termogênica e lipolítica do exercício físico estende-se por várias horas após o término destas atividades propriamente dito.

Para que os adipócitos liberem os ácidos graxos e o glicerol durante o exercício, ocorre ativação do sistema nervoso simpático e liberação de vários hormônios lipolíticos, como a adrenalina, o glucagon e o hormônio do crescimento.

Também, decorrente do treinamento físico, ocorre aumento no aporte de oxigênio para o músculo, fundamental para a utilização de ácidos graxos.

RISCOS DOS EXERCÍCIOS

Eventuais riscos dos exercícios físicos mal orientados relacionam-se com intensidade, freqüência e duração dos mesmos, embora se saiba que, dentro de uma programação individual, os exercícios físicos devam ser realizados o maior número de vezes possível por semana.

- Lesão articular.
- Lesão e dores musculares.
- Hipoglicemia.
- Alterações na pressão arterial.
- Alterações na freqüência cardíaca.
- Ataques cardíacos e morte súbita.
- Broncoespasmos em pacientes propensos.

CAPÍTULO 68

Dieta/Dieta de Substituição

O tratamento completo contra a obesidade é um conjunto de condutas para se obter um resultado final de emagrecimento sustentado. É muito importante especificarmos e delimitarmos a função de cada parte do conjunto do tratamento de emagrecimento, não deixando qualquer dúvida na cabeça do paciente, especialmente em uma área tão invadida pela mídia leiga, pela imprensa e por oportunistas.

O emagrecimento envolve os quatro elementos do quadripé do tratamento de emagrecimento, em que a dieta ou a adoção de um correto hábito alimentar são importantes componentes.

Não nos esqueçamos de que existem diversos tipos de dieta, variando de acordo com a finalidade de cada tratamento objetivado, em que alguma dieta faça parte. Dieta em termos genéricos é a administração de uma alimentação tecnicamente programada, seja para emagrecer, seja para manter o peso alcançado, seja para engordar, seja hipossódica para hipertenso, seja hiperprotéica, hipoprotéica etc.

Não existe tratamento de emagrecimento que não envolva, de alguma forma, algum controle alimentar hipocalórico, mesmo nos pacientes que não apresentam irregularidade alimentar.

Dieta é, na maioria das vezes, um dos grandes temas dentro de qualquer tratamento de emagrecimento. Digo, na maioria das vezes, porque nem todos os pacientes que procuram tratamento para emagrecimento comem irregularmente, nem todo obeso come "errado". Entenda-se aqui como dieta para emagrecimento a adoção de um novo estilo de alimentação hipocalórica, que proporcione um balanço energético negativo.

Toda alimentação controlada, mesmo que com o objetivo de emagrecimento (hipocalórica), deve, dentro do possível, buscar duas metas básicas: atender e agradar. Atender o objetivo básico, no caso de emagrecimento, mas não deixando de agradar o paladar, que é uma necessidade inerente do ser humano na alimentação. Se for apenas uma dieta hipocalórica e não for palatável, com grande probabilidade será logo abandonada.

Não existe formato de dieta impessoal, isto é, que sirva indistintamente para todos, que agrade a todos ou a um grupo impessoal. A dieta deve ser personalizada para atender não só o objetivo de ser hipocalórica, mas também de agradar para perdurar. Quando uma dieta agrada ao paladar fica bem mais fácil ela se integrar ao novo estilo de vida do paciente e manter-se também na fase de manutenção do peso alcançado.

Quando se diz que uma dieta é hipocalórica, naturalmente nos referimos a determinado paciente com suas características pessoais de vida, de trabalho, de atividades físicas, enfim, determinado paciente com seu estilo próprio de vida. Uma dieta hipocalórica para um trabalhador braçal ou um atleta pode ser hipercalórica para um paciente com estilo de vida sedentária, e vice-versa.

Dieta é conduta correta, mas é algo provisório; já hábito alimentar não-hipercalórico é postura definitiva. Em nosso consultório, evitamos a conotação de dieta, preferindo chamar de hábito alimentar, por entender que, após o objetivo de obter o emagrecimento buscado, ainda assim o paciente deverá manter os princípios básicos do chamado hábito alimentar correto.

Em nossos consultórios, dispomos de profissionais nutricionistas para acompanhar a parte nutricional do tratamento de emagrecimento.

Todo organismo vivo necessita de calorias para realizar suas funções orgânicas básicas e mínimas, de forma que não se pode prescindir de tudo, de todos os alimentos calóricos, apenas o excesso, ou seja, um balanço energético calculadamente hipocalórico. A nutricionista, após exames e avaliação, prepara um *valor energético total* (VET) individualizado para cada paciente, de acordo com suas necessidades pessoais, como trabalho, carências nutricionais, paladares, horários, crenças etc.

Dieta não "tira peso". É uma verdadeira heresia afirmar-se que no tratamento de emagrecimento "*dieta tira peso*". E é a impressão da quase unanimidade das pessoas leigas que se tratam de emagrecimento de que a dieta em si tira peso, o que nem de longe é verdade. O que é uma dieta hipocalórica? Dieta não é a limitação racional de determinados nutrientes, no caso calóricos, na alimentação? Ao se deixar de comer determinado alimento, doces, por exemplo, sai algum peso do corpo da pessoa?

Dieta para emagrecimento (hipocalórica) é a pessoa deixar de comer, em parte, coisas que engordam; e, ao deixar de comer algo, não se emagrece nem um grama, deixamos de engordar.

Quando, ao final de um tempo (fator temporal incidindo) sob dieta hipocalórica, se por acaso o paciente perdeu peso, não foi a dieta que tirou, ela deixou de acrescentar e a taxa metabólica diária é que tirou peso.

- *Dica 1*: uma boa dica para evitar que você coma em excesso é restringir as opções desde as compras no mercado. Não se deve ir às compras com fome, para evitar compras por impulso. Prepare a lista de compras antes e tente não abrir exceções à lista. Evite levar crianças, os supermercados sabem a força delas.
- *Dica 2*: comece as principais refeições pelas saladas ou sopas cerca de 30 minutos antes da refeição propriamente dita.

Em uma dieta ninguém tem de passar fome ou comer menos, apenas comer melhor, o que significa, às vezes, até comer mais. Dietas que não sejam bem balanceadas podem conduzir a deficiências de micronutrientes, especialmente vitaminas, causando importantes transtornos metabólicos.

Se você come muito, seu organismo acostuma as células de Langerhans do pâncreas, mais desenvolvidas então, a produzir muita insulina, que lhe proporcionará constante sensação de fome e necessidade de grandes volumes de alimento para saciar essa insulinemia. Consumir muita comida com alto índice glicêmico pode aumentar a compulsão alimentar e vice-versa.

Existem inúmeras propostas de dietas, nenhuma é perfeita para todo mundo, todas têm seu lado bom e suas limitações. As dietas genéricas, impessoais, não levam em consideração o que há de mais importante em uma dieta, as particularidades nutritivas e calóricas de cada pessoa individualmente, assim como seus objetivos pessoais de perda de peso, suas preferências de paladar, crenças etc. As dietas padronizadas não consideram as particularidades, motivo pelo qual funcionam apenas momentaneamente. O VET produzido após anamnese e exames profissionais já é uma dieta adequada e programada de acordo com as circunstâncias individuais. O VET, sua individualidade e versatilidade, pode deixar de ser uma simples dieta e tornar-se um hábito alimentar definitivo a ser integrado ao novo estilo de vida.

Dieta para perda de peso hipocalórica/hipogordurosa, sugerida pelo autor:

- *25% de proteínas*, preferencialmente as vegetais. Não deixar faltar os aminoácidos essenciais.
- *25% de gordura*: preferencialmente as insaturadas. As saturadas em quantidades bem controladas. Evitar a gordura *trans*.
- *50% de carboidratos*: preferencialmente os complexos.
- *Micronutrientes*: vitaminas, sais minerais e água.
- *Fibras*: solúveis e insolúveis.

■ DIETA DE SUBSTITUIÇÃO

Uma dieta hipocalórica, porém equilibrada, deve conter cerca de 25% de gordura, evitando-se as saturadas e as trans, 25% de proteínas, especialmente as vegetais, e 50% de carboidratos, preferencialmente os complexos, vitaminas, sais minerais e fibras.

Logo que o paciente vai à consulta primeiro com o médico, muitas das vezes este necessita dar uma orientação mínima e imediata a respeito de uma nova conduta alimentar condizente com o tratamento que ora se inicia e é aí que entra a dieta de substituição. A dieta de substituição é uma dieta provisória até que o paciente possa ser consultado pelo nutricionista.

Em nosso consultório, já de imediato, no final da consulta oferecemos ao paciente uma dieta provisória, que chamamos de *dieta de substituição*, válida provisoriamente até que o paciente visite um dos nutricionistas da nossa equipe. Nessa *dieta de substituição*, provisória, optamos por um formato pessoal de hábito alimentar hipocalórico, mas rico em variedades nutritivas como vitaminas, sais minerais e fibras. Essa proposta de "hábito alimentar" é descrita no verso da receita, onde orientamos o paciente administrar em menor quantidade os alimentos muito calóricos, e permitindo que se administre mais os alimentos menos calóricos e mais nutritivos, mais ricos em micronutrientes. Isto é, substituímos parcialmente os alimentos calóricos e de baixo valor nutritivo por alimentos menos calóricos, porém mais nutritivos. Emagrece ganhando saúde.

Esse tipo de dieta vale para todos em casa, pois ajuda a emagrecer só quem quer emagrecer; no entanto, melhora a saúde de todos, por ser uma alimentação bem mais nutritiva e saudável.

Dieta de substituição: provisória

A) **Deve comer**: legumes e verduras à vontade, muita fruta, com poucas exceções, um pouco de proteína basicamente vegetal e um pouco animal, um pouco de carboidratos complexos e pouca gordura, preferencialmente insaturada. Bebidas desgorduradas, *diet*, *light* e zero.

B) **Comer pouco**: nesse pequeno grupo, concentram-se alimentos que mesclam valor nutritivo com algum valor calórico, em que completamos as proporções de carboidratos, proteínas e as gorduras.

C) **"Não comer"**: onde se concentram os alimentos basicamente calóricos e com pouco valor nutritivo com relação às calorias conexas. É, basicamente, o grupo dos macronutrientes exclusivos.

CAPÍTULO 69

Efeitos do Exercício Físico na Obesidade

EFEITOS DO CONTROLE ALIMENTAR E DO EXERCÍCIO

A base de todo tratamento de emagrecimento lastreia-se no binômio ingerir menos e gastar mais. Balanço energético negativo emagrece.

O controle alimentar deve ser individualmente hipocalórico, mas preservando as necessidades mínimas individuais tanto de macro como de micronutrientes.

O gasto energético consumido como termogênese alimentar para estocar lipídios provenientes da dieta é menor do que o gasto para transformar glicose em ácidos graxos, a serem estocados na forma de gordura.

O programa de exercícios físicos não só é fundamental para perda de peso como para a fase de manutenção. Além de auxiliar na perda de peso, o exercício físico melhora muito a saúde geral do paciente.

MOBILIZAÇÃO DE LIPÍDIOS DURANTE O EXERCÍCIO FÍSICO EM OBESOS

Embora a obesidade em geral seja um mau prognóstico, a obesidade abdominal (circunferência da cintura maior que 88 nas mulheres e 102 cm nos homens) é de prognóstico bem mais sombrio, especialmente para distúrbios metabólicos, exigindo, nesses casos, atenção redobrada na mobilização e oxidação de lipídios. A mobilização dos ácidos graxos no sistema circulatório é 50% maior em pessoas com obesidade abdominal. A simples mobilização e liberação de ácidos graxos, sem a correspondente oxidação dos mesmos por ocasião dos exercícios físicos, aumenta o risco dos temidos distúrbios metabólicos.

LIBERAÇÃO DE ÁCIDOS GRAXOS PELO TECIDO ADIPOSO

Em estado de jejum, grande parte da energia de origem lipídica é proveniente dos triglicerídeos que se encontram estocados no tecido adiposo. Antes de poderem ser oxidados, os ácidos graxos têm de ser *liberados* dos triglicerídeos (fenômeno chamado lipólise).

Circulação sanguínea no tecido adiposo

A mobilização e captação dos triglicerídeos estocados no tecido adiposo para subseqüente oxidação vai depender muito da circulação sanguínea nessa área, o que é inversamente proporcional à quantidade de gordura e diretamente proporcional aos exercícios físicos.

Regulação da lipólise e da lipogênese

A regulação da taxa de lipólise varia de acordo com o tecido estudado, ocorrendo, prioritariamente, na gordura branca visceral, onde os adipócitos são maiores, seguida pela gordura subcutânea do abdome e, finalmente, pela gordura subcutânea gluteofemoral.

A taxa de lipólise e de lipogênese é regulada entre outros fatores, especialmente pelo sistema nervoso simpático e seus neurotransmissores e pelas enzimas *lipase hormônio sensível* (lipólise) e a *lipase lipoprotéica* (lipogênese).

A insulina é um hormônio altamente anabolizante, lipogênico e antilipolítico.

■ METABOLISMO DE ÁCIDOS GRAXOS NO MÚSCULO ESQUELÉTICO

A maior parte dos ácidos graxos é oxidada nos músculos durante o trabalho muscular.

A redução da concentração muscular de triglicerídeos em pessoas obesas, em resposta ao exercício físico, aumenta a sensibilidade à insulina e, assim, diminui os riscos da resistência periférica à insulina e do diabetes II associado à obesidade.

■ OXIDAÇÃO DE ÁCIDOS GRAXOS

Em pessoas com obesidade abdominal importante, esta proporciona redução geral na capacidade de utilização de gorduras como substrato energético, estimulando, assim, a continuidade da obesidade.

O sedentarismo está associado à diminuição na atividade de enzimas oxidativas de gorduras (p. ex., lipase hormônio sensível), diminuindo a lipólise (queima calórica).

> O exercício físico melhora o prognóstico do paciente obeso independente da perda de peso.

CAPÍTULO 70

Peso, por onde Entra e por onde Sai

Para melhor entendermos a nossa compleição física final reportemo-nos à melhor definição de obesidade como acúmulo de peso – ver capítulo 9 intitulado *Acúmulo de peso x Obesidade*. Essa definição nos dá uma idéia melhor de entrada e saída de peso. Em que a saída muitas vezes é até mais importante do que a entrada.

Comparemos nosso corpo como se fosse uma caixa d'água. A quantidade de água que existe em qualquer caixa d'água (= nosso peso) é o resultado de tudo que entra (= alimentação), pelo registro geral (boca), subtraído de tudo que sai pelos canos de usos (atividades físicas + termogênese basal e alimentar).

Porta de entrada. BOCA: o peso só entra por um único lugar, a boca. Só se ganha peso pela alimentação (calórica – macronutrientes).

Portas de saída. O peso sai por três meios:

A) Atividades e exercícios físicos.
B) Termogênese basal: vide *balanço energético*.
C) Termogênese alimentar: vide *balanço energético*.

O grau de termogênese basal é determinado, basicamente, por uma predisposição genética aliada a fatores adquiridos. A termogênese alimentar é determinada por fatores genéticos e tipo de alimentação – índice glicêmico. já o gasto calórico para realização de atividades físicas é o mais variável de todos (de 100 kcal/dia em indivíduos sedentários a 3.000 kcal/dia em indivíduos dos mais ativos) e o único no qual o paciente mais pode interferir para mais ou para menos, dependente do grau de atividades físicas ou dependente do sedentarismo. Por isso que dizemos: *"O peso entra pela boca, mas sai pelos poros"*. Dr. Mansur

Alimentação × Absorção. Embora duas pessoas comam a mesma quantidade de alimentos, não quer dizer que ambas vão absorver a mesma quantidade de nutrientes. Comer é uma coisa, absorver é outra. A absorção depende de fatores pessoais sistêmicos e locais do tubo digestivo.

CAPÍTULO 71

Contra o Emagrecimento

Várias são as circunstâncias que comungam contra o processo de emagrecimento, especialmente se o paciente for do sexo feminino.

Algumas destas circunstâncias seriam:

A) **Tendência genética**: a perda de peso envolve circunstâncias próprias das características genéticas de cada paciente individualmente, que se expressam por meio de maior ou menor termogênese basal, termogênese alimentar e gasto calórico para realização de atividades físicas e, também, por intermédio dos processos de lipogênese × lipólise, são fundamentais as ações de diversos hormônios e enzimas (p. ex., lipase hormônio sensível, lipase lipoprotéica, lipase hepática, a insulina, a leptina, a grelina e outras). De forma que a quantidade de peso perdida por cada paciente em um tratamento depende muito dessa constituição genética, que se expressa de forma muito complexa pela taxa metabólica diária.

   Constantemente, deparamo-nos, em nossos consultórios, com pacientes que, aparentemente, deveriam perder peso com facilidade e, apesar de todos os esforços, tanto por conta do médico como do próprio paciente, evoluem de forma nitidamente mais arrastada do que outros pacientes, sendo, portanto, determinadas constituições genéticas que limitam a perda de peso neles, ocorrendo o oposto com a realidade clínica.

B) **Economia orgânica automática de energia quando se faz dieta**: durante muitos milênios, em épocas nas quais era comum a escassez de alimentos, o homem, como todo animal, por um processo evolutivo de subsistência, fez com que o nosso organismo se acostumasse, biologicamente, não só a acumular reservas de calorias, mas também criou mecanismos homeostáticos a fim de economizar energia em momentos de escassez de nutrientes. Quando é feita dieta hipocalórica, o nosso organismo não entende que isso é só uma redução de alimentos apenas provisória e programada. Entende, sim, que estamos em circunstância de verdadeira escassez de alimentos e passa a economizar o gasto de calorias. Onde ele gastava mais calorias para determinadas funções, agora desempenha a mesma função, gastando, no entanto, menos calorias, tornando o efeito prático das dietas menos resolutivo. Isto é, come-se pouco, mas gasta-se pouco também.

C) **Constituição biofísica**: para efeito mais fácil desse raciocínio, vamos resumir que nosso corpo é constituído, basicamente, por quatro grandes grupos, água (cerca de 60%), ossos, gordura e músculos. Quando fazemos as atividades físicas do cotidiano e programas de exercícios físicos, uma grande parte do nosso corpo, formada pelos três primeiros grupos, água, ossos e gordura, quase não gasta calorias, restando o principal dessa tarefa para os músculos que são metabolicamente mais ativos para realização de trabalho muscular. De forma que, quando praticamos exercícios físicos com a finalidade de queima calórica, uma grande parte do nosso corpo na realidade não participa do objetivo almejado de queima calórica, apenas os músculos queimam calorias de forma significativa e, como a mulher, em geral, proporcionalmente tem menos músculo que o homem, ela terá mais dificuldades em gastar calorias em comparação ao homem em exercícios físicos de intensidade e duração iguais.

   Daí a necessidade de se praticar programas de exercícios físicos contra-resistência – musculação – a fim de desenvolver um mínimo de tecido metabolicamente ativo, músculo, sem ninguém se tornar musculosa.

D) **Queima calórica inicial apenas de carboidratos**: quando se praticam exercícios físicos para queima das gorduras, nos primeiros 10 a 15 minutos ou mais, queimam-se, inicial e principalmente, carboidratos, que são energias de reserva contidas, basicamente, nos músculos e no fígado disponíveis para queima imediata. Somente após essa fase inicial de esforço físico é que se passa a queimar o que queremos, gorduras, que são reservas energéticas para queima preferencial mediata. Por isso, o melhor programa de exercícios físicos para queima calórica é o aeróbico.

E) **Perfil de ansiedades**: estados de ansiedade tendem a dificultar processos de emagrecimento por dois mecanismos. Primeiro estimulando a fome por ansiedade ou *compulsão alimentar*, segundo estimulando continuamente as glândulas supra- renais na produção de corticóides, hormônio altamente anabólico (obesogênico). As mulheres nitidamente apresentam quadros de instabilidade emocional com mais freqüência e intensidade que os homens, dificultando-lhes ainda mais o processo de emagrecimento. Esses quadros de ansiedade são mais freqüentes em períodos pré-menstruais e quando as pessoas estão sob estresse, pressões sociais, sobrecarga de trabalho e compromisso, além de outras circunstâncias sociais. Por isso, dispomos de psicólogas em nossos consultórios, além do tratamento medicamentoso.

F) **Resistência aos moderadores de apetite**: quando o paciente já usou moderadores de apetite, estes deixam, por certo período de tempo, uma espécie de resistência contra nova administração dessa droga, isto é, nova retomada de moderador enfrentará algum grau de resistências ao efeito anorético, herdado do tratamento anterior. Essa resistência é muito pessoal e tão maior quanto mais recente tiver sido a última administração desses medicamentos e proporcional, também, à dose anteriormente utilizada. Com o passar do tempo, essa resistência vai diminuindo. Por isso, em nossos consultórios, quando por qualquer motivo o paciente necessita afastar-se do tratamento medicamentoso, orientamos a manter-se em atividade física ao máximo para não recuperar peso e depois, logo que possível, retomarmos o tratamento com o menor peso e aí menos resistente aos medicamentos.

G) **Adipócitos murcham, mas não desaparecem**: quando engordamos, o fazemos por dois mecanismos simultâneos, hiperplasia e hipertrofia dos adipócitos. Hiperplasia é a multiplicação do número de adipócitos e hipertrofia é o aumento da quantidade de gordura dentro dos adipócitos.

Quando emagrecemos, não ocorrem os dois mecanismos inversos. Os adipócitos esvaziam-se de gordura, murcham, retrocedendo a hipertrofia, mas não retrocedendo a hiperplasia, isto é, os adipócitos que se multiplicaram permanecerão no corpo da pessoa pronto ao novo estímulo de hipertrofia. Esses adipócitos murchos, mas presentes, mantêm a tendência a se encherem de gordura novamente e, assim, o paciente voltará a engordar. Essa tendência a recidivar o peso é mais uma das dificuldades a ser vencida no tratamento de emagrecimento.

H) **Falta de condições sociais**: falta de condições sociais que facilitem a prevenção contra o ganho de peso, assim como falta de condições que colaborem com o processo de emagrecimento. Como foi explicado no capítulo referente às *causas sociais* da obesidade, quando se quer evitar engordar ou tratar para emagrecer enfrentamos diversos fatores sociais que nos dificultam muito o tratamento. Quanto mais ocorrerem esses fatores sociais, maiores serão as dificuldades de se emagrecer e vice-versa.

I) **A própria família**: a própria família do paciente obeso, que com ele mantém um conluio obesogênico, se não for devidamente conscientizada, continuará a empurrá-lo para o estilo de vida obesogênico anterior.

CAPÍTULO 72

Simulação de um Caso Clássico de Tratamento de Emagrecimento

Quadro – Paciente A: mulher, peso inicial 100 kg, altura 1,65, IMC = 36,73 kg/m²; meta 62 kg

	Fase de emagrecimento							*Manutenção*	
Parâmetros	***1ª consulta***	***10 dias***	***30 dias***	***60 dias***	***3 meses***	***6 meses***	***1 ano***	***2 anos***	***5 anos***
Uso de medicamentos	Não faz	Início D. baixa	Dosagem baixa	Dose baixa	Dose média	Dose média	Suspenso	Sem uso	Sem uso
Estado emocional	Ansiosa	Ansiosa	Menos ansiosa	Sem ansiedades	Sem ansiedades	Sem ansiedade	Pouca ansiedade	Normal	Normal
Exercícios físicos	Não faz	Fez médio	Fez médio	Regularmente	Caminhada 2 × dia	Caminhada 40 minutos 2 × dia	Caminhada 40 minutos 1 × dia	Prática regular	Prática regular
Sensação de fome	Muita	Diminuiu pouco	Diminuiu médio	Diminuiu médio	Diminuiu muito	Se mantém controlada	Natural	Natural	Natural
Dieta	Não faz	Não conseguiu	Sim médio	Sim regularmente	Sim regularmente	Hábito	Hábito	Hábito	Hábito
Peso	100.000 g	98.200 g	94.100 g	88 kg	78.150 g	72 kg	65 kg	64 kg	64 kg
Total de peso perdido	1ª consulta	1.800 g	5.900 g	12 kg	21,85 kg	18 kg	35 kg	36 kg	36 kg
IMC kg/m²	36,73	36,06	34,56	32,32	28,70	26,44	23,87	23,50	23,50

Obs.: "Uso de medicamentos" refere-se a medicamentos para emagrecimento.

Esta simulação é uma demonstração de um caso clássico de um tratamento simulado de emagrecimento, mas jamais pode ser particularizado para quem quer que seja. É apenas parâmetro técnico médio de perspectiva profissional, nunca sugestão para qualquer paciente, individualmente.

CAPÍTULO 73

Cirurgias Bariátricas

A obesidade mórbida atinge cerca de 500 mil a 1 milhão de brasileiros, com importante degradação da qualidade de vida e diminuição do tempo de sobrevida.

O tratamento clínico ajuda a melhorar as co-morbidades, o tempo e a qualidade de vida do paciente, mas, em geral, não resolve em definitivo o problema do paciente. A cirurgia bariátrica é uma esperança real para esses pacientes.

Cirurgia bariátrica. É a cirurgia do aparelho digestivo com a finalidade de restringir a ingestão e/ou a absorção de nutrientes (basicamente calorias), tendo como objetivo o emagrecimento.

Grande parte dessas cirurgias, além de reduzir significativamente o volume funcional do estômago, o volume intragástrico, em algumas técnicas ainda faz uma anastomose da extremidade final do estômago à porção *intermediária* do intestino delgado, direto ao jejuno, diminuindo a capacidade do organismo de absorver parte dos nutrientes, especialmente calorias.

> As cirurgias bariátricas na realidade vão fazer com o bisturi o que o paciente não faz com sua boca.

Em geral, mas nem sempre, após a cirurgia, ocorre acentuada redução do peso do paciente, o que o leva a perder até a terça parte do seu peso corporal pré-operatório, dentro de 6 meses a 1 ano, com correspondente melhora de todas as doenças associadas à obesidade, além de acentuada melhora do estado psicológico do paciente.

A recuperação pós-operatória imediata e mediata são relativamente simples. O paciente fica alimentando-se à base de líquidos por cerca de 30 dias, quando se passa a administrar pequenos volumes de alimentos gradativamente mais sólidos. É comum a ocorrência de náuseas e vômitos.

Os incômodos advindos dessas cirurgias, em geral, não são maiores do que os que a grande obesidade provocava.

A média da taxa de mortalidade gira em torno de 1,5%.

Muita perspectiva de progressos ainda está por ocorrer e vem ocorrendo nesse campo.

Quadro 1
Características médias dos pacientes no pré-operatório

Idade	12 a 73 anos (média: 37 anos)
Sexo	59% mulheres e 41% homens
Cor	83% brancos e 17% pardos e negros
Peso pré-operatório	92 a 280 kg (média 156 kg)
IMC pré-operatório	37 a 93 kg/m^2 (média: 60 kg/m^2)
Peso máximo na vida	101 a 350 kg (média: 228 kg)
IMC máximo na vida	40 a 126 kg/m^2 (média: 82 kg/m^2)

■ INDICAÇÃO CIRÚRGICA

- Grandes obesos (IMC > 40 kg/m^2).
- Grande obeso IMC > 35 kg/m^2 + co-morbidades.
- Insucesso em tratamentos conservadores bem conduzidos.
- As importantes restrições sociais.
- Ocorrência de morbidades importantes.
- Essas cirurgias somente são feitas nas obesidades essenciais, isto é, ausência de etiologia específica, como endocrinopatias.
- Plena conscientização do paciente quanto aos sucessos, aos eventuais insucessos, aos riscos e às futuras limitações.

■ CONTRA-INDICAÇÕES

Serão contra-indicações das cirurgias bariátricas todas as contra-indicações absolutas de cirurgias eletivas e específicas do aparelho digestório.

■ TIPOS DE CIRURGIAS

Existem várias técnicas de operações para o tratamento cirúrgico da obesidade, com suas respectivas vantagens e desvantagens, que, em geral, reduzem acentuadamente o volume intragástrico e, às vezes, estão associadas a técnicas que desviam parte do intestino delgado com a finalidade de diminuir, também a absorção de nutrientes (calorias), além da restrição do volume gástrico.

- Gastroplastia vertical com bandagem (GVB) ou cirurgia de Mason: reduz o volume funcional, intragástrico, a cerca de menos de 30 ml.
- Gastroplastia vertical com bandagem, com derivação gastrojejunal em Y de Roux, ou cirurgia de Capella.
- Derivação gástrica por laparoscopia.
- Banda gástrica ajustável – "Lap Band".
- Derivação biliopancreática com troca duodenal ou cirurgia de Scopinaro.
- Operações mal absortivas de derivação jejunoileal ou cirurgia de Payne.

Quadro 2
Morbidez associada à obesidade em 2.245 pacientes operados

Dispnéia aos esforços	65% dos pacientes
Artropatias	47% dos pacientes
Hipertensão arterial	29% dos pacientes
Colecistopatia	20% dos pacientes
Diabetes melito	16% dos pacientes
Apnéia do sono	10% dos pacientes
Esofagite de refluxo	9,5% dos pacientes
Varizes das pernas	9,5% dos pacientes

Quadro 3
Complicações imediatas e mortalidade

	Complicações	***Incidência***
Incisionais	Coleções serosas no subcutâneo	18,2%
	Abscessos na incisão	18,2%
Pulmonares	Atelectasias	11,0%
	Broncopneumonias	1,3%
	Embolia pulmonar	0,6%
Intraperitoneais	Fístulas	0,9%
	Suboclusões	0,3%

Por *Arthur Belarmino Garrido Júnior*, in *Manual de Obesidade para o Clínico*, Alfredo Halpern, Rocca, 2002.

PROBLEMAS PÓS-OPERATÓRIOS

- Queda de cabelo.
- Vômitos.
- Astenia e anemia.
- Deficiências nutricionais como de ferro, vitamina B12, albumina e ácido fólico.
- Alteração das enzimas hepáticas.
- Síndrome de Dumping.
- Má resposta à ingestão de açúcares.
- Mialgias.
- Hiperuricemias.
- Depressão.
- Anorexia.
- Reganho de peso.

ACOMPANHAMENTO DAS CIRURGIAS BARIÁTRICAS

- Acompanhamento nutricional.
- Fisioterapia e exercícios físicos.
- Avaliação de eventuais cirurgias plásticas.
- Acompanhamento psicológico.
- Acompanhamento da endocrinologia.

CAPÍTULO 74

Novos Avanços Científicos

LEPTINA E GEN *OB*

A descoberta relativamente recente da *Leptina,* que é um hormônio produzido pelo gen *ob,* principalmente nos adipócitos, controla a homeostase energética; possui, tem, também, a função de informar ao cérebro quando o organismo está saciado e deve cessar a sensação de fome, inibindo a ação do *neuropeptídeo Y* (que estimula a fome), tem aberto inúmeros prismas de novos estudos com grandes perspectivas de um futuro melhor para o tratamento de emagrecimento.

Essas elucidações científicas têm trazido novas e grandes perspectivas no entendimento e avanço da medicina contra a obesidade ao ajudar a esclarecer a origem genética da obesidade.

Substâncias capazes de elevar o gasto calórico

O ***hormônio concentrador de melanina*** (MCH), responsável pelo controle da produção de calor nos músculos e, também, pela ação da insulina é, hoje, alvo de avançadas pesquisas em conceituadas universidades brasileiras. Já se sabe que, quanto maior a atuação deste hormônio no hipotálamo – neuroglândula na base do cérebro –, menor é o consumo de calor. Daí, os pesquisadores vêm desenvolvendo uma substância capaz de inibir a síntese de MCH, já com excelentes resultados em cobaias de laboratório. É provável que em breve venhamos a ter mais essa arma contra a obesidade e o diabetes, concomitantemente.

AXOKINE

O laboratório americano *Regeneron* está testando o *Axokine*, que prolonga a ação do hormônio intestinal *colecistocinina*, promovendo a sensação de saciedade, com mínimos efeitos colaterais.

Barreiras à absorção de gordura

Orlistat (*Xenical*®). É o único medicamento com finalidades de emagrecer que não age no SNC. Ele interfere na ação da *lipase* intestinal, enzima pancreática que ajuda a quebrar as moléculas de gorduras dos alimentos para o organismo poder absorver. O Orlistat impede a ação parcial dessa enzima, dificultando, assim, a absorção de parte da gordura alimentar e, com isso, não absorvendo e eliminando pelas fezes cerca de 30% da gordura ingerida.

Ele não age na gordura corporal que já se encontra estocada na forma de obesidade, apenas na gordura que o paciente come, a fim de evitar que engorde mais.

Como efeito colateral, quando o usuário, inadvertidamente, ingere gorduras, pode resultar em episódios de diarréias volumosas oleosas, flatulência e outros.

Engenharia genética

Uma das grandes esperanças de cura definitiva para a obesidade encontra-se nos últimos avanços da engenharia genética com grandes perspectivas futuras. A identificação relativamente recente do gen ***ob*** responsável pela predisposição obesogênica ou não-obesogênica do paciente trouxe e vem trazendo grandes expectativas no meio científico.

Rimonabant: *Acomplia*® 20 mg.

O laboratório francês Sanofi-Aventis acaba de lançar uma substância chamada ***Rimonabant***, que age *no hipotálamo*, como um bloqueador seletivo do sistema Endocanabinóide-1 (Sistema EC), que desempenha papel importante na regulação do peso e no equilíbrio energético, assim como no metabolismo dos lipídios e da glicose.

O Rimonabant é uma droga que atua diretamente na dislipidemia aterogênica própria da síndrome metabólica.

Fatores de risco cardiometabólico que são melhorados pelo Rimonabant:

- Proporciona perda de peso da ordem de – 6,7 ± 0,5 kg.
- Proporciona redução da circunferência abdominal da ordem de – 5,8 ± 0,5 cm.
- Diminui as taxas sanguíneas do LDL-colesterol.
- Elevação dos níveis sanguíneos do HDL-colesterol.
- Redução da trigliceridemia da ordem de – 13 ± 3,5%.
- Aumento importante da adiponectinemia, de cerca de 57,7%.
- Redução da proteína C reativa.

OUTROS

Existem, hoje, importantes pesquisas em andamento de drogas que agiriam no tecido adiposo, que diminuem a adipogênese e a lipogênese, e drogas que aumentam a lipólise sem aumentar, concomitantemente, a fome.

Existem avançadas pesquisas com o objetivo de desenvolver antagonistas do *neuropeptídeo Y,* que é um hormônio que aumenta o apetite.

Importantes estudos da *grelina* e do *fator liberador de corticotrofina* (CRF) vêm prometendo boas perspectivas de futuro. A grelina é um hormônio produzido pelo estômago que diminui a saciedade pós-prandial.

CAPÍTULO 75

Manutenção

■ MEMÓRIA DE PESO

O corpo humano tem uma espécie de memória de peso. Peso esse que ele se acostumou durante algum tempo. Nosso corpo, após determinado tempo com determinada faixa de peso, acostuma-se com esse peso, organizando sua complexa homeostasia de acordo com o mesmo (hormônios, relações bioquímicas, enzimas etc.), formando como se fosse uma memória de peso.

A definição do peso corporal das pessoas fica a cargo de uma glândula localizada na base do nosso cérebro, chamada hipotálamo, e o controle desse peso envolve, também, mecanismos homeostáticos, hormonais, bioquímicos, enzimáticos e, até mesmo, mecanismos físicos (novos adipócitos). Quando a pessoa vai engordando, com o passar do tempo, alguns desses elementos vão adaptando-se ao novo peso, ao novo volume corporal, à nova quantidade e à especificidade de tecido orgânico. Quando a pessoa emagrece, em um momento imediato, esses parâmetros não se adaptam de imediato à nova redução de peso, até porque alguns desses mecanismos são irreversíveis, como a maturação dos adipócitos. Dessa forma, o processo de emagrecimento não corresponde à situação orgânica anterior, mas a uma circunstância intermediária que vai exigir determinados comportamentos de adaptação supervisionados, chamados *manutenção*.

Quando a pessoa se submete a qualquer perda de peso por qualquer método que seja, com ou sem medicamento moderador de apetite, e começa a perder peso, o corpo não entende que essa perda de massa é provisória, racional e limitada, o corpo não avalia que é um emagrecimento calculado e entende que ele está em estado de privação e caminhando para a degradação e, naturalmente, por uma questão de sobrevivência, inicia, então, toda uma reorganização homeostática para economizar energia, inclusive absorvendo mais calorias da alimentação do que antes absorvia, com a exclusiva finalidade de não só paralisar o processo de emagrecimento como voltar ao peso anterior para reequilibrar a homeostasia perdida.

Quando a pessoa emagrece e chega ao mais baixo patamar de peso dentro do tratamento, essa força interior para voltar ao peso inicial é, até então, a mais forte. Isto é, a tendência de voltar a engordar é muito forte. Se houver uma parada súbita, intempestiva do tratamento, abandono à revelia, sem orientação médica, é quase certo que o peso retorne imediatamente, o que não é diferente em qualquer doença dentro da medicina em que se interrompa intempestivamente seu tratamento.

Faz-se necessário, então, que o paciente se submeta a um período de tratamento intermediário ou supervisão médica, chamado de manutenção, para que o corpo perca a antiga "memória de peso" e adquira a "nova memória de peso". O nome já diz, manutenção, manter, o paciente, em um determinado peso alcançado para que o corpo se acostume com esse novo peso, formando uma nova memória de peso e o paciente perca ou diminua profundamente essa tendência de voltar a engordar, diminua o mais que possível essa tendência nata à recuperação do peso.

MANUTENÇÃO

O tempo que deverá ser dedicado a essa manutenção é variável de paciente para paciente. Algumas escolas médicas vêm afirmando ser esse tempo o número de meses diretamente correspondentes ao número de quilos perdidos (p. ex., 10 kg perdidos = 10 meses em manutenção). No entanto, esse lapso de tempo não é absoluto, mas sim relativo, variando de paciente para paciente. Pacientes mais dedicados aos princípios básicos naturais do conjunto de terapias (hábito alimentar correto, atividade física regular e determinação pessoal nessa mudança de estilo de vida) necessitarão de tempo e rigor menores que os pacientes menos determinados. Costumo dizer que, após esse período de manutenção, ainda se torna indispensável a subseqüente eterna *vigilância do peso*.

Nessa fase, mais de adestramento do que de medicamento, o médico vai desmamando o paciente dos medicamentos, iniciando pela retirada racional dos moderadores de apetite, mantendo, talvez, alguma terapia fitoterápica e, possivelmente, alguma conduta para controlar ou evitar a compulsão alimentar, valorizando paralelamente, ainda mais, os princípios naturais básicos do emagrecimento e assim progressivamente, até o paciente poder, sozinho, seguir sem intervenção médica, e, finalmente, receber alta.

Nessa fase de manutenção, a periodicidade das consultas não necessita mais que sejam mensais, podendo ser bimensais ou até mais espaçadas, de acordo com a segurança que o paciente transmite.

O objetivo de qualquer programa de manutenção é a recondução do paciente à sua vida normal, sem medicamentos, mas sob novo estilo de vida não-mais-obesogênico.

A manutenção poderia dividir-se em três fases: *fase imediata*, *fase mediata* e *fase remota*. A **fase imediata** é aquela fase que se segue imediatamente ao processo de emagrecimento. Nessa fase, os mecanismos de definição de peso ainda estão orientados muito para o peso anterior, com uma pressão muito grande para recidivar o peso perdido; é o momento mais delicado da fase de manutenção, o acompanhamento profissional deve ser mais amiúde, tanto o acompanhamento médico como todos os demais suportes, por exemplo a psicoterapia, entre outras coisas para manter a determinação, a nutricionista para reajustar o programa dietético. Nessa fase, vai-se desmamando, sempre que possível, os medicamentos. Nesse momento, o programa de exercícios físicos deve-se manter o mais fiel possível, a fim de facilitar a retirada dos medicamentos e a manutenção do peso alcançado.

Em uma divisão que não é exata e varia de pessoa a pessoa e de caso a caso, passa-se à **fase mediata** da manutenção, quando, embora ainda exista uma pressão orgânica geral para recidivar o peso, essa pressão não é mais tão grande como na fase imediata. Nesse momento, não se vai abandonar os critérios técnicos que levaram ao sucesso de perda do peso, mas não precisam ser tão rigorosos. Agora, o que vai contar é o paciente realmente ter adotado o novo *estilo de vida*. Ir passando da condição de paciente em tratamento com consultas profissionais regulares, para uma vida normal, cada vez mais desmamado de qualquer droga, mas não se podendo ainda liberar alta definitiva.

No que chamamos de **fase remota** da manutenção, é uma fase cronologicamente subseqüente à fase mediata, em que o paciente de fato tenha adotado, definitivamente, novo estilo de vida. Nessa fase, embora diminua muito a tendência à recidiva de peso pelo fato de o organismo ter-se adaptado melhor ao novo peso, mas não se pode garantir que essa tendência à recidiva do peso desapareça totalmente, de forma que, agora não mais precisando de qualquer acompanhamento profissional, mas sim do novo estilo de vida, o próprio paciente se mantenha eternamente vigilante do seu novo peso.

> *Quando se ganha peso, desenvolve-se, também, a tendência de se manter aquele maior peso alcançado, o que significa que, uma vez a pessoa tendo perdido peso, não significa que tenha eliminado a tendência à nova recidiva de peso, pois a tendência a pessoa ainda guarda por bom período de tempo, podendo recidivar o peso.*

ETERNA VIGILÂNCIA DO PESO

Todo paciente que já foi gordo passou a saber que ele tem predisposição genética a engordar, e essa tendência nunca é eliminada, de forma que, mesmo tendo feito um bom tratamento de emagrecimento e a correspondente manutenção, ainda assim nunca deve, se descuidar do risco de recidiva do peso.

Como grande parte do excesso de peso vem de hábitos pessoais domiciliares a princípio compartilhados por outros integrantes dessa mesma família (obesogênica), a manutenção, assim como a eterna vigilância do peso, da mesma forma como ocorreu no tratamento, envolve conscientização de todos os integrantes dessa família.

CAPÍTULO 76

Prevenção

Em todas as doenças, diz-se que mais vale prevenir do que ter de tratar. Na obesidade, esse provérbio é ainda bem mais apropriado. Tratar é bem mais difícil e nem sempre com êxito completo garantido.

Lembremo-nos:

> Quando se ganha peso, ganha-se, também, a tendência em manter esse maior peso alcançado.

As estatísticas de aumento da incidência e prevalência da obesidade vêm crescendo astronomicamente no mundo inteiro, fora de qualquer controle. O que fazer? **Prevenção!**

A prevenção evitaria termos de nos deparar com um problema difícil de tratar, difícil de controlar e que nem sequer conhecemos muito bem.

Toda conduta preventiva começa por um trabalho de melhor conhecimento possível do problema em si, noções básicas sobre o problema, conscientização de suas desagradáveis conseqüências e, finalmente, como prevenir tudo isso. Educação em saúde antiobesidade.

Quando uma pessoa fuma cigarros ou bebe bebidas alcoólicas e ela sabe que cada um destes é um vício, e o fumo e as bebidas alcoólicas são elementos que fazem mal à saúde, são substâncias nocivas à saúde de quem quer que seja, fica fácil definir contra quem temos que nos defender, fica fácil eleger o ícone do mal. Já com os alimentos a idéia é diferente, o alimento dificilmente pode nos parecer uma coisa nociva à saúde, afinal de contas, o alimento representa nutrientes necessários à vida. Até porque alimento ainda nos dá a conotação de subsistência, luta pela vida e melhor oportunidade de vida, símbolo, inclusive, de riqueza, bem-estar, liberdade de poder-se alimentar-se, disponibilidade de saciar uma das necessidades básicas da humanidade, a fome; é, inclusive, importante fonte de prazer. É por meio do saciar esse instinto natural, inclusive, que as pessoas são seduzidas a fazerem grandes negócios, "nos jantares e almoços de negócios". Esses princípios naturais de subsistência do homem dificultam que ele veja intimamente que alimento, até certo limite, é útil ao organismo, mas, por outro lado, todo excesso é nocivo, pernicioso, faz mal à saúde. Como vamos dizer para uma mãe que ela está "alimentando demais o seu filho"? Todo excesso de quantidade ou a má qualidade de alimentos faz mal à saúde de quem quer que seja. E onde se encontra essa linha divisória entre a quantidade e a qualidade boa e os excessos? O que é fome por necessidade biológica e quando passou a ser excesso? Tudo isso tem de ser analisado, definido e conscientizado à população para que ela possa defender-se desse mal insidioso, que se dissimula, se disfarça de nutritivo. Ninguém pode evitar aquilo que desconhece.

EDUCAÇÃO EM SAÚDE

> Não existe qualquer perspectiva de controle da obesidade fora da prevenção, e não existe prevenção sem educação em saúde, conscientização.

Educação em saúde é elemento básico, necessário e indispensável a qualquer programa de prevenção e, em especial, prevenção antiobesidade. Comer é naturalmente coisa boa e saudável, a educação em saúde deve saber separar os excessos e as más qualidades. A educação em saúde deve ser muito bem planejada e feita de forma sistemática e realizada em todo o território nacional, combatendo toda a desinformação nesse campo, traçada por equipe multidisciplinar, composta por médicos, psicólogos, nutricionistas, pedagogos e outros que possam ajudar a enriquecer ainda mais as idéias de um bom programa nacional de Educação em Saúde Antiobesidade.

Para crianças essa matéria pode até ser abordada no currículo de Biologia.

O que leva à obesidade é um determinado estilo de vida muito pessoal/familiar, envolve circunstâncias muito íntimas, do nosso dia-a-dia, que deixamos que se identifique com o nosso "eu". Por outro lado, a obesidade tem-se mostrado mal muito perverso, que vem infiltrando-se, universalmente e de forma muito insidiosa, no estilo de vida de todas as camadas da nossa sociedade.

> Obesidade é um problema familiar, e não apenas individual.

ALGUNS ASPECTOS DA PREVENÇÃO

O que é prevenção contra a obesidade?

Prevenção é um conjunto de medidas de valorização de estilos de vida diferentes daqueles que conduzem à obesidade, estimulando o hábito da prática regular de exercícios físicos, adoção de hábitos alimentares não-obesogênicos e manutenção regular de uma estabilidade emocional que evite a compulsão alimentar.

Caso circunstâncias cotidianas estejam provocando sensações inevitáveis de compulsão alimentar, pode vir a ser necessário o auxílio psicoterapêutico.

Prevenção × tratamento

A prevenção é diferente do tratamento.

Tratar é, após se permitir engordar, ao perceber a presença do mal já instalado, arrepender-se e empreender um conjunto de elementos para voltar atrás emagrecendo novamente. A prevenção evita todo o esforço e dúvidas do tratamento.

Com a obesidade, o prejuízo por não ter feito prevenção é muito grande, diferente da grande maioria das doenças; com a obesidade existe importante particularidade. O problema de engordar, para depois tratar para emagrecer, é que o paciente, quando engorda, ele não só engorda, mas também adquire a tendência de se manter gordo, o que já não acontece quando ele se previne e não chega a engordar. Essa tendência de se manter gordo ou voltar a engordar vai acompanhá-lo por toda ou quase toda a vida.

Já o paciente prevenindo-se para não engordar, além de não engordar, ele também não adquirirá essa indesejável tendência.

Prevenção e educação em saúde

Educação em saúde sobre o tema obesidade/emagrecimento é todo o motivo de ser dessa obra.

Como pode alguém prevenir-se daquilo que não conhece? E, em obesidade, a necessidade de o paciente dispor de conhecimentos para poder prevenir-se e até para participar dos elementos que envolvem o tratamento são indispensáveis, não só pela complexidade desses elementos, mas também pelas diversas particularidades dessa patologia tão explorada e distorcida pela mídia leiga, tão ávida por lucros.

As causas que levam uma pessoa a ser obesa são variadas, e o paciente deve conhecê-las para poder prevenir-se. Ninguém pode evitar o que não conhece.

O paciente, ao adquirir conhecimentos nessa área, verá que esse é um mal que vai chegando devagarzinho, sorrateiramente e, quando se dá conta, a pessoa está obesa. O arrependimento, quando vem, ainda ajuda, mas é um pouco tarde.

Grupos de maior risco

Grupo de risco em obesidade é representado por um grupo de pessoas que atualmente não são gordas, mas se encontram envolvidas por circunstâncias que mais tarde poder-lhe-ão permitir desenvolver obesidade. Esses grupos significam família, grupos de amigos, ambiente de trabalho e igreja, entre outros, e as circunstâncias de risco são representadas pelo estilo de vida obesogênico desses grupos, que se alimentam mal, pelo sedentarismo, pelo estresse, pelos hábitos de lazer, assim como pela interação sinérgica dessas circunstâncias primárias.

Como é feita a prevenção?

Toda prevenção é feita conhecendo-se e evitando-se os fatores causais daquele problema que se quer prevenir. Como a obesidade é multifatorial, lógico que a prevenção deve ser multifatorial também, direcionada a todas as causas em potencial, sendo, sem dúvida, a conscientização a mais importante ou a primeira das iniciativas.

A prevenção é direcionada às pessoas que já estejam com excesso de peso e pessoas que não sejam gordas e divide-se em duas: prevenção para a pessoa que não se encontra dentro de um grupo de risco e prevenção de pessoas que estejam inseridas em grupos de risco.

A prevenção de pessoas que não estejam inseridas em grupos de risco restringe-se, quase que exclusivamente, à adoção de programas de educação em saúde sobre o tema obesidade/emagrecimento, com conscientização dos seus pontos para que essas pessoas nunca venham a se inserir em grupos de risco e, principalmente, não venham a ser obesos e, além disso, sejam multiplicadores dos elementos dessa conscientização.

Já a prevenção de pessoas que se insiram em grupos de risco deve, sempre que possível, envolver não só o paciente, mas todo esse grupo. Prevenir ou tratar uma pessoa isoladamente independentemente do seu grupo propicia resultado menor do que quando se envolve todo esse grupo, como a família por exemplo.

Como se deve iniciar a prevenção?

A prevenção sempre se inicia pela conscientização.

A prevenção objetiva deve ser iniciada tão logo se detecte a ocorrência das rotinas obesogênicas.

Em uma criança, por exemplo, a postura preventiva deve ser iniciada logo após o aleitamento materno, antes mesmo que essa criança crie hábitos alimentares obesogênicos. Fora isso, todo momento é bom para se iniciar a prevenção contra a obesidade, porém mais naqueles momentos em que é comum as pessoas acumularem excesso de peso, como após casamentos, gravidez, após largar o fumo, após fortes episódios emocionais, entre eles perdas familiares etc.

Por quanto tempo deve ser feita a prevenção?

Como a obesidade pode incidir em qualquer momento da vida, teoricamente a postura preventiva também deve manter-se por toda a vida. É comum conhecermos pacientes que, durante grande parte da vida, mantiveram posturas antiobesogênicas, não engordando, mas tão logo se envolveram com circunstâncias obesogênicas, bobearam e passaram a engordar.

Quais os benefícios da prevenção?

O primeiro grande benefício da prevenção naturalmente é não vir a engordar, não tendo que carregar essa tendência pelo restante da vida, mas o paciente beneficia-se também, tendo uma vida saudável e, paralelamente, não correndo o risco de adquirir qualquer das co-morbidades.

Quem deve fazer prevenção?

A prevenção contra a obesidade deve ser uma questão de conscientização, em todo o mundo, das pessoas em geral; deve ser hábito natural de vida, nada imposto, artificial.

Teoricamente, todo mundo deve submeter-se aos princípios da prevenção, até porque são princípios de boa saúde, porém, com maior propriedade devem submeter-se a esses princípios especialmente as pessoas que tenham tendência genética familiar a engordar e que estejam inseridas em grupos de risco e/ou nas circunstâncias da vida em que é mais comum ganharmos peso.

Se uma pessoa faz prevenção, todo o seu grupo de convívio deve fazer o mesmo até onde possa, quando, aí sim, o resultado mostra-se bem melhor.

Didaticamente, a prevenção divide-se em três direcionamentos, prevenção dirigida a toda comunidade, prevenção dirigida a indivíduos integrantes de grupos de risco e prevenção chamada secundária, dirigida a pessoas já com sobrepeso, ou mesmo obesas, para que não venham a ganhar mais peso.

Qual o grupo que mais se beneficia da prevenção?

Todos beneficiam-se da prevenção, mas as crianças são as que mais tiram proveito, até porque são as que mais são afetadas emocionalmente e também são as mais difíceis de serem tratadas. Uma criança conscientizada origina uma geração conscientizada.

Família × prevenção da criança

Como foi dito acima, a criança é o grupo que mais se beneficia da prevenção. Só que a prevenção da criança envolve participação de todo o seu grupo familiar, especialmente seus pais.

Família × prevenção da obesidade

Sociologicamente, a família é o grupo que mais se influencia entre si, sendo, portanto, a prevenção de toda família o melhor grupo para se fazer multiplicar a prevenção contra a obesidade. Quando uma família se trata, os resultados costumam ser mais animadores.

Prevenção × exercícios físicos

Não existe prevenção sem a adoção de programas de exercícios físicos regulares.

O exercício físico é um dos três principais pilares da prevenção, assim como o é também no tratamento e na manutenção.

Prevenção × alimentação

A disciplina alimentar com adoção não de dieta provisória, mas de hábito alimentar não-obesogênico como rotina de vida, faz parte dos três principais pilares da prevenção, ao lado do exercício físico e da estabilidade emocional.

Princípios públicos para prevenção da obesidade em território nacional

A obesidade é hoje em dia, sem dúvida, uma pandemia, sendo, portanto, doença de interesse da saúde pública nacional e mundial, motivo pelo qual a prevenção nesse tema deveria ser de iniciativa e princípios de ordem pública que objetivassem conscientização e mudança de postura das populações nacional e mundial, antes que a coisa fique ainda mais fora de controle do que já está.

Cuba

Em Cuba, encontramos um dos melhores programas públicos de prevenção da obesidade e, especialmente, da obesidade infanto-juvenil, passível de servir de exemplo e orientação a ser adaptado em outros países, inclusive o Brasil.

A prevenção contra a obesidade começa, inevitavelmente, por ações de educação em saúde conduzindo as pessoas ao conhecimento do assunto, conhecimento do mecanismo de ganho de peso, suas nefastas conseqüências e o que é um estilo de vida obesogênico e o que é um estilo de vida saudável, não-obesogênico.

Sugestão de uma didática da educação em saúde antiobesidade:

- *1ª parte:* noções das *causas e do mecanismo da obesidade.*
  Nesta parte, devemos fornecer noções básicas e estratégicas sobre:
  - Alimentação em geral, alimentação saudável, alimentos com valor nutritivo *versus* alimentos calóricos.
  - Mecanismo do processo de acúmulo de peso. Balanço energético.
- *2ª parte:* conhecimento das *conseqüências do problema* – conscientizar a conectividade de obesidade com as diversas co-morbidades, por exemplo, pressão alta, diabetes, aterosclerose, prejuízo da qualidade de vida e diminuição do tempo de sobrevida.
- *3ª parte: prevenção* propriamente dita – estimular uma cultura de estilo de vida mais saudável:
  - Estimular hábitos naturais de atividades físicas.
  - Estimular hábitos de alimentação saudável.

A prevenção deve ser direcionada, tecnicamente, sobre 3 focos:

- Individual-familiar.
- Coletivo: grupos sociais.
- Público geral.

Estes enfoques da prevenção serão mais bem discutidos no capítulo sobre *Níveis da Prevenção.*

CAPÍTULO 77

Níveis de Prevenção

O autor sugere que um programa sério de prevenção contra a obesidade deva ser desenvolvido em três níveis distintos em que se possam e se devam enfocar os conhecimentos de educação em saúde e as efetivas iniciativas:

Os três níveis de abordagem de um programa de prevenção antiobesidade:

- O individual–familiar.
- O coletivo – pequenos grupos sociais.
- Governamental, em território nacional.

■ INDIVIDUAL–FAMILIAR

O plano individual–familiar, como o nome já diz, é a parte do programa desenvolvido e enfocado de maneira individual, da pessoa no seu ambiente muito pessoal, a família, envolvendo a pessoa no seio da sua família que é onde nasce a obesidade. A se deduzir que os casos de obesidade com muita freqüência vêm do seio da família obesogênica – ver capítulo *Obesidade Familiar.*

É importante que já desde criança, bem jovem, se aplique e se acostume com a cultura de princípios de um estilo de vida não-obesogênico, para não termos de corrigir depois, o que sempre é bem mais difícil.

Nesse âmbito, propomos conscientização de hábitos alimentares mais saudáveis e menos calóricos para a pessoa, individualmente, e para toda a sua família. Buscamos eliminar aquela idéia antiga de quando ainda passávamos fome de que filhinho bonitinho é filhinho "fortinho, fofinho, gordinho".

Nesse âmbito preventivo, buscamos desenvolver, também, o hábito pessoal–familiar da prática de exercícios físicos e melhor, de esportes, que é o exercício físico com mais prazer, passando a fazer parte do estilo de vida da família.

Nesse âmbito atuam, basicamente, os pais e o restante da família em torno de si própria, semeando uma nova família que não gera obesidade para nenhum de seus entes.

Dessa forma fica mais fácil e resolutivo fazer prevenção antiobesidade a partir da família.

■ COLETIVO – PEQUENOS GRUPOS SOCIAIS

Determinados grupos sociais constituem ambientes onde passamos boa parte do nosso dia, às vezes passamos mais tempo do que na nossa própria casa; esses grupos, às vezes, apresentam grande grau de influência sobre as pessoas, influenciamos e somos influenciados, às vezes mais do que a própria família, como é o caso, por exemplo, da escola, do ambiente de trabalho, igrejas, clubes, eventos esportivos e diversos outros etc.

A prevenção da obesidade, nesse nível, levamos para o ambiente coletivo e com um enfoque próprio, a mesma base de ensinamentos que levamos para o âmbito Individual–familiar, mas agora estimulando o convívio social com esses estilos de vida social não-obesogênicos.

Dessa forma, fica mais fácil e resolutivo multiplicar as informações anti-obesidade e praticá-las a partir do convívio social. Esses grupos podem ser estimulados a funcionarem como multiplicadores dessas informações.

■ GOVERNAMENTAL – EM TERRITÓRIO NACIONAL

A obesidade vem entranhando-se em todo o mundo. No Brasil, praticamente todo, de norte a sul, de leste a oeste, em todas as camadas sociais, em todas as faixas etárias, de forma que qualquer programa de prevenção contra a obesidade possa vir a dar certo, passa, obrigatoriamente, por um bom programa de iniciativa pública. Não se pode pensar em qualquer iniciativa de prevenção desse mal sem a esfera pública, prevenção essa orientada e irradiada pelo governo federal para todo o povo brasileiro. Todo programa preventivo passa, obrigatoriamente, por uma irradiação de iniciativas sérias do governo federal. Todo programa preventivo deve contar com um programa que parta da esfera federal, custeado por verbas federais, a partir do qual todos os demais poderão emanar e fluir: a esfera estadual, a municipal e o particular.

Esfera: Federal → Estadual → Municipal → Particular

Se o governo começar, o particular certamente fará a sua parte, até porque a idéia é forte, o apelo é forte e latente, muitas empresas particulares abraçariam a idéia, embarcariam nessa boa canoa, falta só começar.

Enquanto o governo se mantiver atônito, paralítico, a obesidade continuará avançando.

CAPÍTULO 78

Prevenção, Nível Estatal

A obesidade é uma doença que diminui o tempo e, mais ainda, a qualidade de vida das pessoas, diminui sua capacidade de trabalho, faz a pessoa necessitar muito dos serviços públicos de saúde, diminuindo a produtividade e aumentando os gastos, privados e públicos, com saúde e, além de já ocorrer com grande prevalência em todo o Brasil, ainda vem aumentando muito sua incidência dia após dia, especialmente entre a população jovem, formando gerações de obesos, à semelhança do Brasil vem acontecendo nos Estados Unidos da América do Norte. A obesidade, portanto, além de gerar grandes custos econômicos e emocionais para o próprio paciente e custos cada vez maiores para os serviços públicos de saúde, representa, conseqüentemente, grande custo social para todo o Brasil. Por esses motivos, deve ser encarada como um dos mais sérios problemas de saúde pública nacional.

Por atingir a todas as faixas de idade indistintamente, mas especialmente os mais jovens, a partir do seio de suas próprias famílias, proveniente de seus hábitos e costumes iniciais, e aparentemente inocentes, enraizados no seu cotidiano, logo, qualquer programa de prevenção deve passar, obrigatoriamente, por noções de educação em saúde estrategicamente planejadas, inclusive para serem de longo prazo, a fim de auxiliar a mudar hábitos e costumes do nosso povo nacional. Afinal de contas, ninguém pode evitar o que desconhece.

Tomar para si a iniciativa de informar ao povo de todo o Brasil, dirigir essa informação ao território nacional, com o objetivo de formação de opinião, e desenvolver outros mecanismos legais que concatenem com essa nova filosofia de vida e venham completar a informação é obrigação e poder unicamente estatal e, depois, os setores organizados da sociedade assumem, cada um, a sua parte sucessivamente para, de fato, formar continuamente uma opinião nacional mais saudável, antiobesidade. Sem a iniciativa do governo que tem poder econômico e organizacional em nível nacional e dever, por ser problema de saúde pública, tudo fica mais difícil. É até questão de inteligência, pois sempre se diz que mais vale prevenir do ter que tratar e, nesse caso, essa assertiva é ainda mais verdade econômica. Um bom programa informativo de educação em saúde antiobesidade sai bem mais barato do que a imensa fortuna que o país gasta com as conseqüências desse problema, tanto em termos de ter que tratar as doenças decorrentes da obesidade, como pela diminuição e efetiva perda de mão-de-obra ativa ainda jovem e o astronômico custo emocional dessa doença que se coloca muito em evidência.

Isto posto, qualquer pretensão de controlar a incidência de obesidade em qualquer país e, particularmente no Brasil, passa obrigatoriamente por iniciativas verdadeiramente determinadas do governo federal. Qualquer programa de conscientização e prevenção propriamente dito nesse tema deve emanar do governo central, até para irradiar-se uniformemente a nível nacional, para a esfera estadual e municipal. Deve haver noções bem definidas desde o início a serem disseminadas para todo o Brasil com o objetivo de formar uma cultura de saúde.

Nome oficial proposto pelo autor: "Programa de Educação em Saúde Antiobesidade" – Slogan: "*Brasil Saúde!*"

Alguns tópicos básicos do programa "*Brasil Saúde*":

- Deve ser um programa bem montado por uma equipe multiprofissional composta por médicos, sanitaristas, psicólogos, nutricionistas, sociólogos, pedagogos, professores e outros.
- Deve ser um programa eminentemente de conscientização nacional, com o objetivo de formação de opinião que estimule a espontânea participação popular.
- Deve ser um programa a ser mantido por longo prazo para formação cultural. Não se pode mudar uma cultura milenar em poucos dias.
- Deve ser centrífugo: Federal → Estadual → Municipal → Particular → Família.
- Deve ser um programa nacional de conscientização de noções básicas sobre alimentação, específico na área de obesidade, extensivo às escolas, creches, ambientes de trabalho, igrejas, clubes, eventos etc.
- Deve se somar a eventos que tenham a conotação de saúde, especialmente esportivos e culturais.
- Propiciar orientações específicas nas escolas públicas e privadas como matéria curricular nas disciplinas de Educação Física e Biologia.
- Combate as causas sociais da obesidade – ver capítulo *Causas Sociais da Obesidade Essencial*.

- Discutir e criar normas e regulamentos para novas construções públicas e privadas, com inserção de planejamentos que facilitem e estimulem a prática de exercícios físicos.
- Veicular informação contra propagandas de produtos preferencialmente calóricos e, se necessário, desestimular essas propagandas nocivas.

CAPÍTULO 79

Desinformação

Saúde é coisa que tem que ser tratada por profissionais que estudam técnica e sistematicamente o assunto, analisam, diagnosticam e assumem responsabilidade técnica e ética com seus pacientes.

Determinados temas, mesmo dentro da medicina, são muito explorados por outros ramos que não a medicina, especialmente o ramo comercial e o tema "obesidade/emagrecimento", é um dos mais explorados. Revistas, jornais, programas de televisão e outros meios expressam, com muita freqüência, opiniões unilaterais, pessoais ou mal interpretadas de trabalhos científicos ou opiniões técnicas, mas isoladas do seu contexto que lhe daria melhor entendimento; essas condutas fazem a população ficar mais confusa ainda e, às vezes, até largar um tratamento que estava dando certo por se ver envolvido pela opinião de um amigo ou um anúncio de um "medicamento" milagroso.

Medicamento é toda droga que é prescrita individualmente por profissionais técnicos como médicos, por exemplo, baseado em uma consulta, e não por qualquer outro meio.

A obesidade é uma doença que envolve muitas circunstâncias e fatores, inclusive de ordem muito pessoal, e, na obesidade, cada corpo reage de forma bem diferente um do outro, de forma que não existem duas obesidades iguais, logo, não existem dois tratamentos iguais. Portanto, não pode haver proposta de medicamentos ou qualquer outro meio para se tratar obesidade indistintamente de massa.

Na mídia leiga lança-se cada vez mais novos "medicamentos" como se emagrecedores fossem, que também entram na moda e, da mesma forma, saem de moda. O verdadeiro bombardeio da idéia de "*drogas emagrecedoras*" faz o paciente imaginar que, de fato, existe medicamento emagrecedor, o que não é verdade.

A mídia também vem oferecendo aparelhos de atividade física passiva como se fossem a solução, o que também não é verdade.

Agora, a mais insidiosa e perniciosa influência vem de algumas indústrias alimentícias com lindos comerciais caríssimos dissimulando alimentos altamente calóricos como se nutritivos fossem e criando hábitos alimentares errados que, por terem se tornado tão enraizados e apoiados por reiterados comerciais que fazem dissimular como se corretos fossem, se transformaram em uma verdadeira unanimidade. Já dizia um velho filósofo: “Uma mentira dita mil vezes vira verdade!” Esses alimentos são baratos por serem de baixo valor nutritivo.

O consumidor leigo necessita dispor de informação por meio dos programas preventivos propostos pelo autor para saber melhor fazer suas escolhas. Precisa acostumar-se a ler os rótulos dos valores nutritivos e precisa entendê-los, para tanto, necessita dos programas de educação em saúde antiobesidade.

Só a verdade faz frente às inverdades.

Só a informação faz frente à desinformação.

CAPÍTULO 80

Curiosidades

- A obesidade é um problema familiar, e não apenas individual.
- Engorda-se mais nem tanto pelo que se come, porém mais pelo que se deixa de gastar – o peso acumula.
- O peso entra pela boca, mas sai pelos poros.
- Tratamento de emagrecimento não faz mal à saúde de ninguém, a obesidade sim.
- Não existe nenhum medicamento que emagrece, moderadores de apetite apenas diminuem o apetite.
- Não existe uma dieta milagrosa, toda dieta tem seus prós e seus contras.
- Quem ganha peso ganha, também, a tendência de manter esse maior peso.
- Quem já foi obeso tem a tendência a voltar a engordar novamente.
- A obesidade é uma doença perversa que traz outras doenças ainda piores, as co-morbidades.
- Pais obesos geram filhos obesos em até 80 a 85%.
- O tratamento da obesidade em crianças é útil e necessário, mas é bem diferente que em adultos.
- A obesidade afeta o estado emocional e o *status* social.
- HDL-colesterol é o colesterol bom. LDL-colesterol é o colesterol ruim.
- Para efeito de emagrecimento ou não engordar, *diet*, *light* e *zero*, é tudo igual.
- O que mais faz as pessoas engordarem não é bem o quanto se come, mas o quê se come.
- Adipogênese: é a multiplicação ou hiperplasia de adipócitos, ou melhor, maturação de adipócitos I para adipócitos II.
- Lipogênese: formação e estocagem de gordura. A estocagem de adipócitos ocorre normalmente nos adipócitos, mas também pode ocorrer patologicamente em outros órgãos.
- Lipólise: é a quebra de moléculas de gordura estocada na forma de triglicerídeos.

- Obesidade provoca mais obesidade, por dois mecanismos:
    - A obesidade relaciona-se com menor utilização de lipídios como fonte energética, contribuindo para manter e aumentar ainda mais a própria obesidade.
    - A obesidade traz instabilidades emocionais que fazem a paciente comer ainda mais.
- O tecido adiposo influi no ciclo reprodutivo, especialmente o feminino, alterando a regulação hormonal, menstrual e ovulatória. A obesidade relaciona-se com aumento da síndrome dos ovários policísticos.
- Não existem fórmulas ou métodos milagrosos. Emagrecer envolve, obrigatoriamente, *mudança de estilo de vida*, eliminando o sedentarismo, corrigindo os hábitos alimentares e reequilibrando o estado emocional.
- Nessa área, muito explorada pela mídia, milagres são freqüentemente oferecidos, NUNCA alcançados.
- Dieta nunca tira peso de ninguém, em hipótese alguma, nem um grama sequer. O máximo que ela faz é impedir que o peso entre. Dieta é diminuir a porta de entrada de peso, a boca.
- Quando um paciente perde peso fazendo dieta, essa dieta só está impedindo ganho de peso e as atividades físicas, além da termogênese alimentar e basal, é que estão lhe retirando o peso.
- Para cada 7 mil calorias consumidas sem correspondente gasto energético, o paciente ganha 1 kg de peso corporal.
- Tratamento para emagrecer somente acompanhado por médico experiente na área. Não acredite em métodos milagrosos, pois eles não existem.
- A obesidade infantil vem crescendo de forma alarmante em todo o mundo.
- O Brasil hoje é um país menos desnutrido e muito mais obeso e essa obesidade vem crescendo de maneira desenfreada.
- A obesidade é mais freqüente entre as mulheres e piora após a menopausa.
- Um terço das mulheres sofrem de algum grau de compulsão alimentar.
- A obesidade abdominal é mais grave e é mais freqüente entre os homens.
- A tomada de postura para não engordar é uma, para emagrecer é outra bem diferente.
- Em boa parte das vezes, a obesidade não está relacionada com o comer muito.
- *Síndrome compulsiva alimentar noturna* (SCAN) é o fato de acordar na madrugada para comer.

- As gorduras, que liberam 9 calorias/grama, engordam mais que os carboidratos, que liberam 4 calorias/grama, e as proteínas, que também liberam 4 calorias/grama.
- Três são os gastos calóricos do nosso organismo: para o organismo se manter vivo (termogênese basal), para a digestão dos alimentos (termogênese alimentar) e para as atividades físicas (gasto energético para a realização de AF).
- Caloria é uma medição de energia.
- A capacidade de cada organismo de absorver calorias da alimentação é geneticamente muito individual, da mesma forma que para queimá-las.
- O organismo animal é composto, basicamente, por quatro grupos de tecidos, os líquidos, os ossos, a gordura e os músculos. Em exercícios físicos, os músculos são praticamente os únicos a gastarem calorias de forma significativa.
- Mais de 40% dos adultos no Brasil têm excesso de peso. Pior, esse número vem aumentando aceleradamente.
- OBESIDADE: "*Doença do Milênio*", OMS.
- O estado de ansiedade, quando profundo e recorrente, engorda mesmo sem comer muito.
- O troca-troca de tratamentos de emagrecimento prejudica muito o resultado final objetivado. O tratamento deve ser único, resolutivo e definitivo.
- Nem todo paciente que decide ir à consulta está realmente decidido a tratar-se. VONTADE sem AÇÃO = NADA.
- "*Barriguinha de cerveja*" é grave sinal de obesidade abdominal. Não significa que o paciente beba cerveja.
- Quando um produto é denominado *desnatado* ou *isento de gordura,* não significa isento de calorias.
- Biscoito de *água e sal*? Não existe, mas sim com farinha de trigo (carboidrato).
- Após procedimentos de lipectomia e/ou lipossucção (lipoaspiração), é comum a recidiva com reposição do tecido adiposo tanto no mesmo local retirado como reposições compensatórias em tecidos intactos.
- No frio, sinto mais fome. Por quê?
- O corpo humano tem uma média de temperatura que fica entre 36 a 36,5°C. Quando o tempo esfria, a friagem tenta resfriar nosso corpo, e nosso corpo se defende aquecendo-se através de gasto calórico.
- Peso não sai pela evacuação: ao contrário do que algumas pessoas imaginam, o peso não sai pelas fezes.

- Glicotoxicidade: é um termo utilizado para explicar os problemas orgânicos trazidos pela hiperglicemia.
- Lipotoxicidade: é o mesmo correspondente à glicotoxicidade, só que com relação aos problemas orgânicos trazidos pela interferência metabólica do excesso de gordura circulante, a hiperlipemia.
- Ácidos graxos livres: é a molécula livre de ácidos graxos, que não se encontram esterificados. Em excesso, causa importantes transtornos ao metabolismo.
- LDL pequenas e densas: o LDL-colesterol já é, por si só, formado por moléculas que tendem a importantes transtornos, especialmente a aterosclerose. Esses transtornos são bem mais pronunciados com esse LDL especial, moléculas pequenas e densas.
- Processo inflamatório crônico subclínico: é um brando, porém contínuo processo inflamatório sistêmico, insidioso, propulsionado por determinadas substâncias orgânicas e por algumas citocinas, estas didaticamente agrupadas sob a denominação de citocinas inflamatórias e que são a base fisiopatológica da resistência insulínica e subseqüentes conseqüências fisiopatológicas.
- Proteína C reativa: produzida pelo fígado, é um importante marcador inflamatório que pode ajudar a monitorar o processo inflamatório crônico subclínico aterosclerótico.
- Óxido nítrico: teoricamente é uma camada de óxido nítrico, superficial ao endotélio, que protegeria este contra os ataques das citocinas inflamatórias, evitando o processo inflamatório crônico subclínico aterogênico.

CAPÍTULO 81

Tabela de Calorias

Quadro 1
Tabela de calorias

Alimento 100 g	*Caloria/kcal*	*Alimento 100 g*	*Caloria/kcal*
Abacate	150	Fubá de milho	344
Abacaxi	45	Gelatina	68
Açaí	247	Gelatina *diet*	24
Água	0	Ovo – gema	352
Aguardente	230	Ovo – clara	54
Água de coco	25	Goiabada	274
Aipim	130	Guaraná – refrigerante	32
Almôndega	300	Iogurte	82
Ameixa	43	Iogurte desnatado	42
Amendoim	318	Jiló	38
Angu de milho	120	Laranja	43
Aveia	420	Leite	65
Azeite	884	Leite desnatado	33
Bacon	670	Lentilhas em lata	102
Batata cozida	110	Lingüiça de porco	304
Batata frita	275	Maçã	64
Berinjela	23	Macarrão cozido	109
Big Mac®	560	Maionese	663
Bisteca assada	222	Maionese *light*	258
Bolachas	395	Maisena	385
Bolo de trigo	339	Mandioca cozida	119
Caldo verde	61	Manga	64
Caldo de cana	55	Manteiga	754
Caqui	63	Melancia	31
Carne de boi	441	Morango	34

Quadro 1 (*Cont.*)
Tabela de calorias

Alimento 100 g	*Caloria/kcal*	*Alimento 100 g*	*Caloria/kcal*
Carne de frango	118	Mucilon®	388
Carne de porco	200	Nescau	215
Carne de soja	106	Óleo de soja	90
Cenoura	33	Ovo de galinha	157
Cerveja	42	Palmito em conserva	18
Chá de camomila	1	Pão francês	269
Cheeseburguer	360	Pastel	280
Chocolate	540	Pêra	63
Chuchu	19	Pêssego	51
Coca-Cola®	39	Pizza de muçarela	331
Coca-Cola® *light*	0,3	Porco	219
Couve	38	Presunto	363
Couve-flor cozida	23	Purê de batata	118
Óleo de Dendê	882	Queijo minas	373
Margarina	740	Ricota	178
Margarina *light*	360	Sal	0
Erva doce	19	Salsicha	331
Ervilhas	78	Sorvete	150
Espinafre cozido	26	Tangerina	50
Farelo de trigo	310	Tomate	60
Farinha de mandioca	336	Torradas	311
Feijão preto	319	Uva	78
Feijão cozido	67	Hambúrguer	260

Quadro 2
Tabela de medidas aproximadas

1 litro = 6 xícaras	1 xícara de gordura ou manteiga = 100 g
1 garrafa = 4 xícaras	1 colher de açúcar = 45 g
1 xícara de açúcar = 150 g	1 colher rasa de açúcar = 20 g
1 xícara de farinha = 150 g	1 colher de farinha de trigo = 15 g
1 xícara rasa de farinha = 100 g	1 colher de manteiga = 50 g

QUANTIDADE DE CALORIAS EM PRODUTOS ESPECIAIS

Quadro 3
Quantidade de calorias em determinadas bebidas

Bebida	***Quantidade***	***Calorias***
Açaí, suco	1/2 copo (100 mL)	182,4
Aguardente	1 dose (100 mL)	231
Batidas	1/2 copo (100 mL)	252
Caldo de cana	1/2 copo (100 mL)	55,2
Leite com chocolate	1/2 copo (100 mL)	100,2
Coca-Cola®	1/2 copo (100 mL)	39
Conhaque	1 dose (100 mL)	249
Guaraná, refrigerante	1/2 copo (100 mL)	32
Suco fresco de laranja	1/2 copo (100 mL)	64
Suco de limão verde	1/2 copo (100 mL)	39,2
Suco de frutas caixinha	1/2 copo (100 mL)	53
Vinho de maçã	1 taça (100 ml)	32
Vinho moscatel	1 taça (100 ml)	137
Vinho, média	1 taça (100 ml)	85
Whisky	1 dose (100 ml)	240

Quadro 4
Quantidade de calorias em determinadas carnes de gado, aves e peixes

	Porção	*Peso (g)*	*Proteínas (g)*	*Gorduras (g)*	*Carboidratos (g)*	*Calorias kcal*
Ave frita	1 unidade	70	21,5	8,3	2,0	174,3
Ave defumada	1 porção	60	25,6	3,8	0	144,6
Bacalhau salgado	1 porção	100	38,8	1,1	0	169,3
Bacon	1 fatia média	22	2,1	13,1	0	125,3
Badejo cru	1 porção	100	17,9	2,7	0	96,5
Badejo cozido	1 porção	100	24,3	3,9	0	130,9
Bagre cru	1 porção	100	18,9	11,4	0	178,2
Boi, gorda	1 fatia	120	22,4	23,4	0	300,4
Boi, magra	1 bife	130	27,3	3,9	0	144,3
Bonito cru	1 porção	100	22,8	6,7	0	149,0
Bonito conserva	1 porção	100	29,0	4,8	0	168,0
Cabrito, gorda	1 porção	130	19,8	42,1	0	464,1
Cabrito, magra	1 porção	150	27,0	17,0	0	268,5
Cação cru	1 porção	100	18,8	5,4	0	129,0
Caldo de carne	1 copo	240	5,0	0	2,6	31,2
Camarão cru	1 porção	100	21,2	1,8	0	101,0
Camarão cozido	1 porção	100	17,6	0,8	0,8	82,0
Carne vegetal	1 porção	90	11,8	2,9	7,0	95,4
Carneiro, gorda	1 porção	90	13,9	26,2	0	291,1
Carneiro, magra	1 porção	120	20,4	7,2	0	146,4
Coelho	1 porção	140	29,1	14,3	0	245,0

(Continua)

Quadro 4 (*Cont.*)
Quantidade de calorias em determinadas carnes de gado, aves e peixes

	Porção	*Peso (g)*	*Proteínas (g)*	*Gorduras (g)*	*Carboidratos (g)*	*Calorias kcal*
Galinha, gorda	1 porção	130	24,6	23,1	0	306,5
Galinha, magra	1 porção	140	29,8	9,9	0	208,6
Lagosta cozida	1 porção	100	24,0	0,3	0	98,0
Língua cozida	1 porção	100	19,5	23,2	0	287,0
Lula cozida	1 porção	100	22,5	0,2	0	92,1
Manjuba	1 porção	100	37,8	1,6	0	176,0
Marisco cru	1 porção	100	7,6	1,2	0	50,0
Ostra crua	1 unidade	35	3,7	0,7	2,7	30,1
Ova de peixe	1 porção	100	17,2	6,0	6,0	122,8
Pato	1 porção	130	27,8	10,7	10,7	206,7
Peru, gorda	1 porção	120	27,4	15,6	15,6	249,6
Peru, magra	1 porção	140	28,8	10,9	10,9	214,2
Porco, gorda	1 porção	120	19,6	29,4	29,4	342,8
Porco, magra	1 porção	100	18,5	11,9	11,9	181,0
Patê de fígado	1 colher sobremesa	10	1,6	3,7	3,7	39,6
Patê de galinha	1 colher sobremesa	10	1,6	2,8	2,8	31,3
Patê de peixe	1 colher sobremesa	10	1,9	3,1	3,1	35,3
Peixe, mar, cru	Médio	100	16,0	2,1	2,1	82,9
Peixe, mar, cozido	1 porção	100	22,9	0,7	0,7	104,0
Peixe, mar, frito	1 porção	100	28,9	26,1	26,1	371,0
Peixe, mar, defumado	1 porção	100	38,8	2,6	2,6	177,9
Peixe, mar, conserva	1 porção	100	24,1	16,4	16,4	244,2

Peixe, água doce, cru	Médio	100	16,6	0,5	0,5	75,0
Peixe, água doce, cozido	1 porção	100	22,9	0,7	0,7	104,0
Peixe, água doce, frito	Médio	100	38,8	38,8	38,8	516,0
Peixe, água doce, salgado	1 porção	100	40,2	1,8	1,8	193,0
Pernil, magra	1 fatia	120	18,4	34,7	34,7	385,6
Rim de boi	1 porção	60	9,2	3,0	3,0	66,6
Rosbife	1 porção	50	14,0	3,0	3,0	83,0
Torresmo	1 porção	30	2,7	16,8	16,8	162,0
Toucinho	1 colher sopa	13	0	13,0	13,0	117,0

Quadro 5
Quantidade de calorias por salgadinhos, petiscos e tira-gostos

Produto	***Quantidade***	***Calorias***
Acarajé	100 gramas	278
Aipim Frito	100 gramas	352
Azeitona verde	100 gramas	139,6
Bacon com gordura	100 gramas	445,4
Biscoito salgado	100 gramas	435
Biscoito doce	100 gramas	378,8
Bolacha de "água e sal"	100 gramas	395
Castanha de caju torrada	100 gramas	609
Lingüiça de porco fina	100 gramas	304
Pão francês	100 gramas	269
Pé-de-moleque	100 gramas	418
Pipoca em grão	100 gramas	353,2
Pizza (só massa)	100 gramas	243
Queijo prato	100 gramas	352,9
Queijo minas	100 gramas	373,5
Salame	100 gramas	297,4
Salsicha	100 gramas	331
Sardinha salgada	100 gramas	184
Torresmo	100 gramas	540

CAPÍTULO 82

Tabela de Gasto Calórico por Atividade Física

Quadro 1
Média de gasto de calorias conforme atividade física para uma pessoa de 70 kg

Atividade	***10 min***	***30 min***	***60 min***
Alongamento	33	99	198
Basquete	71	214	429
Boliche	69	207	414
Caminhar acelerado	64	192	384
Caminhar moderado	36	107	215
Capoeira	130	390	780
Correr moderado	145	436	872
Dançar	43	129	259
Dançar vigorosamente	59	177	355
Equitação	69	207	414
Esqui aquático	74	222	444
Futebol	85	255	510
Ginástica aeróbica	136	407	814
Ginástica localizada	145	435	870
Handball	78	233	466
Hidroginástica	111	333	666
Jogo peteca	53	159	318
Musculação academia	150	450	900
Nadar	49	148	296
Pedalar	52	155	310
Pingue-pongue	39	118	236
Pular corda	111	333	666
Skate	46	137	273
Tênis	69	207	414
Voleibol	53	159	318

Quadro 2
Média de calorias gasta por atividade

Andar pelo escritório	280
Arrumar camas	140
Costurar ou tricotar	105
Cozinhar	175
Cuidar do jardim	350
Dormir	63
Falar ao telefone	105
"Fazer" supermercado	245
Ficar de pé em uma fila	84
Jogar baralho	105
Lavar a louça	161
Lavar o carro	315
Passar aspirador	175
Passar roupa	161
Tirar pó dos móveis	126
Tomar banho	280
Cuidar de criança	156
Trocar de roupa	175
Varrer o chão	175

CAPÍTULO 83

Tabela de Necessidade Média de Calorias

Quadro 1
Determinadas necessidades médias de calorias diárias

Idade e sexo	*Quantidade energia necessária kcal*
Meninos de 12 a 14 anos	2.700
Meninos de 14 a 18 anos	3.000
Meninas de 12 a 18 anos	2.400
Homens adultos	3.200
Mulheres adultas	2.300
Idosos	2.200
Mulheres grávidas	2.600
Mulheres amamentando	3.100

CAPÍTULO 84

Tabela de Peso Ideal por Estatura

Quadro 1.
Relação altura × peso ideal

Mulher		Homem	
Altura	***Peso***	***Altura***	***Peso***
1,50	44 a 51	1,58	51 a 64
1,53	45 a 52	1,60	52 a 66
1,55	47 a 54	1,63	54 a 69
1,58	48 a 55	1,65	55 a 70
1,60	49 a 56	1,68	57 a 71
1,63	50 a 63	1,70	59 a 73
1,65	52 a 64	1,73	61 a 75
1,68	53 a 65	1,75	63 a 77
1,70	55 a 67	1,78	64 a 79
1,73	57 a 68	1,80	66 a 81
1,75	59 a 69	1,83	68 a 84
1,78	61 a 71	1,85	70 a 86
1,80	63 a 72	1,88	72 a 88
1,83	67 a 80	1,90	74 a 91

CAPÍTULO 85

Tabela de Riscos

Quadro 1
Conseqüências do excesso de peso

Descrição	***Sobrepeso (%)***	***Obesidade (%)***
Doenças do coração	50	100
Diabetes	360	1.020
Pressão alta	70	170
Primeiro infarto	16	49
Colesterol acima de 250 mg/dl	50	122
Disfunção erétil	50	200
Dificuldade para atrair o sexo oposto	14	43
Desenvolver câncer no estômago	120	330
Crises de asma	20	50
Incidência de cálculos biliares	90	150
Morrer em acidente de carro	19	37
Morrer de qualquer causa	31	62
Câncer no rim	35	70
Artrite degenerativa	14	34
Necessidade de medicamentos mais de uma vez por ano	37	105
Permanecer mais tempo hospitalizado	19	49

Adaptado de Zinczenko D. *A dieta do abdômen*. 4ª ed. Rio de Janeiro: Sextante, 2005.

CAPÍTULO 86

Teorias Propostas pelo Autor

Aqui são mostradas teorias propostas pelo autor sobre o tema obesidade/emagrecimento.

Após alguns anos de noites e finais de semana de estudo sobre o tema obesidade/emagrecimento, algum dinheiro bem gasto com os melhores livros e o bumbum doendo de ficar estudando e anos de experiência em nosso serviço, o autor vem, por meio dessa obra, propor algumas novas teorias adiante apresentadas, não com qualquer pretensão que sejam verdades finais absolutas, mas com a única finalidade de, após justas críticas construtivas da comunidade científica mundial, tentar contribuir um pouco para que se consiga dar mais alguns passos na árdua luta contra esse mal perverso, a obesidade.

Algumas das "teorias" adiante são teorias propriamente ditas e, outras, seriam as mais novas definições a fim de facilitar melhor entendimento e comunicação sobre o tema.

■ OBESIDADE ESSENCIAL

Alguns poucos casos de obesidade são causados por determinadas doenças bem definidas. Nesses casos, a obesidade faz parte do quadro clínico daquelas doenças, como é o caso do hipotireoidismo, da síndrome de Cushing, da síndrome dos ovários policísticos e de outras.

Já a grande maioria dos casos de obesidade é de etiologia multifatorial ambiental com uma predisposição genética. Não há uma determinação, mas uma predisposição genética, que passa a desenvolver obesidade por força da influência adicional de fatores ambientais, mas não há uma etiologia específica definida, é o que agrupamos sob a denominação de *obesidade essencial*, para separar das obesidades de causas específicas e até como um paralelo à hipertensão essencial.

A obesidade essencial representa a maioria esmagadora das obesidades.

■ TEORIA DA TENDÊNCIA A SE MANTER O MAIOR PESO ALCANÇADO

Quando uma pessoa engorda, ela não só ganha peso, mas ganha também a tendência de manter esse maior peso alcançado. Isto é, se o paciente passa de 60 para 70 kg, ele não só ganhou mais 10 kg, mas ganhou também, agora, a tendência de ter e manter os 70 kg. Os 70 kg passam a ser reconhecidos pelo corpo do paciente e a fazerem parte das suas características e da sua homeostase que se adapta e reorganiza todo o organismo a esse novo maior peso. De forma que ao emagrecer e perder peso não significa que foram perdidas características dos 70 kg. Essa tendência então adquirida dos 70 kg é que vai pressioná-lo a retornar aos 70 kg, o que deve ser evitado pela manutenção.

■ TEORIA DA PARCELA DE PESO FLUTUANTE

É comum boa parte dos pacientes e das pessoas em geral dizerem "*Dr., comigo o tratamento será fácil porque eu perco peso com facilidade.*" Essa noção equivocada mantém-se no paciente enganando-o de que a totalidade do seu peso vai comportar-se da mesma forma que este pequeno peso que ele perde com facilidade, quando na realidade não é o que acontece. Existe uma parte pequena do nosso peso corporal que tanto perdemos como recuperamos com facilidade, é o que chamamos *parcela de peso flutuante.* Essa pequena parcela, cerca de 3% até no máximo 8%, dependendo do IMC, que tanto perdemos como ganhamos com certa facilidade, mas esse não é, na verdade, o comportamento da totalidade do excesso de peso de qualquer paciente, cuja perda de todo o excesso é, na realidade, progressivamente mais difícil. Teoricamente, se nós dividíssemos o excesso de peso a ser eliminado de qualquer paciente em três partes ou três etapas, diríamos que a primeira parte é fácil de ser eliminada, que é a parcela de peso flutuante, a segunda parte já é mais difícil de ser eliminada e, a terceira e última parte é bem mais difícil.

Esse equívoco da *parcela de peso flutuante*, que não representa o comportamento da totalidade do peso do paciente, não lhe pode ser permitido, porque erros no início do tratamento redundarão em grandes dificuldades em seu final.

■ TEORIA DO PESO-META

Se há uma coisa que não gosto é esse tal de peso ideal. Como é que eu posso dizer qual é o exato peso que seja ideal para quem quer que seja? Não há lógica médica, psicológica e/ou estética que determine que pessoas diferentes, apesar de terem a mesma estatura, tenham que ter o mesmo peso, independente de outras variantes como sexo, idade, raça etc., inclusive objetivos estéticos. A única justificativa para ainda se manter essa teoria do peso ideal seria com fins de estudo de massa, estatístico.

Contrário ao peso ideal, construímos a *teoria do peso-meta*, que se mostra bem mais flexível e, por isso, mais realista. Variando de acordo com cada caso, individualmente, *peso-meta* é, na verdade, apenas uma meta de peso, um peso escolhido pelo paciente, sob orientação técnica médica, quando necessário. Na escolha do *peso-meta,* o paciente leva em consideração toda a sua complexa realidade, algo mais próximo de algum peso dentro da faixa de normalidade daquele paciente particularmente, mas atendendo não apenas uma matemática, mas também suas particularidades objetivas e subjetivas.

Diferente do peso ideal, o peso-meta não necessita ser um valor fixo, imutável, muito pelo contrário, a meta agora pode modificar-se mais adiante. Quando algum paciente esteja muito acima do peso que lhe seria saudável, o peso-meta não necessita ser, obrigatoriamente, o peso final do tratamento, pode ser um peso-meta intermediário mais realístico naquele momento para aquele paciente e depois, dependendo da evolução do tratamento, podemos rever nova meta, novo *peso-meta* e, assim, sucessivamente, se necessário.

■ TEORIA DA FAMÍLIA OBESOGÊNICA

É mansa e pacífica a certeza de que a causa ou estímulo fenotípico da obesidade é um estilo de vida que proporciona ganho ou acúmulo de peso, isto é, em outras palavras, estilo de vida obesogênico (Dr. *Mansur*). Estilo de vida é algo muito pessoal (tipo e horários de alimentação, atividade física ou sedentarismo, instabilidades emocionais, programação de lazer etc.) que se desenvolve ao final de longo tempo em nosso meio mais íntimo, a família. Logo, esse estilo de vida que gera obesidade em uma pessoa, este estilo de vida obesogênico, naturalmente é compartilhado por outras pessoas da mesma família, isto é estilo de vida de uma pessoa, em geral é estilo de vida da família, se ele é obesogênico, o estilo de vida da família também o é – *Família Obesogênica*, que pode e com grande freqüência gera outros casos de obesidade e o que é pior, aumenta o risco de obesidade nas crianças dessa família, por estarem sob maior risco, que em boa parte das vezes não engorda enquanto criança, mas dispara a engordar quando deixa a vida agitada infantil, quando passa a estudar por mais tempo, após puberdade, casamento, gravidez etc.

Termos propostos: família obesogênica, estilo de vida obesogênico, profissão obesogênica etc.

■ TEORIA DA GRADUAÇÃO E INTERAÇÃO MULTIFATORIAL

É ponto passivo na literatura médica especializada que a obesidade é doença de origem multifatorial.

Não existe efeito sem causa, e cada causa (fator) particular tem seu efeito específico (tipo de obesidade) – ação/reação direta e proporcional.

A obesidade é um efeito. Cada obesidade tem suas causas multifatoriais individuais, que têm que ser identificadas individualmente para serem tratadas também individualmente.

Da mesma forma que não existem duas pessoas iguais, também não existem duas obesidades iguais.

Os diversos fatores são os mesmos, mas não o são suas infinitas graduações e interações e conseqüentes expressões fenotípicas.

Graduação. Os fatores causadores incidem e agem com graus diferentes em cada pessoa individualmente. Em uns, o fator genético é mais expressivo (p. ex., 50% da causa total) com relação ao fator emocional (p. ex., 30% da causa total), e este mais atuante com relação ao comportamental (p. ex., 10% da causa total), e assim sucessivamente. Isto é, cada obesidade é composta por diversas causas que atuam cada uma com intensidades diferentes para cada obesidade. Composição essa que muda de uma obesidade para a outra, como um caleidoscópio.

Interação. Os diversos fatores causadores e seus diversos graus de incidência na composição de cada obesidade interagem entre si das formas mais variadas possíveis, gerando, assim, um terceiro resultado final, o mais variado possível, produto esse não só das causas, mas da interação dessas. Como é o caso, por exemplo, do fator emocional causando obesidade e esta obesidade piora ainda mais o fator emocional, e assim sucessivamente. Também é o caso do fator comportamental (alimentar), gerando aumento do número de adipócitos e estes, agora, definitivamente presentes, aumentando a tendência a engordar.

Da mesma forma que todo mundo tem dois olhos, um nariz e uma boca, mas no mundo todo não existem duas pessoas exatamente iguais, o mesmo ocorre com a obesidade, não existem duas iguais.

■ TEORIA DAS DUAS FOMES

Naturalmente, quando se fala em fome refere-se à exteriorização subjetiva de uma necessidade orgânica de nutrientes, isto é, teoricamente só se deveria sentir fome em caso de necessidade orgânica de alimentos. Mas, em boa parte das vezes externa-se uma sensação "como se fome fosse", mas na realidade essa *"segunda fome"* não é por necessidade de nutrientes, mas por um estado de instabilidade emocional que nos faz interpretar, equivocadamente, como se fome fosse.

Segundo a teoria das duas fomes, a primeira é a fome natural e a segunda é a fome por ansiedade, ou também chamada fome por ansiedade ou compulsão alimentar. Essa fome por ansiedade é bem diferente da fome natural, é mais uma intensa vontade de comer do que fome propriamente dita. Nessa circunstância a pessoa geralmente não quer volume de alimentos, mas pequenos "beliscos" doces, chocolate (chocolate), biscoitos, Coca-Cola etc.

A fome por ansiedade, naturalmente, como o nome está dizendo, relaciona-se a circunstâncias de ansiedade ou outras instabilidades emocionais como período pré-menstrual, problemas sociais, depressões emocionais e outras.

Essa segunda fome engorda muito porque, diferente da fome natural, na outra o organismo, na realidade, não está necessitando de nutrientes e qualquer ingestão de alimentos calóricos irá acumular-se na forma de gordura.

■ TEORIA DAS FASES RÁPIDA E LENTA DO TRATAMENTO DE PERDA DE PESO

TODO tratamento de emagrecimento tem, inevitavelmente, duas fases, a primeira, chamada **fase rápida de perda de peso**, seguida, obrigatoriamente, da **fase lenta de perda de peso.**

Na *fase rápida de perda de peso*, o paciente perde mais peso e de forma relativamente mais rápida. Nessa fase, o paciente deve aproveitar muito bem os 4 elementos do tratamento o mais que possível, dentro de determinado limite técnico, priorizando, especialmente, o exercício físico, para que se elimine a maior quantidade de peso nesta primeira fase, visto que, depois, passará à fase lenta. Essa fase pode durar de 1 a 4 meses, ou 6 meses, dependendo de cada paciente individualmente.

Na *fase lenta de perda de peso,* o paciente manter-se-á perdendo peso, porém de forma não tão rápida como na primeira fase. Nessa segunda fase, caso o paciente se mantenha com bom nível de exercícios físicos, ele vai continuar perdendo peso, aí de forma não mais tão lenta, e ainda perderá uma maior quantidade de peso do que perderia sem exercícios físicos. Isto é, tanto fazendo como não fazendo exercícios físicos se passará à fase lenta de perda de peso, mas ela será bem mais lenta se não fizermos exercícios físicos.

É preciso ressaltar que não são aconselhadas vultosas perdas de peso em curto espaço de tempo para que não se comprometa a massa magra.

■ TEORIA DA RESISTÊNCIA MEDICAMENTOSA DIRETA E CRUZADA – TOLERÂNCIA

Quando um paciente nunca usou medicamentos moderadores de apetite e vem a usar pela primeira vez, é comum observarmos resultados muito expressivos em termos de perda de peso. Nessa situação, geralmente o paciente perde peso com certa facilidade, circunstância que tende a não mais se repetir. Tempos depois, quando o paciente volta a usar moderadores de apetite a perda de peso já não é tão expressiva em vista de uma certa resistência ao efeito anorético que o organismo guarda por certo período de tempo. Esse efeito resistência diminui proporcionalmente com o tempo, especialmente após 6 meses a 1 ano.

Essa resistência se dá tanto referente ao medicamento efetivamente usado – *resistência direta* – como com relação aos demais moderadores catecolaminérgicos – *resistência cruzada*.

Existem determinadas manobras para se buscar vencer essa resistência.

TEORIA DA DUPLA RESISTÊNCIA AO TRATAMENTO

Resistência ao *efeito anorético* do medicamento e resistência do corpo em *emagrecer.*

Quando um paciente vem desenvolvendo bem um tratamento de emagrecimento e, súbita e intempestivamente, interrompe o tratamento posteriormente, em caso de retomada do tratamento, ele passa a enfrentar a *teoria da dupla resistência ao tratamento*.

1. ***Resistência ao efeito anorético do medicamento***: a primeira resistência que o paciente enfrenta é a resistência ao efeito diminuidor do apetite por parte do medicamento. O medicamento em doses que antes, com certa facilidade, tiravam o apetite do paciente, agora só se consegue com doses maiores e por menor período de tempo.
2. ***Resistência do corpo em emagrecer***: a segunda resistência que o paciente vai enfrentar é a resistência do corpo em responder com o efeito de emagrecer. Isto é, mesmo tirando o apetite do paciente, seu corpo já não elimina peso com a mesma facilidade.

Esses dois inconvenientes diminuem com o passar do tempo, especialmente após cerca de 6 meses a 1 ano, mas dificilmente volta àquele resultado mais fácil do primeiro tratamento.

TEORIA DA MENOR POTÊNCIA TERAPÊUTICA PARA OBTENÇÃO DO MAIOR E MELHOR EFEITO ANORÉTICO

A função dos medicamentos moderadores de apetite em qualquer programa de emagrecimento não é especificamente tirar o peso, mas sim *diminuir o apetite do paciente*. E, por outro lado, sabemos que esses medicamentos desenvolvem o inconveniente do efeito tolerância. Por esses pressupostos, sempre que optamos por usar moderadores de apetite, devemos iniciar com a menor dose possível – *dose mínima efetiva* – que nos proporcione o melhor efeito anorético possível – *teoria da menor potência terapêutica para obtenção do maior e melhor efeito anorético*. Isto é, devemos prescrever a menor dose, mas que efetivamente alcance o efeito desejado de diminuir o apetite do paciente. De nada adianta administrarmos doses mais elevadas para obtenção do mesmo resultado anorético, que podemos conseguir com as doses menos elevadas, até porque, futuramente, de acordo com o efeito tolerância, certamente vamos necessitar dessas doses mais elevadas — *tratamento escalonado*.

Essa teoria é a base da *teoria do tratamento medicamentoso escalonado*.

■ TEORIA DO TRATAMENTO MEDICAMENTOSO ESCALONADO

Partindo do princípio da *teoria da menor potência terapêutica para obtenção do maior e melhor efeito anorético* – dose mínima efetiva – aplicada seqüencialmente durante todo um programa de tratamento de emagrecimento com medicamentos moderadores de apetite vamos, progressiva e reiteradamente, conseguindo driblar o efeito tolerância e manter o paciente eliminando boa quantidade de peso durante todo esse tempo de tratamento. Conduta que, bem planejada pelo médico e efetivamente executada pelo paciente, facilitará chegar ao peso-meta estipulado e, paralelamente, se evitará ainda mais os incômodos colaterais mais comuns com doses mais elevadas.

Essa conduta, dentro dos princípios da *teoria do tratamento medicamentoso escalonado*, nos tem orientado e ajudado muito a obter bons resultados, levar o paciente ao peso almejado, praticamente sem incômodos colaterais e facilitado, também, a transposição para a fase da manutenção.

■ TEORIA DO TRATAMENTO SUSTENTADO

Se o paciente não tiver certos cuidados durante e após um tratamento de emagrecimento, o peso, com grande possibilidade, poderá recidivar.

A *teoria do tratamento de emagrecimento sustentado* baseia-se exatamente na fisiologia e fisiopatologia de um processo de emagrecimento de forma que o corpo diminua ao máximo essa tendência de recuperar o peso. Para tanto se lança mão de quatro elementos básicos de tratamento, o "quadripé do tratamento sustentado" + a manutenção dividida em suas três etapas + a Eterna vigilância do peso.

No tratamento sustentado:

- Os exercícios físicos devem passar a ser naturalmente regulares.
- A adoção de novos hábitos alimentares deve ser definitiva.
- O equilíbrio do estado emocional deve passar a ser uma constância.
- A utilização de moderadores de apetite deve ser aplicada dentro da teoria do tratamento medicamentoso escalonado e retirada tão logo possível.

TEORIA DAS FASES DA MANUTENÇÃO – IMEDIATA, MEDIATA E REMOTA

- *Manutenção imediata*: logo que o paciente elimina o último quilo de peso, é quando a tendência de recuperar peso está maior e é natural que, nesse momento, os cuidados contra a recidiva do peso devam ser mais rigorosos, é o que chamamos *manutenção imediata*. Essa fase exige, ainda, estreito monitoramento profissional, mas o paciente deve ir, de fato, assumindo o novo estilo de vida.
- *Manutenção mediata*: com o passar do tempo, o corpo diminui um pouco essa tendência tão intensa de recuperar peso, mas ainda a mantém, exigindo ainda determinados cuidados, é a chamada *manutenção mediata*. Nessa fase o supervisionamento profissional vai diminuindo à medida que o paciente vai assumindo realmente o novo estilo de vida.
- *Manutenção remota*: após determinado período de tempo ainda não bem definido pela ciência, diminuirá muito aquela tendência de o peso recidivar, mas ainda sobrarão resquícios dessa tendência, exigindo ainda determinados cuidados e, se necessário, orientação profissional.
- *Eterna vigilância do peso*: o paciente que já foi obeso a ponto de necessitar de tratamento de emagrecimento, após atingir o seu Peso-Meta e firmado esse peso com a manutenção imediata, mediata e remota, ainda assim não pode bobear, deve manter uma *eterna vigilância do peso*.

TEORIA DAS CAUSAS SOCIAIS DA OBESIDADE

Já que a obesidade é uma patologia hoje já tida como problema de saúde pública, não há qualquer possibilidade de atacarmos devidamente essa doença se não evoluirmos e enxergarmos as ***causas sociais*** que propiciam a mesma. As que não causam diretamente a mantêm ou desestimulam práticas contrárias à sua ocorrência.

Quando uma doença atinge uma pessoa individualmente como, por exemplo, uma pneumonia, uma infecção urinária etc., dizemos que na maioria das vezes a causa está, principalmente, no entorno da própria pessoa ou em seu meio em particular. Agora, quando uma doença passa a atingir diversos grupos de pessoas, indistinta e independentemente de sexo, idade, grupo social, raça, naturalidade e até nacionalidade, temos que pensar em causas maiores. Se dissermos que obesidade é originada por um comportamento que definimos como *estilo de vida*, deduzimos, paralelamente, que estilo de vida é também comportamento social. Abrirmo-nos então do costumeiro e passamos a nos permitir vislumbrar outras classificações de causas para essa velha doença, que agora se comporta, nitidamente, como uma pandemia. E, no caso da obesidade, como o acúmulo de peso está diretamente relacionado com o estilo de vida da pessoa, especialmente o sedentarismo, a alimentação e fatores de estresse emocional, logo nos faz associar estes fatores etiológicos a circunstâncias da vida diária que nos dificultam adotar um novo estilo de vida não-obesogênico. Por isso, criamos a teoria das chamadas *causas sociais da obesidade,* estudada em capítulo apropriado, que é um conjunto de circunstâncias sociais que, além de não ajudarem a população a se habituar a um estilo de vida não-obesogênico, ainda lhe dificultam a modificar o estilo errado por falta de políticas privadas e, principalmente, governamentais apropriadas a enfrentar esse mal socialmente insidioso, esse câncer social sistêmico.

■ TEORIA DA HIPERTENSÃO ARTERIAL PRÓPRIA DO EXCESSO DE PESO

A hipertensão arterial chamada essencial, que é a pressão alta mais comum, tem causa desconhecida, mas fisiopatologia bem diferente dessa que denominamos ***hipertensão arterial própria do excesso de peso*** – ver capítulo *Hipertensão arterial própria do excesso de peso* – de forma que as duas patologias só têm em comum a elevação de pressão arterial, motivo pelo qual, naturalmente, as denominações de ambas, de alguma forma, devem diferenciá-las, da mesma forma que se diferenciam diversas doenças, como por exemplo, o diabetes em I e II, para não ocorrer o que comumente ocorre de confusão em suas definições, confundindo o comportamento das duas hipertensões.

A *hipertensão arterial própria do excesso de peso* tem etiologia, fisiopatologia, tratamento medicamentoso e não-medicamentoso, e prognóstico nitidamente diferentes da hipertensão essencial – ver capítulo *Hipertensão arterial própria do excesso de peso* – necessitando, portanto, de definição diferente para não se confundir com a hipertensão essencial.

Há uma correta noção amplamente difundida de que uma vez hipertenso (essencial), sempre hipertenso e que o único tratamento, praticamente, é o paliativo medicamentoso, e há de ser eterno. Isto é, uma vez hipertenso, é só usar aquela parafernália de anti-hipertensivos para manter a pressão arterial sob controle para o resto da vida. E essa idéia, equivocadamente, vem aplicando-se a outra *hipertensão arterial própria do excesso de peso*, quando todo o seu comportamento é bem diferente, inclusive com perspectiva, inicialmente, até de cura, portanto, ambas não podem ter o mesmo nome, pois em ciência, nome deve dar idéia de definição, de comportamento fisiopatológico, não permitindo misturas.

As causas mais diretas dessa hipertensão especial são as seguintes:

- Resistência à insulina.
- Hiperinsulinemia.
- Aumento da atividade do sistema nervoso simpático, especialmente na região renal.
- Redução dos níveis sanguíneos do fator natriurético atrial.
- Uma retenção hídrica na região renal.
- Transtorno das pressões físicas na região dos rins.
- Aumento da atividade do sistema renina-angiotensina.

CLASSIFICAÇÃO DA DISLIPIDEMIA

- *Quantitativa*: quando o transtorno da lipemia se expressa por meio de alterações na quantidade dos diversos lipídios e/ou suas frações, como aumento de triglicerídeos e LDL-c e/ou diminuição das frações de HDL-s.
- *Qualitativa*: quando o transtorno da lipemia se expressa por meio de alterações na qualidade de alguns lipídios, como o surgimento de partículas pequenas e densas de LDL e HDL.
- *Mista*: quando ocorrem os dois tipos de dislipidemias anteriores. É o mais comum nas obesidades, especialmente na obesidade abdominal. Circunstância bem mais aterogênica.

Bibliografia

American Medical Association. Rimonabant and management of cardiometabolic risk factors. *JAMA* (EUA) 2006;295(7):761-775.

Buff CG, Ramos E, Souza FIS, Sarni ROS. Freqüência de síndrome metabólica em adolescentes com sobrepeso e obesidade. *Revista Paulista de Pediatria* 2007;25(3):221-226.

Castro AGP, Silva SMCS. *Afinal, o que é diet e light?* São Paulo: Paulus, 2005.

Cohen R. *A obesidade*. São Paulo: Publifolha, 2004. (Folha explica)

CPTO-SM. Síndrome metabólica. Rio de Janeiro, 2007.

CPTO-SM. Centro de prevenção e tratamento da obesidade. *Informativos Internos*. Rio de Janeiro, 2005.

CPTO-SM. Centro de prevenção e tratamento da obesidade. Site: www.emagrecercpto.med.br.

Dâmaso A. *Obesidade*. MEDSI: São Paulo, 2003.

Duarte AC, *et al. Síndrome metabólica*. Rio de Janeiro: Axcel, 2005.

Effect of rimonabant on metabolic risk factors in overweight with dyslipidemia. *The New England Journal of Medicine* (Canadá/Quebec) 2005;353(20):2121-2134.

Fisberg M. *Atualização em obesidade na infância e adolescência*. São Paulo: Atheneu, 2004.

Godoy-Matos AF. *Síndrome metabólica*. São Paulo: Atheneu, 2006.

Guedes EP, *et al. Endocrinologia*. Rio de Janeiro: Rubio, 2006.

Halpern A, Márcio CM. *Manual de obesidade para o clínico*. São Paulo: Roca, 2002.

Halpern A. *Pontos para o gordo*. São Paulo: Roca, 2002.

Heckel R. The metabolic syndrome. *Lance* (EUA/Colorado) 2005;365.

Katherine E, Henderson, *et al. Endocrinologia – The Washington manual*. Rio de Janeiro: Guanabara Koogan, 2006.

Nunes MA, *et al. Transtornos alimentares e obesidade*. Porto Alegre: Artmed, 2006.

Rodovalho R. *Vencendo a obesidade*. São Paulo: Reino Editorial, 2005.

Rodrigues JC, Takahashi A, Olmos FMA, *et al*. Efeito do índice de massa corpórea na gravidade da asma e na reatividade brônquica induzida pelo exercício em crianças asmáticas com sobrepeso e obesas. *Revista Paulista de Pediatria* 2007;25(3):207-213.

Souza MSF, Leme RB, Franco RR, *et al*. Síndrome metabólica em adolescentes com sobrepeso e obesidade. *Revista Paulista de Pediatria* 2007;25(3):214-220.

Stevens N. *Tabela de calorias*. São Paulo: Isis, 2003.

Índice Remissivo

Os números em **negrito** referem-se aos Quadros.

B

C

D

E

F

■ G

K

L

M

N

O

P

■ Q

■ R

■ V

■ X